Um olhar sobre as revoluções
e a reforma da medicina

PIERRE-JEAN-GEORGES CABANIS
Membro do Senado Conservador, do Instituto Nacional da França, da Escola e Sociedade de Medicina de Paris, da Sociedade Americana da Filadélfia etc. etc.

Um olhar sobre as revoluções e a reforma da medicina

O médico filósofo é igual a Deus
Hipócrates, *Sobre a decência*

Organização e nota introdutória
Naomar de Almeida Filho

Tradução
Denise Coutinho e Maria Lúcia Cambraia

Revisão técnica e notas sobre a tradução
Denise Coutinho

editora
unesp

Título original: *Coup d'oeil sur les révolutions et sur la réforme de la médecine*

Direitos de publicação reservados à:

Fundação Editora da Unesp (FEU)
Praça da Sé, 108
01001-900 – São Paulo – SP
Tel.: (0xx11) 3242-7171
Fax: (0xx11) 3242-7172
www.editoraunesp.com.br
www.livrariaunesp.com.br
atendimento.editora@unesp.br

Dados Internacionais de Catalogação na Publicação (CIP) de acordo com ISBD
Elaborado por Odilio Hilario Moreira Junior – CRB-8/9949

C113o

Cabanis, Pierre-Jean-Georges
Um olhar sobre as revoluções e a reforma da medicina / Pierre-Jean-Georges Cabanis; organizado por Naomar de Almeida Filho; traduzido por Denise Coutinho, Maria Lúcia Cambraia. – São Paulo: Editora Unesp, 2025.

Tradução de: *Coup d'oeil sur les révolutions et sur la réforme de la médecine*
Inclui bibliografia.
ISBN: 978-65-5711-286-1

1. Medicina. 2. História da medicina. 3. Iluminismo. 4. Revoluções. 5. Revolução Francesa. I. Almeida Filho, Naomar de. II. Coutinho, Denise. III. Cambraia, Maria Lúcia. IV. Título.

2025-3409 CDD 610
CDU 61

Editora afiliada:

Asociación de Editoriales Universitarias de América Latina y el Caribe

Associação Brasileira de Editoras Universitárias

Sumário

Nota introdutória

Revolução da medicina, reforma na educação: o legado de Georges Cabanis

Naomar de Almeida Filho

Este livro é profundamente representativo do pensamento filosófico-científico e político-pedagógico de Pierre-Jean-Georges Cabanis (1757-1808). Poeta e tradutor, médico, filósofo, militante na Revolução Francesa, cientista criativo (foi um dos precursores das neurociências), Cabanis foi também um político inquieto, parlamentar influente, cofundador e líder do famoso grupo Idéologie, uma das fontes do pensamento crítico inspirador dos principais movimentos científicos, intelectuais e políticos que, na fervilhante Europa iluminista, delinearam as bases da modernidade ocidental.[1]

A obra de Georges Cabanis passou décadas esquecida, porém alguns autores contemporâneos têm-se encarregado de avaliar distintas dimensões de seu extraordinário legado. Em

1 Clauzade; Saad, "Introduction", *Cahiers de Philosophie de l'Université de Caen*, v.57, Lecture de Cabanis au XIXe siècle, p.7-16, 2020. Disponível em: http://journals.openedition.org/cpuc/1430. Acesso em: 5 maio 2025.

O nascimento da clínica,[2] Foucault chamou a atenção para o protagonismo de Cabanis na organização e regulação das instituições de cuidado em saúde que surgiram após a Revolução Francesa. Staum[3] introduziu Cabanis ao público acadêmico anglo-saxão, destacando sua liderança intelectual na transição da época das Luzes para a França pós-revolucionária. Williams[4] analisou as contribuições de Cabanis e seus parceiros para o desenvolvimento científico do século XIX, primeiro na França e depois por toda a Europa. Besançon[5] explorou a obra de Cabanis como fundante para a medicina mental da Modernidade, considerando-o um dos precursores da psicanálise e da neurociência. Pouliquen[6] escreveu uma biografia político-acadêmica de Cabanis, destacando sua atuação como notável pesquisador médico e como líder político dos intelectuais perseguidos durante os tempos do Terror. Saad[7] considerou Cabanis como precursor das ciências sociais e políticas, fundindo teorias fisiológicas com análises protoantropológicas enciclopédicas, inspirando o que Marx posteriormente chamaria de materialistas franceses neocartesianos. Por fim, Gaille[8] propôs que Georges Cabanis teria sido um médico-filósofo-reformador social que, numa abordagem abertamente politizada sobre prisões, hospitais e

2 Foucault, *Naissance de la clinique* [ed. bras.: *O nascimento da clínica*].

3 Staum, *Cabanis: Enlightenment and Medical Philosophy in the French Revolution*.

4 Williams, *The Physical and the Moral: Anthropology, Physiology, and Philosophical Medicine in France, 1750-1850*.

5 Besançon, *La Philosophie de Cabanis: une réforme de la psychiatrie*.

6 Pouliquen, *Cabanis, un idéologue: de Mirabeau à Bonaparte*.

7 Saad, *Cabanis, comprendre l'homme pour changer le monde*.

8 Gaille, Cabanis and the Philosophy of Human Passions.

instituições de tratamento, antecipou o que Foucault chamaria de medicina social.

Originalmente publicado em Paris em 1804, com o título *Coup d'oeil sur les révolutions et sur la réforme de la médecine*, pela casa editorial de Crapart, Caille et Ravier, esse pequeno, mas denso volume alcançou imediatamente ampla repercussão no meio acadêmico francês, sobretudo entre os médicos políticos. Por isso, foi logo traduzido para o idioma inglês pelo médico escocês Alexander Henderson e publicado em 1806 em Londres e em Edimburgo, tendo como título *Sketch of the Revolutions of Medical Science, and Views Relating to its Reform*. Nas décadas seguintes, recebeu duas traduções em castelhano, a primeira em 1820, publicada em Madri, com o título *Compendio histórico de las revoluciones y reforma de la medicina*; a segunda em 1831, impressa em Paris, em dois volumes, com o título *Ojeada sobre las revoluciones y la reforma de la medicina*. Foi incluído como primeiro texto das obras completas de Cabanis, em edição de cinco tomos publicada por Pierre Didot e Fermin-Courcier em 1823.[9] Finalmente, veio a compor a coletânea organizada por Claude Lehec e Jean Cazeneuve, *Les Œuvres philosophiques de Cabanis*, publicada em Paris em 1956.

Apesar dos aplausos nos círculos intelectuais liberais, os escritos de Cabanis e dos seus colegas, *les Idéologues*, foram alvo de dura perseguição política e censura sistemática, primeiro liderada pelo regime autoritário de Napoleão Bonaparte, depois pelos governos conservadores que se sucederam na França e na

9 Essa edição da obra completa de Georges Cabanis encontra-se disponível, em fac-símile, no *site* da biblioteca virtual Gallica. Disponível em: http://gallica.bnf.fr/. Acesso em: 7 maio 2025.

Europa na primeira metade do século XIX. Particularmente no que se refere à proposição filosófica do materialismo científico e à questão política da educação como condição para a democracia, a obra de Cabanis continuou a ser reprimida pela restaurada Casa de Bourbon (1815-1830) e pelo bonapartismo tardio do Segundo Império (1852-1870), bem como pela Igreja Católica e movimentos religiosos correlatos, na França, em outros países mediterrâneos e em suas colônias ultramarinas.

A versão italiana do livro mais conhecido de Cabanis, *Rapports du physique et du moral de l'homme*, traduzido como *Rapporti del fisico e del morale dell'uomo*, publicada em 1820, concedeu anonimato tanto ao tradutor quanto à editora, e não revelou sequer o local de publicação, certamente para escapar à poderosa censura do Vaticano. A primeira edição em espanhol desse livro, também publicada em 1820, foi censurada; sua distribuição e leitura seguiram clandestinas por décadas. O tradutor assinava apenas com as iniciais (D. S. M.), certamente para se resguardar das instâncias inquisitoriais residuais então atuantes na Península Ibérica. No Brasil, ainda nos últimos anos do regime colonial, foram publicadas somente as contribuições clínicas de Cabanis, mesmo assim submetidas à censura eclesiástica e sob autorização da Coroa portuguesa.

Nesta nota introdutória, inicialmente, apresento uma breve informação biográfica sobre o autor deste livro, um homem do seu tempo, erudito, opinativo, combativo, atuante e criativo, que viveu num dos períodos de mais rápida e intensa transformação, nas dimensões filosófica, social, política e ideológica. Em seguida, introduzo alguns elementos gerais da obra, analisando escopo, estrutura e forma. Nas seções seguintes, tomando como referência um estudo recente,[10] apresento e discuto, com a brevidade necessária, os elementos históricos, as questões epistemológicas e os aspectos pedagógicos que fazem deste livro um fascinante exemplo do pensamento integrador e totalizante do Iluminismo francês. Além disso, faço uma rápida avaliação da influência do pensamento de Cabanis sobre a matriz intelectual que veio a exercer um papel decisivo na história da formação social e cultural da Europa no longo século XIX. Finalmente, trago um breve apanhado da influência das ideias cabanisianas no Brasil, sobretudo aquelas condensadas neste livro, na constituição das instituições de ensino brasileiras, que terminaram concretizando a versão bonapartista do projeto cabanisiano de uma educação superior sem universidades.

* * *

Neste resumo de vida e obra de Cabanis, compartilho informações de biografias escritas por representantes de várias escolas historiográficas, em diferentes momentos.[11]

Cabanis nasceu em 5 de junho de 1757 (Cosnac, França), filho de Jean-Baptiste Cabanis, juiz e administrador local, e Marie-Hélene de Souleyrac, herdeira de uma família

---

10 Almeida Filho, *A revolução de Georges Cabanis: uma reforma educacional esquecida na França pós-Iluminismo.*

11 Picavet, *Les Idéologues: essai sur l'histoire des idées et des théories scientifiques, philosophiques, religieuses, etc. en France depuis 1789*; Guillois, *Le Salon de madame Helvétius: Cabanis et les idéologues*; Staum, *Cabanis*; Role, *Georges Cabanis, médecin de Brumaire*; Mrozovski, *Médecine et politique dans l'œuvre de Pierre-Jean-Georges Cabanis*; Pouliquen, *Cabanis, un ideologue*; Saad, *Cabanis, comprendre l'homme pour changer le monde.*

da pequena nobreza local. Após se casar com Marie-Hélene, Jean-Baptiste tornou-se próspero agricultor, estudioso de agronomia e economia rural. Órfão aos 7 anos, o pequeno Cabanis é inicialmente educado por um padre na paróquia local. Aos 10 anos, admitido no internato do Petit Collége des Doctrinaires de Brive, logo alcança os limites da educação provincial. Em 1771, aos 15 anos, foi enviado a Paris para completar seus estudos sob a tutela de Anne-Robert-Jacques Turgot (1727-1781), futuro ministro de Luís XVI. Dedicou-se inicialmente à literatura, com o poeta Jean-André Roucher (1745-1794) como tutor, revelando-se um estudioso dedicado e brilhante dos clássicos, com talento incomum para o aprendizado de línguas, dominando rapidamente o latim, grego e inglês. Em 1773, é contratado como secretário particular do príncipe Massalski, bispo de Vilna, em visita à França, que o convida a acompanhá-lo a Varsóvia. Nos anos seguintes, a serviço do bispo, viaja por vários países da Europa oriental, tornando-se fluente nos idiomas alemão e polonês.

De volta a Paris em 1775, o jovem Cabanis pretendia tornar-se poeta. Para isso, retoma os estudos de grego, engajando-se seriamente numa tradução de cantos da *Ilíada* de Homero, visando a uma competição da Academia Francesa, sem sucesso. Apesar dos méritos do seu trabalho literário, Cabanis considera-se fracassado por não ter vencido o prêmio e por não ter reconhecimento como poeta. Melancólico, inquieto e curioso, retoma os estudos filosóficos e amplia seu horizonte de interesses para o campo das ciências naturais. Por sua inteligência, presença de espírito e beleza física, apesar da timidez, torna-se figura de sucesso nos *salons* de Paris. Participa com assiduidade e entusiasmo dos famosos saraus do Círculo de Auteil, promovidos pela rica Anne-Catherine de Ligniville (1722-1800), viúva do filósofo Claude-Adrien Helvétius (1715-1771). Ao conhecer Cabanis em 1778, levado ao seu *salon* por Turgot e Roucher, madame Helvétius se impressiona tanto com o jovem estudante que insiste em convidá-lo a residir na mansão de Auteil. Nessa fase, Cabanis torna-se amigo de personalidades que influenciarão toda a sua vida posterior, como Dominique-Joseph Garat (1749-1833), advogado e educador que se tornaria um dos principais líderes políticos da Revolução Francesa, e Jean-Antoine-Nicolas de Caritat, marquês de Condorcet (1743-1794), administrador público e matemático brilhante, interessado em educação. Como veremos neste livro, Garat foi o principal incentivador para Cabanis escrever e publicar o *Coup d'oeil*; Condorcet escreveria, com o apoio de Cabanis, *Cinq Mémoires sur l'instruction publique*, texto-base para diferentes propostas de reforma da educação pública na era pós-revolucionária.

Sem apoio do seu pai para seguir uma carreira literária, Cabanis consulta Jean-Baptiste Léon Dubreuil (1743-1785), amigo distante da família, médico clínico e fisiologista, que o aconselha a entrar na carreira da medicina. Em 1778, Cabanis começa seus estudos médicos, tendo Dubreuil como mentor e apoiador, hospedando-se em sua casa, enquanto o acompanha nas visitas domiciliares e nas rondas no Hôpital de la Charité. Em 1780, Cabanis é finalmente aceito na rigorosa Faculdade de Medicina de Paris, frequentando aulas de Anatomia com Le Roux, Fisiologia com Langlois, Patologia com Solier e Clínica Médica com Bosquillon, entre outros renomados professores. Em 1783, interrompe seus estudos para se tornar, por um breve período, seguidor do famoso hipnotizador Franz

Anton Mesmer (1734-1815), logo desacreditado e condenado como charlatão pela Comissão Real de Medicina após investigação científica de seus métodos. Com a morte de Dubreuil e a condenação de Mesmer, Cabanis abandona a Faculdade de Medicina de Paris e decide retomar seus estudos na Faculdade de Reims, graduando-se em Medicina com louvor em 1784 (com tese de doutorado intitulada *An Quinque medicinae partes medico necessariae?* [Quais são as cinco partes da medicina necessárias ao médico?]). Entre 1785 e 1788, atende gratuitamente pessoas pobres de Auteuil e dedica-se a estudos filosóficos e científicos (sobretudo na nascente área da fisiologia humana). Em 1788, escreve sua primeira obra no campo da semiologia clínica, um opúsculo intitulado *Du Degré de certitude de la médecine* (Do grau de certeza da medicina), publicado somente em 1798, no qual explora as fronteiras da medicina com a filosofia, criticando o uso indevido da matemática e de sua incipiente teoria probabilística no diagnóstico clínico.

O jovem Cabanis calorosamente abraça os princípios da Revolução Francesa, participando desde o primeiro momento das conspirações e movimentos que derrubaram o Antigo Regime. Após a tomada da Bastilha, conhece Honoré-Gabriel Victor Riqueti, conde de Mirabeau (1749-1791), com quem compartilha firmes convicções republicanas. Em 1790, como membro do Atelier – círculo de debates e oficina intelectual, onde Mirabeau reunia jovens discípulos talentosos e parceiros políticos para orientar sua atuação como tribuno e parlamentar –, Cabanis colabora e redige vários discursos proferidos por Mirabeau na Assembleia Nacional, ajudando-o a tornar-se um dos maiores oradores e líderes políticos da Revolução Francesa. Por ocasião da grave doença cardíaca que levou Mirabeau à morte precoce em 1791, Cabanis demonstra sua amizade e dedicação, permanecendo ao seu lado até o final. Após sua morte, organiza, revisa e reescreve anotações de Mirabeau para discursos sobre educação e os reúne numa publicação intitulada *Travail sur l'éducation publique, trouvé dans les papier de Mirabeau l'aîné* (Trabalho sobre educação pública, encontrado nos papéis de Mirabeau, o ancião), concedendo créditos de autoria ao grande tribuno, suficientemente ambíguos para que reconheçamos Cabanis como o verdadeiro autor desse marco histórico da teoria política da educação.[12]

Um plano moderado de reorganização da prática médica e do ensino em saúde, elaborado por uma comissão da Société Royale de Médecine, presidida por Félix Vicq d'Azyr (1748-1794), professor de Anatomia e médico-cirurgião de grande prestígio profissional, fora apresentado à Assembleia Nacional no primeiro ano da Revolução, porém logo rejeitado por sua origem numa instituição oficial do regime anterior.[13] Profissional competente, político discreto e sagaz, Vicq d'Azyr rapidamente se integra ao movimento revolucionário de 1789, sendo eleito para a Assembleia Nacional no ano seguinte. Nessa posição, passa a liderar um grupo de médicos militantes vinculados aos setores moderados da Revolução, dentre os quais se destacam jovens como seu pupilo Antoine de Fourcroy, além de Pinel e Cabanis.[14]

---

12 Saad, *Cabanis, comprendre l'homme pour changer le monde*.

13 Schmitt, "From Physiology to Classification: Comparative Anatomy and Vicq d'Azyr's Plan of Reform for Life Sciences and Medicine (1774-1794)", *Science in Context*, v.22, n.2, p.145-93, 2009.

14 Pouliquen, *Félix Vicq d'Azyr, les Lumières et la Révolution*.

Em 1792, Antoine-François de Fourcroy (1755-1809), médico, farmacêutico, pioneiro da entomologia e da nomenclatura química, apresenta à Convenção um projeto de ampla reforma do ensino médico. Nessa proposta, apoia o fechamento das faculdades e academias, preconiza a unificação definitiva do ensino da Medicina, da Cirurgia e da Farmácia em um único diploma universitário, em cursos ministrados em *écoles de santé*, com uma formação de base anatomoclínica, e introduz o conceito de prática-estágio obrigatório nos serviços de saúde (origem do *internat des hôpitaux*). Cabanis apoia alguns pontos da proposta, mas se mostra cético em relação à criação das escolas de saúde e discorda da centralidade concedida ao ensino de farmacoquímica como ciência de base do novo currículo. Ainda assim, é nomeado professor adjunto de Higiene da primeira escola de saúde implantada em Paris, juntamente com Pinel, Fourcroy, Thouret, Desgenettes e outros médicos famosos naquela conjuntura.

Entre 1790 e 1792, Cabanis integra a Comissão dos Hospitais, presidida por Michel-Augustin Thouret (1749-1810), e torna-se o administrador geral dos hospitais de Paris, apoiando integralmente a reforma, proposta e conduzida por seu amigo Philippe Pinel (1745-1826), um dos precursores da psiquiatria social. Como programa de trabalho nesses importantes cargos, escreve e publica o ensaio "Observations sur les hôpitaux" (Observações sobre os hospitais).

Em 1791, Cabanis se elege para o cargo equivalente a vice-prefeito da comunidade de Auteuil, confirmando-a como sua terra de adoção. Por solicitação de Garat, nomeado ministro da Justiça no início da Convenção, redige uma série de *rapports* sobre instrução pública e assistência social que muito influenciam o conjunto de medidas de reestruturação institucional implantadas no período inicial da Revolução. Nesses textos, considera a distribuição injusta de riqueza herdada do Antigo Regime como um dos maiores problemas políticos a serem enfrentados pela Revolução, e propõe estratégias de redução das desigualdades sociais por meio da implantação de uma nova organização institucional promovida pelo Estado.

As relações de amizade e parceria intelectual entre Condorcet e Cabanis eram fortes e profundas, conforme atestam seus vários biógrafos.[15] Em 1793, no auge do Terror promovido pela Convenção, ajuda a esconder o marquês de Condorcet nos arredores de Paris, acolhendo em Auteuil toda a família do amigo perseguido, protegendo-a das perseguições do período e contribuindo com o rápido registro cartorial de um divórcio de fachada. Uma das versões sobre a morte de Condorcet foi a de que, capturado por milícias das guardas populares, teria se suicidado com veneno fornecido por Cabanis.[16] Três anos depois, Cabanis se casaria com Charlotte Grouchy, irmã caçula da viúva de Condorcet. Nesse período turbulento, Cabanis sofre muito com a prisão de vários dos seus amigos mais próximos, culminando com a execução de Lavoisier e do poeta Roucher – seu mentor da juventude –, o suicídio de Condorcet e a morte misteriosa de Félix Vicq d'Azyr. Deprimido, doente e considerado suspeito pelo temido Comité de Salut Public, Cabanis recolhe-se a Auteuil, onde retoma o trabalho filantrópico de

15 Staum, *Cabanis*; Role, *Georges Cabanis, médecin de Brumaire*; Gourdol, *Pierre-Jean-Georges Cabanis (1757-1808), médecin, philosophe et homme politique français*; Pouliquen, *Cabanis, un idéologue*; Saad, *Cabanis, comprendre l'homme pour changer le monde*.

16 Pouliquen, op. cit.

médico dos pobres e desvalidos, fato que o protege da perseguição das milícias radicais.

Em meados de 1794, após a morte de Robespierre, quando o Terror finalmente começa a refluir com o Termidor, Cabanis retoma intensa atividade política. Data dessa fase intensa a parceria política com Antoine-Louis-Claude Destutt, conde de Tracy (1754-1836), militar, educador e filósofo, com quem organiza e lidera o movimento intelectual que a posteridade chamará de Idéologie. De imediato, reabre os salões de madame Helvétius, acolhendo o segundo Círculo de Auteuil, dedicado menos às belas-letras e mais aos debates políticos e filosóficos que tanto entusiasmam os "ideólogos", engajados na construção de uma nova sociedade regida pelos princípios revolucionários de liberdade, igualdade e fraternidade. O núcleo aglutinador do que Picavet[17] chamou de "segunda geração dos ideólogos" é composto de personalidades extraordinárias de grande presença no cenário europeu da virada do século: Pierre-Simon Laplace (1749-1827), célebre matemático, astrônomo e físico; Jean-Baptiste Say (1767-1832), pioneiro das ciências econômicas; Constantin-François de Volney (1757-1820), historiador orientalista, que introduzirá Napoleão Bonaparte ao grupo; Pierre-Claude François Daunou (1761-1840), educador e precursor da ciência política; além de Garat, Pinel e outros; liderados por Destutt de Tracy e pelo próprio Cabanis.

Logo, sob a influência direta de Philippe Pinel, Georges Cabanis renova seu interesse pelos seguintes temas: reforma dos hospitais, regulamentação do exercício da profissão médi-

17 Picavet, *Les Idéologues: essai sur l'histoire des idées et des théories scientifiques, philosophiques, religieuses, etc. en France depuis 1789*.

ca, teoria das práticas clínicas, modelos assistenciais e ensino médico. Em 1795, é eleito para o Institut Nacional de France na classe de Ciências Morais e Políticas. Em vários momentos, alinha-se aos protestos contra a pena de morte, participando de acalorados debates a partir de seus estudos sobre vida psíquica e estrutura fisiológica que resultam num texto intitulado *Note sur le supplice de la guillotine.*[18]

Novamente por solicitação de Garat, agora na influente posição de comissário da Instrução Pública, principal cargo no campo da educação naquela conjuntura, Cabanis escreve um conjunto de observações sobre o modo de funcionamento de uma escola de medicina ideal, intitulado "Considérations générales sur les révolutions de l'art de guérir" (Considerações gerais sobre as revoluções da arte de curar). Nesse esboço, discutido em duas sessões do Institut em 1796, Cabanis retoma algumas das propostas de Vic d'Azyr sobre a organização do ensino médico, enriquecendo-as com bases metodológicas e epistemológicas mais bem definidas e com maior viabilidade política.

Após a reabertura das faculdades em 1797, Georges Cabanis é nomeado professor adjunto da Faculdade de Medicina de Paris, onde implanta um novo modelo de ensino clínico. Assistente de Jean-Nicolas Corvisart e fiel seguidor dos preceitos da semiologia natural, Cabanis defende examinar o paciente em profundidade, sempre seguindo uma abordagem sistemática e metódica dos sinais e sintomas, observando a correlação nosológica em primeira mão, na cabeceira do enfermo.

---

18 Cabanis, *Note sur le supplice de la guillotine* [ed. bras.: *Sobre o suplício da guilhotina*].

Em 1798, graças ao seu trabalho filantrópico, atendendo gratuitamente pobres e indigentes da comunidade de Auteuil e arredores, Georges Cabanis elege-se, no departamento do Sena, representante do povo para o Conselho dos Quinhentos. Aproveitando sua tribuna, apresenta uma proposta de reforma da medicina que articula algumas ideias do plano Vic d'Azyr com elementos curriculares da proposta de Fourcroy, tanto em termos de prática quanto de modelo de formação, desmembrada em sucessivos *rapports* submetidos ao conselho durante todo o ano de 1798. O mais importante desses documentos é, sem dúvida, um relatório e projeto de resolução subtitulado *Sur un mode provisoire de police médicale* (Sobre um modo provisório de política médica), no qual Cabanis propõe um amplo conjunto de políticas para a reinstitucionalização do exercício da medicina (esse é o sentido do termo *police médicale*) na era pós-revolucionária, em sintonia com diretrizes curriculares e regras de graduação em nível superior para a profissão médica. Político habilidoso e bem relacionado, Cabanis se faz onipresente e atuante na condição de parlamentar e consegue, com dificuldades, aprovar a maior parte da sua agenda.

Em 1799, de volta do Egito, o jovem general Napoleão Bonaparte (1769-1821) participa dos salões de debates de Paris; comparece regularmente ao *salon* de Auteuil, agora principal ponto de encontro dos ideólogos. O futuro imperador dá sinais de que pretende adotar as ideias defendidas pela elite intelectual parisiense, com maior simpatia pelas propostas moderadas do grupo liderado por Cabanis e Destutt de Tracy. Como um dos mais influentes membros do Conselho dos Quinhentos, parlamento nacional dissolvido pelo golpe de Estado do 18 de brumário, Georges Cabanis participa ativamente das articulações, sendo citado entre os redatores do manifesto à nação que anunciou a tomada do poder pelo Consulado. Fiel e entusiasmado bonapartista, Cabanis é convocado a compor o Senado Conservador durante sua criação. Nesse ano, já célebre no cenário acadêmico parisiense, é nomeado para a cátedra de História da Medicina da Faculdade de Medicina de Paris. Com dificuldades para cumprir suas funções docentes por causa dos encargos políticos, destina seu salário à nova biblioteca médica e a um programa de bolsas para estudantes pobres.

Na virada do século, Anne-Cathérine Helvétius falece e deixa Cabanis como herdeiro. Como muitos dos seus colegas ideólogos, Cabanis esperava que os princípios republicanos defendidos pela Revolução seriam valorizados e aplicados na reconstrução da sociedade francesa, mas se decepciona cada vez mais com as decisões autoritárias de Napoleão, agora cônsul vitalício da República e, em protesto, não mais comparece às sessões do Senado. O permanente estado de guerra e o patriotismo exacerbado que dominam a sociedade francesa no apogeu da era Bonaparte acentuam seu isolamento e depressão. Cabanis recolhe-se ao pavilhão da biblioteca de Auteuil, montada por madame Helvétius em décadas de convivência com seus amigos intelectuais, e empenha-se em registrar de modo sistemático o legado filosófico, científico e pedagógico de sua movimentada vida.

Em 1802, publica *Rapports du physique et du moral de l'homme*, sem dúvida seu escrito mais elaborado, que é uma compilação de memórias lidas perante a Classe des Sciences Morales et Politiques do Institut National de France entre janeiro de 1796 e setembro de 1797, revisadas e publicadas em dois volumes em 1802. A obra gera grande polêmica por defender uma filosofia materialista que, de modo explícito, negava a existência da alma. Trata-se de um estudo sobre a neurofisiologia do ser humano, no sentido concebido pela Idéologie, no qual Cabanis elabora uma teoria biológica sobre a origem das ideias. A expressão "relações entre o físico e o moral" deve ser compreendida, no glossário da época, como equivalente à interface biológico-social ou à dialética natureza-cultura das teorias sociais contemporâneas, sendo que o físico se refere à organização fisiológica e o moral corresponde ao plano social-político do ser humano.[19]

Em 1803, com a reconstituição das academias a partir das seções do Institut de France, Cabanis é eleito para a classe de Língua Francesa e Literatura, ocupando a cadeira 40 da entidade que em breve se tornaria a Academia Francesa. Apesar de ter-se posicionado publicamente como crítico da ditadura bonapartista, Napoleão pessoalmente o nomeia comandante da Legião de Honra. Nesse mesmo ano, organiza seus escritos sobre história dos saberes em saúde, reforma da medicina e educação médica, porém, por razões de saúde, não conclui a revisão e ampliação planejada. Atendendo à pressão de Garat, Tracy e outros colegas, autoriza sua publicação num livro-testamento, apresentado neste volume.

A partir de 1805, a já delicada saúde de Cabanis piora bastante, reduzindo sua mobilidade. Impossibilitado de sair do refúgio de Auteuil, desgostoso com a tirania do governo bonapartista, encerra sua carreira política. Georges Cabanis falece no dia 5 de maio de 1808, por causa de uma série de acidentes vasculares encefálicos. Oito dias depois de sua morte, seus

---

19 Williams, *The Physical and the Moral*.

restos mortais são trasladados ao Panteão de Paris, onde seu amigo de toda a vida Dominique-Joseph Garat, ladeado pelas delegações do Senado, do Institut de France e da Faculdade de Medicina de Paris, profere o elogio fúnebre. Dentre as numerosas homenagens póstumas oficiais, o próprio imperador Napoleão lhe concede o título de conde do Império em 23 de maio de 1808.[20]

* * *

O primeiro esboço do *Coup d'oeil* foi elaborado durante o inverno de 1795, complementado por anotações de aulas de História da Medicina que Cabanis ministraria na Faculdade de Medicina de Paris em 1797-1798, sete memoriais apresentados no Institut Nacional de France, entre julho de 1796 e setembro de 1798, e propostas sobre reforma da medicina e do ensino médico submetidas ao Conselho dos Quinhentos em diferentes ocasiões entre 1798-1801. Esses escritos foram revisados e organizados num único volume durante a primavera e parte do verão de 1803, porém, por razões de saúde, o autor não pôde acrescentar uma seção conclusiva, por ele planejada como proposta de um plano curricular geral dos estudos médicos, que terminou sendo mantido no texto sem maior detalhamento. Por considerá-la uma obra inacabada, Cabanis somente aceitou publicá-la por insistência de amigos e discípulos, registrando na "Advertência" sua insatisfação com tal incompletude.

20 Gourdol, *Pierre-Jean-Georges Cabanis (1757-1808), médecin, philosophe et homme politique français.*

Entretanto, apesar do protagonismo individual de Cabanis na Revolução de 1789, a desconstrução e recriação da medicina francesa na curta e intensa transição, da República à Restauração, passando pela era napoleônica, foi, antes de tudo, uma obra coletiva e multifacetada. A simples leitura da sua tábua de conteúdos revela que também se trata de ambicioso e intrincado projeto de resgate da história da prática médica e de reforma da educação médica, em termos conceituais, curriculares, pedagógicos e pragmáticos, justamente destinado a dar forma, justificativa e sustentabilidade à pretendida revolução.

No prólogo da obra, Cabanis nos apresenta seus objetivos com impressionante precisão e clareza, contrastando com o estilo pomposo e rebuscado predominante na literatura acadêmica da época:

- traçar, de maneira rápida e sumária, a história das revoluções da medicina;
- caracterizar cada revolução pelas circunstâncias que a fizeram surgir e pelas mudanças que produziu no desenvolvimento da ciência;
- e, enfim, tentar ver se esses diferentes quadros, comparados aos métodos filosóficos modernos, podem fornecer algumas visões úteis para a reforma da medicina e do seu ensino.

Ao dar conta do primeiro objetivo deste livro, Cabanis adota uma perspectiva inusitada de respeito aos saberes tradicionais, indicando uma antecipação das bases relativistas da ciência antropológica contemporânea; lembremos que a Antropologia se reconhece como ciência somente no início do século XX. Menciona que, mesmo entre os povos ditos mais primitivos daquela época, encontram-se "vestígios de uma medicina e de uma cirurgia verdadeiras". Transporta essa analogia para a era pré-histórica, postulando que os conhecimentos pertinentes à saúde eram coletivamente apropriados e as práticas de saúde "podiam ser exercidas por todas as pessoas dotadas de alguma inteligência" que, ao assumir o papel de cuidador da saúde de um povo, eram capazes de reconhecer diferentes doenças e lhes aplicar tratamento mais ou menos eficiente. Certamente influenciado pelas ideias rousseaunianas, comenta em tom respeitoso que "havia uma medicina antes que houvesse médicos" (p.108), exercida por operadores socialmente legitimados de um saber empírico.

Cabanis propõe uma curiosa periodização para a pré-história da medicina, correspondente ao papel social dos protomédicos: primeiro, poetas, registrando sensações, linguagens, sonhos, emoções e sofrimentos; depois, sacerdotes, usando divinações, com "a linguagem vaga e o sotaque misterioso da superstição" (p.127); finalmente, filósofos, que adotaram "princípios de várias outras ciências que ainda não estavam prontas" (p.128). O destaque positivo relativamente aos poetas poderia ser tomado como uma cicatriz nostálgica do seu sonho de juventude, enquanto as menções pouco honrosas à competência dos sacerdotes para o cuidado em saúde podem ser resultado do anticlericalismo dominante entre os ideólogos, briosos representativos do materialismo revolucionário.

Além da decisiva contribuição aos fundamentos, conceitos, métodos, técnicas e práticas visando à constituição de uma "medicina, em sua via natural", com base na racionalidade experimental, Cabanis considera Hipócrates como autor da crucial separação entre medicina e filosofia que, dialeticamente, permitiu transportar "essas duas ciências, uma para dentro da outra, pois [Hipócrates] as considerava inseparáveis" (p.131), recriando-as a partir de relações absolutamente novas. Em todo o texto, Cabanis se esmera em contextualizar suas relações com escolas filosóficas e outras tradições terapêuticas, narrando episódios e casos, sempre num tom apologético, sem esconder sua admiração pelo "pai da arte de curar".

Cabanis revela-se um crítico ferrenho da medicina árabe; em grande medida, injusto e até mesmo preconceituoso. Sem citar fontes, lamenta a destruição da Biblioteca de Alexandria ao "ignorante furor dos muçulmanos" (p.156), assinalando que a destruição foi menor para os livros de medicina, "seja por causa do interesse que a ciência que promete o alívio dos males e a saúde inspira aos homens mais estúpidos, seja, como pensam alguns escritores, por causa da ideia difundida no Oriente de que lá se encontraria a arte de fazer ouro" (p.156). Sem provas, acusa os médicos árabes de plagiadores, saqueadores, usurpadores e empobrecedores das raízes gregas da medicina moderna. Em contraste, valoriza sobremaneira o papel dos médicos judeus durante a Idade Média, atribuindo ao povo hebraico uma personalidade modal que, para além do estereótipo negativo de comerciantes ladinos (não por acaso, termo designativo de judeus ibéricos) e agiotas usurários, vigente em sua época, implicaria predisposição e mesmo talento para uma prática eficiente da medicina. Segundo ele, apesar da perseguição cruel, "os judeus eram quase os únicos que sabiam tratar as doenças com algum método, aproveitando os trabalhos da Antiguidade" (p.161). É difícil avaliar o que teria determinado essa posição preconceituosa em relação à contribuição dos médicos-filósofos árabes. O domínio do grego antigo talvez tivesse possibilitado a Cabanis acesso direto às fontes da doutrina hipocrática, porém nenhum dos seus estudos investiga eventuais contradições ou equívocos nas traduções das obras aristotélica e hipocrática realizadas no mundo islâmico.

Na fase histórica de transição do Renascimento ao Iluminismo, Cabanis analisa a evolução da química como a revolução científica de maior impacto para a posterior emergência de uma medicina de base científica. Num tempo em que a população sofria com os "preconceitos científicos do galenismo e do peripatetismo médico", apesar de "suas loucas pretensões", os alquimistas esboçavam os princípios do sistema natural e contribuíram com "ideias saudáveis" para a medicina científica. Uma nota de curiosidade: Paracelso, o mais famoso dos alquimistas, é por ele definido como "sem dúvida o protótipo dos charlatões: um verdadeiro modelo de orgulho, demência e audácia" (p.167). Nesse contexto, Cabanis nos apresenta a Georg-Ernst Stahl (1660-1734), alquimista que atualmente parece esquecido na história das ciências e, em sua opinião, "o maior [médico] desde Hipócrates", um dos "primeiros a transformar em ciência a filosofia". Sem indicar referências, considera-o um profundo conhecedor da doutrina hipocrática; comenta que ninguém melhor que Stahl seria capaz de integrar "as observações e as concepções filosóficas dos modernos" à secular arte da cura (p.174-179).

Demonstrando ambiguidade, com admiração respeitosa e crítica invejosa, Cabanis destaca dois neo-hipocráticos históricos, Thomas Sydenham (1624-1689) na Inglaterra e Herman Boerhaave (1668-1738) na Holanda. Segundo Cabanis, sem acesso a livros caros, na época, Sydenham "conhecia imperfeitamente as teorias que reinavam naquele momento" (p.183) e sequer teria estudado Hipócrates. Sydenham foi oficial do exército de Cromwell, harmonizando a carreira militar em paralelo com a prática clínica, exercida inicialmente sob licenciamento precário do College of Physicians. Cabanis admite que os novos conceitos de prática clínica que revolucionaram a medicina inglesa e depois influenciaram todo o norte da Europa são devidos a ele. Por isso, declara por Sydenham sincera admiração.

Sobre Boerhaave, Cabanis intencionalmente usa um tom opinativo e quase sarcástico ao apresentá-lo como um estudioso sistemático e metódico, mas não muito criativo, que teve a medicina como última escolha, depois de breve incursão na teologia e que, durante algum tempo, sobreviveu como professor de Matemática e Física. Reconhece, quase com relutância, a erudição de Boerhaave, que "lera os escritores de todas as seitas e de todas as épocas; ele os havia extraído, analisado, comentado, desenvolvido" (p.189), porém deixa no ar uma suspeita de plágio ao mencionar que, depois, "Ele se apoderou desses trabalhos, modificou-os e os combinou" (p.189).

Cabanis conclui seu empolgante relato sobre a história da medicina com uma reflexão, quase confessional, sobre a relação entre a história da prática clínica e a evolução do ensino médico. De início, sombrio, avalia que, nos séculos XVI e XVII, "o progresso da ciência fora importante e rápido, mas o progresso do ensino quase nulo". Atribui essa defasagem ciência *versus* ensino aos "preconceitos servis da maior parte dos professores" e à "lenga-lenga escolástica" que geravam grande distância entre a doutrina e a escola, "entre a sábia ousadia e a rotina cega". Em contraste, celebra os "verdadeiros progressos" no campo do ensino, durante o Iluminismo da segunda metade do século XVIII. Numa nota de rodapé, concede crédito aos jesuítas e aos "senhores de Port-Royal" por terem retomado o ensino filosófico, de modo a propiciar a superação do jargão escolástico por "uma língua mais precisa e mais pura", permitindo o ensino das ciências naturais em instituições públicas, fora de mosteiros, guildas e confrarias, e longe do ambiente iniciático da velha alquimia (p.196).

* * *

Sem dúvida, temos neste livro um corajoso, ambicioso e polêmico ensaio de posicionamento, reflexão, prospecção e proposição, necessariamente datado, porém incrivelmente atual.

Concebido num contexto intelectual ainda fortemente impactado pela *Encyclopédie*, o *Coup d'oeil* também pode ser compreendido como uma proposta de fundamentação epistemológica da ciência moderna, então incipiente. Nesse contexto, faz parte do grande projeto dos *Idéologues* de criar uma epistemologia para um novo paradigma da ciência, em que essa ciência esteja politicamente comprometida com o progresso humano. Essa *scienza nuova* teria começado a tomar forma na proposta de Cabanis de uma ciência moral baseada na medicina (uma protoantropologia médica denominada *science de l'homme*) e no desenvolvimento realizado por Destutt de Tracy de uma epistemologia aplicada, sistematizada no ambicioso, porém inconsistente, compêndio *Éléments d'idéologie* (que sintetizava filosofia, gramática e lógica).

Retomando o argumento central de sua contribuição pioneira à teoria fisiológica das emoções, reunida no tratado *Rapports du physique et du moral de l'homme* (1802), Cabanis defende que, para tornar-se científica, a arte de curar precisa aproveitar o melhor das relações entre a física (ciências naturais) e a moral (ciências humanas e sociais). Por um lado, a medicina deve usar a "linguagem severa e exata da primeira" visando à produção de conhecimento relevante e, por outro lado, "do tom comunicativo e, por assim dizer, vulgar da segunda" para aumentar a efetividade de sua prática. Como condição crucial para fundamentar uma clínica de base científica, é preciso determinar o sentido das palavras, a fim de "poder banir totalmente de sua língua essa imprecisão e essa obscuridade que desfiguram a medicina". Cabanis, assim, delineia uma construção conceitual rigorosa, refinada, condição necessária para uma abordagem teórica da saúde e da doença. Nesse sentido, postula que "o estado natural do homem é, sem dúvida, o estado de saúde", que "a doença também está na natureza", e considera que tanto a saúde quanto a doença são fenômenos que resultam, "em grande parte, das leis que são estabelecidas para a conservação da saúde" (p.84-85, 99).

Neste livro, Cabanis discute questões epistemológicas e metodológicas que articulam a tríade ciência (ou filosofia natural), prática e ensino. Com esse intuito, celebra Francis Bacon (1561-1626) como precursor de um "plano de reforma das ciências" que permitiria sua "regeneração" como fonte de conhecimentos válidos. Reconhece o valor dos filósofos que "sucessivamente aperfeiçoaram o pensamento de Bacon e tornaram os procedimentos da análise filosófica mais simples e seguros" e que fundaram, "sobre um conhecimento mais exato das faculdades e das operações do espírito humano", as regras que dirigem a análise filosófica. Cabanis se refere a René Descartes (1596-1650) com enorme respeito, apesar de lhe atribuir responsabilidade pelo grave desvio que supõe ocorrer na matematização precoce da clínica, tema aliás do seu livro de estreia, *Du Degré de certitude de la médecine*. Considera a análise cartesiana essencial para articular o conhecimento científico, a prática clínica e o ensino médico nas dimensões epistemológica, semiológica e pedagógica. Ilustra seu argumento central com uma exposição detalhada e clara, a partir do diagnóstico do conjunto de sintomas expressos pela palavra abstrata *pleurisia*, desde as sensações tornadas sintomas à evolução clínica, indicações terapêuticas e distribuição histórica e espacial. Aqui, somente rigorosa análise filosófica e histórica permite definição, descrição, reconhecimento e distinção de sinais e sintomas que "foram por muito tempo confundidos, sob a máscara enganadora de uma denominação comum".

Escrevendo no final do século XVIII, Cabanis demonstra incrível visão antecipatória na medida em que já chamava a atenção para duas categorias que se tornariam centrais na epistemologia contemporânea: singularidade e causalidade. Objetos puramente racionais, ou certas propriedades particulares e simples que se quer examinar em relação aos objetos da ciência, esgotam-se no nível do conceito. Porém, a situação se modifica quando a intenção da análise é "aplicar nossos conhecimentos a objetos usuais". Não se trata mais de categorias, valores abstratos, ou de objetos geométricos formais como o círculo ou o triângulo, ou de relações algébricas entre números e símbolos, nem de conceitos como esse da "pleurisia, definida por uma frase que nos faz lembrar a tosse, o ponto lateral, a expectoração de sangue". Trata-se, reafirma, de "conjuntos de fenômenos sempre diferentes, sempre individuais e específicos que se oferecem aos nossos olhos". Portanto, "na realidade das coisas" percebemos de fato somente indivíduos ou casos.

Cabanis refere-se ainda a "pretensas identidades de doenças que existem somente no cérebro dos observadores imprudentes ou desatentos", e, nesse caso, antecipa restrições epistemológicas a modelos ontológicos de saúde-enfermidade (que somente encontrariam objeções consistentes a partir da terceira década do século XX) (p.213).

Sobre causa, causalidade e conceitos correlatos, Cabanis apresenta uma perspectiva própria, se bem que fortemente influenciada pelo problema de Hume, um dos filósofos ingleses com quem reconhece grande afinidade. Sua concepção sobre essa questão, problemática crucial da epistemologia (em pauta até hoje), é consistente e precisa. Em suas palavras: "A palavra *causa* não deve nos fazer olhar os fenômenos da natureza como se estivessem contidos uns nos outros, gerados e geradores, sucessivamente. Na verdade, existem para nós somente fatos que se apresentam simultaneamente ou em uma ordem sucessiva. [...] Se virmos um fato acontecer constantemente após outro fato, diremos que o primeiro é o efeito e o outro é a causa. Entretanto, esses nomes não lhes dão novas qualidades, expressam somente a ordem de sua sucessão" (p.215-216).

Cabanis então introduz a questão do valor da teoria na produção do conhecimento científico, por um lado elaborando a contradição entre singularidade e universalidade em termos dialéticos e, por outro lado, buscando estabelecer o nexo causal como uma propriedade do modelo teórico de saúde-doença e não como um atributo intrínseco da enfermidade. Utilizando como exemplo geral o processo diagnóstico da clínica, demonstra que a causalidade se define no âmbito das conjecturas e que os processos de determinação se estabelecem a partir de trajetórias e etapas de atribuição de validade e representatividade no plano estatístico das probabilidades e no plano metodológico dos experimentos.

Para Cabanis, o desafio naquele momento estava claro: como recriar a perspectiva cartesiana superando seu viés teológico e metafísico. Para isso, recorrendo de modo implícito aos ideólogos e, remotamente, aos enciclopedistas, identifica três famílias de métodos capazes de viabilizar a desejada integração de conhecimentos científicos e saberes clínicos: (i) métodos de observação; (ii) métodos de experiência; (iii) métodos de raciocínio. Confirmando que já teria tratado dos dois primeiros em outras obras, Cabanis propõe desmembrar os métodos de raciocínio em quatro modos de análise: (1) descrição; (2) análise histórica; (3) decomposição-recomposição; (4) dedução ou "análise das análises". Ao apresentar de modo detalhado e sistemático aplicações de cada um desses conceitos na prática médica, principalmente no campo da terapêutica, Cabanis recorre à filosofia sensualista do abade Étienne Bonnot de Condillac (1714-1780), convidando-nos a apreciar seu esforço de construção filosófica rigorosa. Em primeiro lugar, a estrutura integrada da proposta parece implicar um gradiente em termos de complexidade: da descrição, mais simples, à dedução, mais complexa e abrangente. Entretanto, essa articulação interanálise não opera de modo linear e gradualista; a análise histórica, por exemplo, implica "descrições e deduções, mas, além disso, decompõe e recompõe os objetos ou os fenômenos e mudanças, que ela tem por objetivo encadear em sua ordem natural" (p.259). Em segundo lugar, podemos notar que a análise de decomposição-recomposição remete diretamente ao pensamento de Descartes, condensando a segunda e a terceira regras do famoso *Discurso do método* num mesmo movimento de validação do conhecimento científico. Não obstante, Cabanis prioriza a dedução como foco e meta de todo o processo analítico, incorporando e subsumindo os outros modos de análise, visto que na "análise de dedução encontram-se descrições de objetos, decomposições e recomposições de ideias", bem como "resultados que podem ser fornecidos apenas pela *análise histórica*". Podemos assim interpretá-la como uma "análise das análises".

Em pelo menos dois aspectos, Cabanis aborda temas epistemológicos que poderíamos considerar contemporâneos. Por um lado, antevê a pertinência de uma perspectiva historicista capaz de orientar a construção de um dado campo científico. Nesse aspecto, propõe conceder à milenar *ars curandi* o estatuto de medicina filosófica, fundamento para uma ciência médica que se legitima pela avaliação permanente de seus resultados mediante rigorosa condução metodológica. Por outro lado, defende uma concepção holística e dialética da realidade, diretamente referida a Heráclito, que encontra sintonia e correspondência nas abordagens da complexidade, cada vez mais influentes na ciência contemporânea. Para ele, num estudo científico, não se pode separar os objetos que se inter-relacionam, nem dividir aqueles que formam um todo, posto que "na natureza das coisas, todas as verdades formam, sem dúvida, uma cadeia na qual os elos estão inapelavelmente unidos entre si" (p.104). Nesse aspecto, parece antecipar em mais de um século os conceitos bachelardianos de obstáculo epistemológico e ruptura epistemológica que posteriormente seriam apropriados pela abordagem kuhniana das revoluções científicas. Ironicamente, nem Thomas Kuhn concede os devidos créditos a Gaston Bachelard, nem Bachelard, na sua concepção de ciência como produto histórico de um materialismo racional culturalmente referenciado, reconhece a raiz cabanisiana de alguns elementos fundantes de sua epistemologia.

Para a reforma da medicina, tornando-a moderna do ponto de vista científico, é preciso desenvolver uma teoria criativa e uma metodologia rigorosa, formando operadores de tais conceitos, métodos e técnicas. Como estratégia orientadora da pesquisa, postula uma nova ordem de exposição dos fatos, por meio de métodos seguros de observação, de experiência e de raciocínio, componentes de uma agenda pedagógica renovada. Precisão e rigor na observação, no que chamaríamos atualmente de etapa metodológica da produção de dados, é apresentado com clareza e detalhe. Para isso, insiste Cabanis, é necessário que a perfeição do ensino médico "forme para a prática espíritos ao mesmo tempo profundos, amplos, firmes e flexíveis, que reúnem à luz de uma razão transcendente esse conhecimento da vida e essa sabedoria de aplicação, sem os quais todos os dons da natureza e da arte parecem quase inúteis" (p.84-85).

* * *

Considerando os subsídios históricos, filosóficos, políticos e práticos que foram cuidadosamente arrolados na primeira parte de seu livro, Cabanis enfim se sente pronto para expor sua concepção de "ensino analítico da medicina". O primeiro ponto diz respeito à necessária convergência filosófica (ideológica, nos seus termos) entre a revolução da medicina e a reforma do ensino médico. O segundo ponto é a natureza dessa reforma, que implica uma reengenharia institucional do sistema público de instrução (*un bon plan d'écoles*) e um novo modelo de ensino-aprendizagem (*un bon systême de leçons*). Como a recriação do sistema institucional de instrução pública foi objeto de elaboração própria e de uma luta política específica, trata-se, então, de desenvolver um projeto pedagógico revolucionário que implica, ao mesmo tempo, uma didática analítica e uma estrutura curricular consistentes com uma base epistemológica integradora da física e da moral, seguindo o sistema de métodos com tripla amplitude de aplicação: pesquisa, clínica e educação.

O que se poderia chamar de pedagogia revolucionária compreende uma didática naturalista, onde a "verdadeira instrução dos jovens médicos é aquela que eles recebem não nos livros, mas no leito dos doentes, não numa fria escola, mas na presença da própria natureza, [...] que fornecia o texto das aulas". Pedagogia revolucionária, mas não necessariamente inovadora, pois "os gregos ensinavam a medicina prática no próprio leito dos doentes, [...] lhe davam o nome de clínica", e, em Roma, "os médicos mais reconhecidos levavam seus alunos para a casa dos doentes" (p.274, 304). Não obstante a pretensão de ser analítica, a pedagogia revolucionária traduz-se numa estrutura curricular fragmentada em matérias, em trajetória gradual e linear, congruente com a análise de decomposição-recomposição, justificada por uma epistemologia cartesiana de base disciplinar.

Cabanis apresenta uma proposta de organização do currículo médico que, em termos gerais de estrutura, permaneceu vigente por pelo menos dois séculos e, em alguns contextos de formação, ainda se mantém. Enumera como matérias obrigatórias: Anatomia, Fisiologia, Patologia, Ciências da Moral, Semiótica, Nosologia, Química, Farmácia, Botânica, Higiene, Terapêutica, Matéria Médica, Cirurgia, Medicina Veterinária.

E como matérias complementares, que denomina de "objetos acessórios": História Natural, Física, Ciências Matemáticas, Métodos Filosóficos, Filosofia Moral, Letras e Artes, Línguas Antigas e Modernas. Três dessas inserções requerem contextualização: Ciências da Moral, que inclui temas psicológicos e sociológicos (ideias, sentimentos, paixões, virtudes e vícios) de interesse médico; Matéria Médica, que aparentemente refere-se ao conjunto de tecnologias aplicadas ao tratamento e à cura; e Medicina Veterinária, referida como área de desenvolvimento experimental que poderia ser incluída entre as disciplinas médicas por seu potencial de propiciar analogias com tratamentos dirigidos aos animais. Evidentemente, a evolução rápida e intensa do conhecimento científico nesse período determinou mudança de conteúdos e mesmo ajustes de estrutura curricular, principalmente por causa do desmembramento de matérias e à emergência de novas disciplinas no conjunto das ditas ciências médicas.

Nessa altura, cabe delimitar e detalhar a questão da pedagogia como método prático análogo ao clínico, finalmente compreendido como aplicação do método científico a eventos singulares ou casos. Evidentemente, Cabanis pretende desse modo construir uma equivalência secundária entre métodos práticos numa pragmática comum – entre a prática terapêutica da clínica e a prática pedagógica do ensino médico –, em que as regras da didática só podem ser confirmadas na interação mestre-aprendiz do mesmo modo que as regras da clínica "só podem ser desenvolvidas na cabeceira do doente". A aplicação dessas regras (outra fórmula para a noção, aliás bastante atual, de apropriação do conhecimento em ato) "só poderá ser bem compreendida depois de uma longa sequência de exemplos", esgotando, no processo de aprendizagem, todas as combinações possíveis ao expor diversas vezes os seus elementos. Nesse processo, "é preciso, sobretudo, que eles [os exemplos] deixem na memória [dos estudantes] imagens indeléveis que servem depois para reconhecer, no primeiro olhar, as características distintivas de cada doença, dentre todas as complicações que podem mascará-la" (p.218-219).

Tal como as doenças assumem ampla diversidade de formas, o ensino médico se compõe de matérias de diferentes tipos, distintas também na maneira pela qual podem ser aprendidas. Algumas se desenvolvem bem por meio de lições escritas "ou nas sábias conversas de um bom professor", podem ser reproduzidas em livros, várias vezes e sob novas formas. Porém, conforme indica Cabanis, matérias desse gênero são muito poucas. Rápido e incisivo, ele adverte: "não é preciso levar a prática desse método até o pedantismo" (p.275). Com elegante ironia, fala dos arrogantes catedráticos, porta-vozes da pomposa pedagogia retórica da universidade clássica, aquela que teria sido enterrada com o Antigo Regime, prestes a serem superados por um novo perfil docente, mais comprometido com a orientação de seus estudantes do que com a afirmação do seu saber magistral.

Enriquecido pela disciplinada condução de observações e registros, em ciclos de permanente reavaliação, sempre aplicando conceitos e pensamentos pertinentes, "esse método prático chega a retificar, com o tempo, o que os outros métodos, exclusivamente fechados na teoria, apresentam de mais absoluto e rigoroso". Para Cabanis, o "instinto feliz, mais do que o saber", permite ensaiar regras provisórias desse método de ensino. Porém, para "que se possam traçar regras verdadeiras

[...] o saber as esclarece e as amplia, o espírito filosófico as encadeia e as coordena", e o instinto "aperfeiçoa, sobretudo, sua aplicação", quando, nesse momento, "o método se confunde com o talento" (p.218). Essa dupla valorização do instinto, como fonte do talento e condição da resolutividade, introduz um elemento não analítico numa proposta de pedagogia analítica, tornando recomendável e até justificando a ênfase no fazer como projeto de ensino-aprendizagem, devidamente supervisionado por mestres compreensivos e experientes.

Numa das seções mais interessantes do livro, Georges Cabanis introduz rica e densa digressão sobre o papel da linguagem na nomenclatura das ciências modernas, reafirmando uma das principais contribuições dos ideólogos, com a intenção de superar o anacronismo do ensino da medicina e das ciências que recorria ao latim, uma língua morta, de fortes referências clericais. Lembremos que nosso Cabanis, jovem aspirante a médico, fora obrigado a defender seus exames e apresentar sua tese em latim e que, em sua clínica dedicada aos pobres da periferia de Paris, certamente enfrentou o desafio de comunicar-se com seus pacientes contando somente com um glossário rudimentar de termos médicos. *En passant*, Cabanis aproveita para criticar "a barbárie das escolas" camuflada de pedantismo: "falava-se de uma maneira, ao mesmo tempo, afetada e burlesca, escrevia-se com um estilo obscuro e trivial, grosseiro e pomposo" (p.221). Em suma, a reforma da medicina implica uma reforma da linguagem científica e da nomenclatura médica, tanto quanto a revolução do ensino da medicina pressupõe o abandono do jargão hermético e dos maneirismos linguísticos, representados pela língua franca latina, em ambos os casos com a adoção da língua nacional com intenção de mais rigor, clareza e precisão.

Enfim, é chegada a hora de cumprir etapas cruciais na transição de uma revolução da medicina para uma reforma no ensino médico, determinada pelo progresso das ciências do físico e do moral. Para isso, Cabanis propôs recorrer às "operações de nossa inteligência" a fim de criar "um método experimental e prático, fruto da observação contínua dos objetos e do emprego repetido dos instrumentos" (de pesquisa e de ensino) (p.203, 218). Resta, porém, uma tarefa hercúlea, em nada trivial: um cuidadoso trabalho de costura política em muitas frentes, principalmente no plano parlamentar em sua função legislativa, naquele rico momento de reconstrução de uma nova sociedade civil e de um Estado republicano após a queda do Antigo Regime. Se a formulação de teorias e marcos conceituais é da alçada do pesquisador (o médico-filósofo) e é do docente a responsabilidade pela criação de instrumentos, técnicas e métodos, para uma educação transformadora, cabe "ao legislador transportar o espírito desses métodos para a própria organização dos estabelecimentos públicos de instrução" (p.197). No ocaso da vida, com plena consciência do seu legado, Georges Cabanis reafirma grande otimismo, certamente de inspiração rousseaniana, demonstrando confiança nos valores do progresso humano, tão característico daquela conjuntura histórica da qual ele foi protagonista de decisiva importância.

* * *

Para completar esta introdução sobre conteúdo e escopo deste pequeno clássico, acrescento a seguir uma avaliação de alguns impactos da obra de Georges Cabanis sobre as matrizes filosóficas do pensamento moderno ocidental, bem como sobre os modelos de formação estruturantes da universidade brasileira atual e sobre os modos de cuidado em saúde ainda hegemônicos no mundo ocidental, conforme analisei em outro escrito.[21]

Acusadas de subversivas, as ideias de Cabanis ressurgiram em meados do século XIX como fonte de inspiração intelectual e influência em três dimensões. Primeiro, o pensamento cabanisiano contribuiu diretamente para relevantes escolas filosóficas na França e na Alemanha. Em segundo lugar, no âmbito da saúde e da medicina, sua obra fortaleceu a hegemonia de uma perspectiva materialista nas ciências da vida em geral e, em particular, nas ciências da saúde, sobretudo no que se chamava medicina mental. Finalmente, no âmbito da ciência política, o pensamento e a ação institucional de Cabanis inspiraram algumas das mais importantes teorias críticas da sociedade que geraram movimentos políticos revolucionários do *ottocento* europeu.

Especificamente sobre a influência de Cabanis na filosofia continental europeia, recomendo o recente número temático "Lecture de Cabanis au XIXᵉ siècle", organizado por Laurent Clauzade e Mariana Saad para o *Cahiers de Philosophie de l'Université de Caen*.[22] A teoria fisiológica de Cabanis, assim como sua proposta de uma "nova filosofia antropológica", como parte do arcabouço epistemológico da Idéologie, influenciou fortemente o positivismo de Auguste Comte (1798-

21 Almeida Filho, *A revolução de Georges Cabanis*.

22 Clauzade; Saad, *Cahiers de Philosophie de l'Université de Caen*, v.57, Lecture de Cabanis au XIXᵉ siècle, 2020. Disponível em: https://journals.openedition.org/cpuc/1393. Acesso em: 8 maio 2025.

1857) e contribuiu para a filosofia pessimista de Arthur Schopenhauer (1788-1860), que se tornou uma grande tendência na filosofia continental da época. Comte várias vezes reconhece que a teoria cabanisiana da determinação fisiológica do desenvolvimento de funções intelectuais e morais foi fundamental para a afirmação da ciência positiva como culminação do progresso do espírito humano.[23] Além disso, com base nos *Rapports* de Cabanis, Comte adotou a noção de que as leis físicas e as condições biológicas regulam o funcionamento da razão e das paixões.

A influência de Cabanis sobre Schopenhauer foi analisada pela primeira vez por Paul René Janet (1823-1899), catedrático de filosofia na Sorbonne. Num célebre ensaio intitulado "Schopenhauer et la physiologie française: Cabanis et Bichat",[24] Janet descreve como, a partir de uma crítica à filosofia de Kant e seus discípulos, Schopenhauer produz uma teoria única da existência humana baseada em conceitos extraídos da tradição filosófica milenar oriental e numa versão peculiar da filosofia empirista da ciência. A hipótese de Janet é simplesmente que os fundamentos objetivos ontológicos das categorias de "representação" e "vontade" de Schopenhauer são tomados de Cabanis e Bichat, representantes do materialismo iluminista da Idéologie e fundadores da fisiologia francesa.

---

23 Clauzade, "Auguste Comte et Cabanis: une réception dualiste des Rapports?", *Cahiers de Philosophie de l'Université de Caen*, v.57, Lecture de Cabanis au XIXe siècle, p.85-100, 2020.

24 Janet, "Schopenhauer et la physiologie française: Cabanis et Bichat", *Revue des Deux Mondes (1829-1971)*, v.39, n.1, p.35-59, 1880. Disponível em: www.jstor.org/stable/44779473. Acesso em: 5 maio 2025.

Como reconhece Rosen,[25] os ideólogos que tiveram formação médica de fato contribuíram para introduzir a prática médica científica e o ensino médico moderno na França e, portanto, ajudaram a organizar o campo da saúde na Europa do século XIX. Primeiro catedrático de Higiene da École de Santé de Paris, Cabanis pensava que a recém-desenvolvida *science de l'homme* seria fundamental tanto para a melhoria do bem-estar individual quanto para a evolução (ou "perfectibilidade") da humanidade. De fato, em *Rapports* e, de outra perspectiva, no *Coup d'oeil*, seu objetivo era identificar as causas fisiológicas e os determinantes sociais e ambientais que poderiam ser modificados a fim de obter "resultados felizes" e benéficos para os indivíduos e para a sociedade. O empirismo fisiológico de Cabanis, ao influenciar Bichat e Comte, sem dúvida serviu de terreno fértil para o surgimento da microbiologia de Louis Pasteur (1822-1895) e da fisiologia experimental de Claude Bernard (1813-1878), eixos fundamentais da medicina científica francesa na segunda metade do século XIX.[26]

Na dimensão política da saúde, Cabanis pode ser considerado precursor da medicina social, tal como desenvolvida no contexto europeu de meados do século XIX. Toda uma geração de higienistas sociais – cujos representantes mais ilustres foram Louis-René Villermé (1782-1863), Julien-Joseph Virey (1775-1846), Pierre-Charles Alexandre Louis (1787-1872), Adolphe Quételet (1796-1874) e Jules Guérin (1801-1886) –

25 Rosen, "The Philosophy of Ideology and the Emergence of Modern Medicine in France", *Bulletin of the History of Medicine*, Baltimore, v.20, p.328-39, 1946.

26 Canguilhem, *O normal e o patológico*.

formados na França entre 1815 e 1850, reconheceram suas raízes científicas e intelectuais nas ideias de Cabanis e Bichat.[27] Essa vertente serviu posteriormente como referência histórica para os movimentos que reivindicaram a medicina social como crucial na América Latina contemporânea; no Brasil, esse campo é atualmente conhecido como saúde coletiva.[28]

No campo do que se chamava medicina mental, a teoria fisiológica dos equilíbrios da saúde teve grande impacto ao longo de todo o século XIX, a partir da interlocução, nem sempre convergente, de Cabanis com seu amigo e colaborador Pinel. Vários autores encontram na obra de Georges Cabanis razões suficientes para qualificá-lo, em muitos aspectos, como um precursor da psicanálise. De fato, a proposição de Cabanis, revisando uma ideia original de Condillac, de uma distinção entre os instintos de conservação (para autopreservação) e os instintos sexuais (para reprodução), influenciou estudiosos franceses e alemães, incluindo Freud, ao longo do século XIX e início do século XX. Para Serge Besançon,[29] a influência da filosofia cabanisiana na psicanálise teria se dado não diretamente, mas por meio da filosofia de Schopenhauer. Patrick Valas[30] comenta que, graças à obra de Cabanis, o fenômeno da sexualidade passou a ganhar importância científica. Segundo Goldstein, Cabanis antecipou o conceito psicanalítico de pulsão de vida, que se opõe a um instinto de destruição ou pulsão

27 Williams, *The Physical and the Moral.*

28 Vieira-da-Silva; Paim; Schraiber, "O que é saúde coletiva?", em Paim; Almeida Filho (orgs.), *Saúde coletiva: teoria e prática.*

29 Besançon, *La Philosophie de Cabanis.*

30 Valas, "Freud et la perversion", *Omicar? Revue du Champ Freudien*, n.39, p.9-50, 1986 [ed. bras.: *Freud e a perversão*].

de morte, "num sentido notavelmente similar ao termo usado por Sigmund Freud um século depois".[31]

Na era pós-revolucionária, Cabanis gozou de grande reputação entre os socialistas de primeira geração como um pensador militante que abriu caminho para uma nova abordagem das ciências sociais e da economia política.[32] Henri de Saint-Simon (1760-1825), em *Mémoire sur la science de l'homme* (1813), elenca Condorcet, Vicq d'Azyr, Bichat e Cabanis como os pensadores mais importantes para a fundamentação do que chamou de "fisiologia social". Jacyna[33] comenta que os primeiros cientistas sociais da modernidade adotaram os fundamentos epistemológicos do que Cabanis chamou de *anthropologie*, posteriormente delimitada por ele como uma *science de l'homme*.

O materialismo dialético de Karl Marx (1818-1883) e Friedrich Engels (1820-1895) constitui talvez o arcabouço político-teórico cujos princípios consideram mais claramente o pensamento cabanisiano como projeto de emancipação social de cunho científico. Marx tinha grande respeito intelectual por Georges Cabanis. Em *A sagrada família*, uma coletânea de ensaios em coautoria com Engels, uma longa nota intitulada "Batalha crítica contra o materialismo francês" apresenta Cabanis como uma referência fundamental. Ele não apenas destacou sua obra como o apogeu do materialismo francês, mas

---

31 Goldstein, *Console and Classify: The French Psychiatric Profession in the Nineteenth Century*, p.51.

32 Saad, *Cabanis, comprendre l'homme pour changer le monde*.

33 Jacyna, "Medical Science and Moral Science: The Cultural Relations of Physiology in Restoration France", *History of Science*, p.118, 1987. Disponível em: https://journals.sagepub.com/doi/abs/10.1177/007327538702500201. Acesso em: 5 maio 2025.

também reconheceu que Cabanis completou e ampliou o projeto cartesiano de uma filosofia naturalista racional. Numa de suas famosas *Cartas a Kugelmann*, Marx apontou o médico alemão Büchner como líder do que ele chamou depreciativamente de materialismo vulgar. Nessa carta, entre outras observações sarcásticas contra seus oponentes intelectuais, Marx[34] ironiza uma referência a Cabanis equivocadamente feita por Büchner, assim demonstrando conhecimento e respeito pelo médico-filósofo e revolucionário francês.

* * *

As ideias revolucionárias iluministas foram trazidas para o Brasil por intelectuais e profissionais, notadamente cirurgiões e médicos formados na Europa, como Cipriano José Barata de Almeida (1762-1838) e José Lino dos Santos Coutinho (1786-1836). Maçons como Cabanis, ambos estiveram à frente de motins, rebeliões e movimentos de independência que foram duramente massacrados pela Coroa portuguesa. Em contrapartida, o movimento político-intelectual da Idéologie não teve no Brasil o mesmo impacto político e cultural que teve em outros países, como na Argentina.[35]

---

34 Marx, *Letters to dr. Kugelmann*, p.173)

35 Di Pasquale, "La Recepción de la Ideologie y su impacto en la educación médica porteña, 1821-1840", *Revista de Historia de la Medicina y Epistemología Médica*, v.4, n.1, p.1-20, 2012; Almeida Filho; Di Pasquale, "The Impact of the Cabanis Reform on the Historical Formation of the Argentine University and on Higher Education in Health", *Salud Colectiva*, v.15, art.e2106, mar. 2019. Disponível em: https://pubmed.ncbi.nlm.nih.gov/31664340/. Acesso em: 5 maio 2025.

Antes da independência do Brasil em 1822, nos seus últimos anos como colônia portuguesa, o clero, o governo colonial, sua burocracia e o sistema jurídico temiam os valores racionalistas e seculares representativos do pensamento revolucionário francês. A primeira obra de Cabanis publicada em português foi o compêndio sobre diagnóstico clínico, *Du Degré de certitude de la médecine*, com o título *Do grão de certeza da medicina*, traduzido pelo doutor José Correa Picanço.[36] Publicada em 1812 no Rio de Janeiro, pela Imprensa Régia, esse livro recebeu licença especial do príncipe regente Dom João. Em 1816, foi publicado o livro *Observations sur les affections catarrhales*, traduzido por Lino Coutinho. Para que fosse autorizada sua impressão, essa coletânea de quadros clínicos teve que ser submetida a uma Comissão de Censura do Reino.[37]

Tendo-se destacado durante a guerra de independência da Bahia em 1823 por suas habilidades diplomáticas, experiência política e capacidade organizativa, Lino Coutinho tornou-se membro da junta governamental provincial. Envolvido numa rebelião em 1824, foi eleito deputado pela Assembleia Nacional Constituinte, mas o imperador Dom Pedro I barrou a iniciativa, reprimiu o movimento dos ativistas liberais, dissolveu o corpo de representantes e impôs sua própria constituição.

36 Guerra, "Los impresos médicos en Hispanoamérica y Filipinas durante el dominio español", *Quinto Centenario*.

37 Magalhães; Junqueira, "The Library of an Empire Statesman: The Inventory of the Books Belonging to José Lino Coutinho (1836)", *Almanack*, n.16, p.258-308, 2017http://dx.doi.org/10.1590/2236-463320171605 1978. Disponível em: https://www.scielo.br/j/alm/a/SV5G9CY3WNtJkmmkYBcp7cK/?lang=en. Acesso em: 5 maio 2025

Em 1825, apesar de sua oposição política aberta, Lino Coutinho foi escolhido como médico-chefe da corte imperial e mudou-se para a capital, Rio de Janeiro. Em 1826, eleito deputado geral para a nova Assembleia Nacional, apresentou ao imperador um projeto de lei para reformar o ensino médico no Brasil, fortemente influenciado pelo modelo de faculdade de Medicina idealizado pela Reforma Cabanis. Em suas funções como político e dirigente acadêmico, promoveu a transformação das academias médico-cirúrgicas do Rio e da Bahia em faculdades de Medicina. O ato legislativo foi finalmente aprovado sem emendas pelo parlamento imperial do Brasil em 1832 e seu proponente, Lino Coutinho, tornou-se o primeiro diretor da Faculdade de Medicina da Bahia. Em sua gestão, reformou o currículo, aumentou o número de cátedras e organizou o regimento interno da faculdade, seguindo de perto o modelo de ensino e as normas acadêmicas da Escola de Medicina de Paris.

A Revolta da Sabinada, revolução baiana de 1837, foi assim intitulada pelo nome de seu principal líder, Francisco Sabino Álvares da Rocha Vieira (1796-1846). Escritor, jornalista e cirurgião militar, foi o primeiro professor da Faculdade de Medicina da Bahia formado no Brasil. Conhecido por seu entusiasmo pela cultura parisiense, Sabino havia sido um herói das guerras da independência, um dos comandantes que bravamente repeliram o ataque das forças portuguesas à estratégica Vila de Itaparica.[38] Com a implantação da seção de Ciências Cirúrgicas em 1833, foi admitido como assistente de Anatomia e, em 1837, venceu o concurso para a cátedra de Cirurgia. De ascendência africana, descrito nas *Devassas* como um "mulato de olhos azuis", havia

38 Vianna Filho, *A Sabinada: a república baiana de 1837*.

sido denunciado como homossexual, processado pela morte da esposa e pelo assassinato de um nobre herdeiro local em duelo público. Preso como líder da Sabinada, condenado à morte, Sabino foi indultado na coroação do jovem imperador Dom Pedro II, em 1841. Proibido de residir nas cidades, continuou a prática de medicina e cirurgia, retomou a militância política e foi expulso de várias províncias, vindo a falecer em 1846.[39]

Conforme analisei,[40] a influência cultural da França no Brasil se fortaleceu desde a independência em 1822 e perdurou durante todo o Império. Os trabalhos dos médicos-políticos ligados à Idéologie foram fundamentais para essa hegemonia científica. Lino Coutinho, Francisco Sabino e seus colegas estavam familiarizados com os escritos clínicos de Bichat, Pinel e Cabanis. O inventário judicial da valiosa biblioteca de Lino Coutinho listava cerca de 400 volumes, mas apenas 291 desses estavam em bom estado; uma seleção impressionante de livros sobre filosofia, economia, ciências políticas e medicina, representativos de diferentes épocas do Iluminismo francês.[41]

---

39 Souza, *A Sabinada: a revolta separatista da Bahia (1837)*.

40 Almeida Filho, "The Impact of Cabanis Reform on Medical Education in Brazil: An Essay in Neo-Foucauldian Archeology", *História, Ciências, Saúde – Manguinhos*, Rio de Janeiro, v.26, n.2, abr.-jun. 2019. Disponível em: https://www.scielo.br/j/hcsm/a/vWKQ8gZQ6zCL8m8zM68gLxj/?format=pdf&lang=en. Acesso em: 5 maio 2025; idem, *A revolução de Georges Cabanis*.

41 Magalhães; Junqueira, "The Library of an Empire Statesman: The Inventory of the Books Belonging to José Lino Coutinho (1836)", *Almanack*, n.16, p.258-308, 2017. http://dx.doi.org/10.1590/2236-463320171605 1978. Disponível em: https://www.scielo.br/j/alm/a/SV5G9CY3WNtJkmmkYBcp7cK/?lang=en. Acesso em: 5 maio 2025.

O inventário menciona edições diferentes de livros de Georges Cabanis; outras obras de Cabanis, possivelmente o *Coup d'oeil*, faziam parte da centena de livros que se encontravam em mau estado. A biblioteca confiscada de Francisco Sabino era gigantesca para os padrões da época, composta por mais de mil volumes, clássicos do Iluminismo: Montesquieu, Rousseau, Voltaire, Locke, Condillac e quinze volumes da *Encyclopédie*. Sua coleção de tratados médicos e cirúrgicos era bastante diversificada, incluindo obras dos *médecins-idéologues*, a obra completa de Bichat, a *Nosographie* de Pinel e um livro de Cabanis, cujo título não foi registrado no inventário.[42]

A influência francesa no ensino médico brasileiro se ampliou ao longo do século XIX. Quando as duas academias médico-cirúrgicas da Bahia e do Rio de Janeiro foram transformadas em faculdades de Medicina, em 1832, seguiram o modelo curricular e as diretrizes institucionais da Reforma Cabanis. O modelo educacional adotado nas duas faculdades continuou ritualizado e retórico, fortemente marcado pela erudição pós-revolucionária francesa. Em termos de métodos de ensino e recursos educacionais, todo o material (livros, métodos, regulamentos, programas, leituras, ferramentas e até móveis) era importado da França.[43] Médicos *idéologues*, como Pinel e Cabanis, foram referências fundamentais para as *theses inaugurais* e para os memoriais de candidatos(as) a cátedras, sobretudo no campo da medicina mental.

Particularmente em relação a Cabanis, seus escritos fisiológicos e clínicos foram incluídos nos acervos das bibliotecas

42 Vianna Filho, *A Sabinada: a república baiana de 1837*.

43 Machado et al., *Danação da norma: medicina social e constituição da psiquiatria no Brasil*.

das faculdades de Medicina da Bahia e do Rio de Janeiro, bem como nas bibliotecas particulares de vários intelectuais locais que estudaram na França.[44] Elementos da obra de Cabanis foram repetidos (e muitas vezes plagiados) nos títulos e conteúdos de trabalhos acadêmicos da Faculdade de Medicina da Bahia, como a tese de Antonio Januario de Faria, *A certeza em medicina*,[45] cujo título, epígrafe e profusas citações provêm de obras de Cabanis, entre elas *Du Degré de certitude de la médecine*, *Rapports*, e mesmo este *Coup d'oeil*. Antonio Januario de Faria (1822-1883) foi diretor da Faculdade de Medicina entre 1874 e 1881; foi também um dos brasileiros fundadores da Escola Tropicalista da Bahia e editor da *Gazeta Médica da Bahia*, que se tornou o periódico científico mais influente do Brasil Imperial.[46]

Durante todo o século XIX, nenhuma tentativa de criação de universidades foi bem-sucedida no Brasil, seguindo à risca o modelo francês de educação superior implementado na reforma Cabanis-Fourcroy.[47] Com a abertura de faculdades de

---

44 Lima Júnior; Castro, *História das ideias filosóficas na Bahia (séculos XVI a XIX)*.

45 Faria, *A certeza em medicina*. Salvador, 1845. Tese (Doutorado em Medicina) – Faculdade de Medicina da Bahia. Salvador: Typographia de Epifanio Pedroza, 1845. Disponível em: https://repositorio.ufba.br/bitstream/ri/24820/1/Antonio%20Januario%20de%20Farias%20%28TI-1845%29.pdf. Acesso em: 5 maio 2025.

46 Moraes, "A modernidade pedagógica no discurso médico do século XIX no Brasil: uma análise da revista *Gazeta Médica da Bahia* (1866-1920)", em Díaz (org.), *Prensa pedagógica y patrimonio histórico educativo: contribuciones desde la Europa Mediterránea e Iberoamericana*.

47 Almeida Filho, "The Impact of Cabanis Reform on Medical Education in Brazil", *História, Ciências, Saúde – Manguinhos*.

Direito em São Paulo e no Recife, bem como de escolas de Minas, de Agricultura e politécnicas no Rio de Janeiro, em Ouro Preto e em Salvador, o modelo educacional que se implantava no Brasil prescindia da figura institucional da universidade.[48] Após a Proclamação da República em 1889, a forte presença da doutrina positivista na organização da nação, principalmente entre os militares, implicou um aumento da influência cultural francesa.[49] Isso ajudou a consolidar no Brasil um modelo bonapartista de educação, composto por escolas primárias, liceus, escolas normais, escolas politécnicas e faculdades.

Atualmente, com raras exceções, as universidades brasileiras ainda operam sob um regime curricular rígido, com uma estrutura organizacional ultrapassada, fortemente influenciada pelas reformas oitocentistas desencadeadas pela Revolução Francesa, e modificadas (ou domesticadas) pelas políticas de restauração. Décadas depois de superadas no seu contexto de origem, prevalece no Brasil o antigo formato do "império das faculdades" de Medicina, Direito, Engenharia e outras escolas separadas em universidades que existiam apenas nominalmente. Atualmente, ao olharmos para a maioria das universidades brasileiras, encontramos vestígios, índices e marcas estruturais de elementos institucionais e padrões curriculares herdados, direta e indiretamente, do sistema francês de ensino superior, engendrado pelas indicações da Reforma Cabanis do ensino

48 Fávero, *Universidade do Brasil*, v.1: Das origens à construção.

49 Ferreira et al., "O positivismo e a educação brasileira na Primeira República", *Educar em Revista*, v.1, n.1, p.71-108, 1977. Disponível em: http://revistas.ufpr.br/educar/article/view/35196. Acesso em: 5 maio 2025.

médico, magistralmente sintetizadas neste pequeno grande livro, e em seguida adaptado pela reforma bonapartista para a formação das carreiras profissionais em geral.

* * *

Além de ressaltar as contribuições de Georges Cabanis nos diversos campos de saberes, esta "Nota introdutória" teve como finalidade destacar alguns dos principais elementos e a estrutura lógica deste pequeno clássico, com o cuidado de não antecipar temáticas, nem influenciar ou dirigir uma apreciação de sua leitura. A seguir, analisam soluções de interpretação, efeitos de estilo e de análise argumentativa que poderão contribuir para melhor compreensão desta obra. Finalmente, o texto integral do *Coup d'oeil* permitirá à leitora e ao leitor apreciar diretamente a riqueza, profundidade e sofisticação dessa amostra da fascinante e densa obra cabanisiana.

Referências

ALMEIDA FILHO, Naomar. *A revolução de Georges Cabanis*: uma reforma educacional esquecida na França pós-iluminismo. Belo Horizonte: Quixote, 2025.

______. The Impact of Cabanis Reform on Medical Education in Brazil: An Essay in Neo-Foucauldian Archeology. *História, Ciências, Saúde – Manguinhos*, Rio de Janeiro, v.26, n.2, abr.-jun. 2019. Disponível em: https://www.scielo.br/j/hcsm/a/vWKQ8gZQ6zCL8m8zM68gLxj/?format=pdf&lang=en. Acesso em: 5 maio 2025.

______; DI PASQUALE, Mariano. The Impact of the Cabanis Reform on the Historical Formation of the Argentine University and on Higher Education in Health. *Salud Colectiva*, v.15, art.

e2106, mar. 2019. Disponível em: https://pubmed.ncbi.nlm.nih.gov/31664340/. Acesso em: 5 maio 2025.

BESANÇON, Serge. *La Philosophie de Cabanis*: une réforme de la psychiatrie. Paris: Institut Synthélabo, 1997. (Coleção Les Empêcheurs de Penser en Ronde.)

CANGUILHEM, Georges. *O normal e o patológico*. 6.ed. rev. Trad. Maria Thereza Redig de Carvalho Barrocas. Rio de Janeiro: Forense Universitária, 2009. [1.ed. Paris, 1966.]

CLAUZADE, Laurent. Auguste Comte et Cabanis: une réception dualiste des *Rapports*? *Cahiers de Philosophie de l'Université de Caen*, v.57, Lecture de Cabanis au XIXe siècle, p.85-100, 2020.

______; SAAD, Mariana (orgs.). *Cahiers de Philosophie de l'Université de Caen*, v.57, 2020. Disponível em: https://journals.openedition.org/cpuc/1393. Acesso em: 8 maio 2025.

______; ______. Introduction. *Cahiers de Philosophie de l'Université de Caen*, v.57, p.7-16, 2020. Disponível em: http://journals.openedition.org/cpuc/1430. Acesso em: 5 maio 2025.

CONDORCET, Nicolas-Caritat. *Cinq Mémoires sur l'instruction publique* (1791). Paris: Garnier-Flammarion, 1994. Disponível em: http://classiques.uqac.ca/classiques/condorcet/cinq_memoires_instruction/Cinq_memoires_instr_pub.pdf. Acesso em: 5 maio 2025.

DI PASQUALE, Mariano. La Recepción de la Ideologie y su impacto en la educación médica porteña, 1821-1840. *Revista de Historia de la Medicina y Epistemología Médica*, v.4, n.1, p.1-20, 2012.

FARIA, Antonio Januario de. *A certeza em medicina*. Salvador, 1845. Tese (Doutorado em Medicina) – Faculdade de Medicina da Bahia. Salvador: Typographia de Epifanio Pedroza, 1845. Disponível em: https://repositorio.ufba.br/bitstream/ri/24820/1/Antonio%20Januario%20de%20Farias%20%28TI-1845%29.pdf. Acesso em: 5 maio 2025.

FÁVERO, Maria de Lourdes de A. *Universidade do Brasil*. v.1: Das origens à construção. Rio de Janeiro: Editora da UFRJ, 2010.

FERREIRA, Evaldo A. M. et al. O positivismo e a educação brasileira na Primeira República. *Educar em Revista*, v.1, n.1, p.71-108, 1977.

Disponível em: http://revistas.ufpr.br/educar/article/view/35196. Acesso em: 5 maio 2025.

FOUCAULT, Michel. *Naissance de la clinique*. 1.ed. Paris: Presses Universitaires de France, 1963. [Ed. bras.: *O nascimento da clínica*. 7.ed. Rio de Janeiro: Forense Universitária, 2011.]

GAILLE, Marie. Cabanis and the Philosophy of Human Passions: The Medicalization of Morals and the Politicization of Medicine. *Gesnerus*, v.74, n.1, 2017, p.71-90.

GOLDSTEIN, Jan. *Console and Classify*: The French Psychiatric Profession in the Nineteenth Century. Chicago: University of Chicago Press, 1990.

GOURDOL, J. Y. *Pierre-Jean-Georges Cabanis (1757-1808), médecin, philosophe et homme politique français*. Paris: Medarus, 2010. Disponível em: http://www.medarus.org. Acesso em: 17 mar. 2018.

GUERRA, Francisco. Los impresos médicos en Hispanoamérica y Filipinas durante el dominio español. *Quinto Centenario*, v.13, p.127-146, 1987.

GUILLOIS, Antoine. *Le Salon de Madame Helvétius*: Cabanis et les idéologues. Paris: B. Franklin, [1894] 1971.

JACYNA, L. Stephen. Medical Science and Moral Science: The Cultural Relations of Physiology in Restoration France. *History of Science*, v.25, n.2, p.111-146, 1987. Disponível em: https://journals.sagepub.com/doi/abs/10.1177/007327538702500201. Acesso em: 5 maio 2025.

JANET, Paul. Schopenhauer et la physiologie française: Cabanis et Bichat. *Revue des Deux Mondes (1829-1971)*, v.39, n.1, p.35-59, 1880. Disponível em: www.jstor.org/stable/44779473. Acesso em: 5 maio 2025.

LIMA JÚNIOR, Francisco Pinheiro; CASTRO, Dinorah d'Araújo Berbert de. *História das ideias filosóficas na Bahia (séculos XVI a XIX)*. Salvador: CDPB, 2006.

MACHADO, Roberto et al. *Danação da norma*: medicina social e constituição da psiquiatria no Brasil. Rio de Janeiro: Graal, 1978.

MAGALHÃES, Pablo Iglesias; JUNQUEIRA, Lucas de Faria. The Library of an Empire Statesman: The Inventory of the Books Belonging to José Lino Coutinho (1836). *Almanack*, n.16, p.258-308, 2017. Disponível em: https://www.scielo.br/j/alm/a/SV5G9CY3WNtJkmmkYBcp7cK/?lang=en. Acesso em: 5 maio 2025.

MARX, Karl. Batalha crítica contra o materialismo francês. In: MARX, Karl; ENGELS, Friedrich. *A sagrada família*: ou a crítica da crítica crítica contra Bruno Bauer e consortes. Trad. Marcelo Backes. São Paulo: Boitempo, 2011.

______. *Letters to dr. Kugelmann*. v.3. Londres: Evans, Spencer & Co., 1941. Disponível em: https://ia902901.us.archive.org/26/items/in.ernet.dli.2015.226947/2015.226947.Letters-To_text.pdf. Acesso em: 5 maio 2025.

MORAES, Dislane Zerbinatti. A modernidade pedagógica no discurso médico do século XIX no Brasil: uma análise da revista *Gazeta Médica da Bahia* (1866-1920). In: DÍAZ, José Maria Hernández (org.). *Prensa pedagógica y patrimonio histórico educativo*: contribuciones desde la Europa Mediterránea e Iberoamericana. Salamanca: Universidad de Salamanca, 2013.

MROZOVSKI, Robert. *Médecine et politique dans l'oeuvre de Pierre-Jean--Georges Cabanis*. Paris, 2013. Tese (Doutorado em Filosofia) – Université de Paris I. Disponível em: https://ecm.univ-paris1.fr/nuxeo/site/esupversions/6cf836f9-66c7-457a-918c-9a273f02d388. Acesso em: 5 maio 2025.

PICAVET, François. *Les Idéologues*: essai sur l'histoire des idées et des théories scientifiques, philosophiques, religieuses, etc. en France depuis 1789. Paris: F. Alcan, 1891.

PORTRAITS DE MÉDECINS. Biographie Pierre-Jean-Georges Cabanis (1757-1808). *Medarus*. Disponível em: https://www.medarus.org/Medecins/MedecinsTextes/cabanis.html. Acesso em: 5 maio 2025.

POULIQUEN, Yves. *Cabanis, un idéologue*: de Mirabeau à Bonaparte. Paris: Odile Jacob, 2013.

POULIQUEN, Yves. *Félix Vicq d'Azyr, les Lumières et la Révolution*. Paris: Odile Jacob, 2009.

ROLE, André. *Georges Cabanis, médecin de Brumaire*. Colab. Luc Boulet. Paris: Fernand Lanore, 1994.

ROSEN, George. The Philosophy of Ideology and the Emergence of Modern Medicine in France. *Bulletin of the History of Medicine*, Baltimore, v.20, p.328-339, 1946.

SAAD, Mariana. *Cabanis, comprendre l'homme pour changer le monde*. Paris: Classiques Garnier, 2016. (Coleção Histoire et Philosophie des Sciences, n.10.)

SAINT-SIMON, Claude-Henri de. *Mémoire sur la science de l'homme*. Paris: [s.l.], 1816.

SCHMITT, Stéphane. From Physiology to Classification: Comparative Anatomy and Vicq d'Azyr's Plan of Reform for Life Sciences and Medicine (1774-1794). *Science in Context*, v.22, n.2, p.145-193, 2009.

SOUZA, Paulo Cesar. *A Sabinada*: a revolta separatista da Bahia (1837). São Paulo: Brasiliense, 1987.

STAUM, Martin. *Cabanis*: Enlightenment and Medical Philosophy in the French Revolution. Princeton: Princeton University Press, 1980.

VALAS, Patrick. Freud et la perversion. *Omicar? Revue du Champ Freudien*, n.39, p.9-50, 1986. [Ed. bras.: *Freud e a perversão*. Trad. Dulce Duque Estrada. Rio de Janeiro: Jorge Zahar, 1990.]

VIANNA FILHO, Luiz. *A Sabinada*: a república baiana de 1837. Salvador: Edufba, 2008.

VIEIRA-DA-SILVA, Lígia; PAIM, Jairnilson Silva; SCHRAIBER, Lília. O que é saúde coletiva? In: PAIM, Jairnilson Siva; ALMEIDA FILHO, Naomar (orgs.). *Saúde coletiva*: teoria e prática. Rio de Janeiro: MedBook, 2014.

WILLIAMS, Elizabeth A. *The Physical and the Moral*: Anthropology, Physiology, and Philosophical Medicine in France, 1750-1850. Cambridge: Cambridge University Press, 1994.

Obras de Cabanis citadas no texto

CABANIS, Pierre-Jean-Georges. *Compendio histórico de las revoluciones y reforma de la Medicina*. Madri: Imprenta de Repullés, 1820.

______. *Do gráo de certeza da medicina*. Trad. José Correa Picanço. Rio de Janeiro: Imprensa Régia, 1812. Disponível em: https://digital.bbm.usp.br/view/?45000000478&bbm/8045#page/4/mode/2up. Acesso em: 5 maio 2025.

CABANIS, Pierre-Jean-Georges. *Observations sur les affections catarrhales en général*. Paris: Crapart, Caille et Ravier, 1867. Disponível em: https://gallica.bnf.fr/ark:/12148/bpt6k54876487.texteImage. Acesso em: 5 maio 2025. [Ed. bras.: *Observações sobre as afecções catarrais*. Trad. Lino Coutinho. Bahia: [s.n.], 1816.]

______. Observations sur les hôpitaux. In: LEHEC, Claude; CAZENEUVE, Jean (orgs.). *Les Œuvres philosophiques de Cabanis*. Tomo 1. Paris: Presses Universitaires de France, 1956.

______. *Rapport fait au nom de la Commission d'instruction publique, et projet de résolution, sur un mode provisoire de police médicale*. Paris: Imprimerie Nationale, 1798.

______. *Ueber die Verbindung des Physischen und Moralischen in dem Menschen*. Halle; Leipzig: Ruffschen Vergshandlung, 1804.

______. *Note sur le supplice de la guillotine*. Paris: A. l'Orient, [1795] 2007. [Ed. bras.: *Sobre o suplício da guilhotina*. Org. Bruno Rates. Trad. Pedro Paulo Pimenta. São Paulo: Editora Unesp, 2023.]

______. *Coup d'oeil sur les révolutions et sur la réforme de la médecine*. Paris: Crapart, Caille et Ravier, 1804. Disponível em: http://gallica.bnf.fr/ark:/12148/bpt6k76544v/f6.image. Acesso em: 16 mar. 2018.

______. *Du Degré de certitude de la médecine*. Paris: Firmin Didot, 1798. Disponível em: http://gallica.bnf.fr/ark:/12148/bpt6k771998. Acesso em: 16 mar. 2018.

______. *Ojeada sobre las revoluciones y la reforma de la medicina*. 2v. Paris: Pillet Ainé, 1831.

______. Opinion sur un projet d'organisation des écoles primaires, et en général sur l'instruction publique. In: LEHEC, Claude; CAZENEUVE, Jean (orgs.). *Les Œuvres philosophiques de Cabanis.* Tomo 2. Paris: Presses Universitaires de France, [1797] 1956.

______. Quelques principes et quelques vues sur les secours publics. In: LEHEC, Claude; CAZENEUVE, Jean (orgs.). *Les Œuvres philosophiques de Cabanis.* Tomo 2. Paris: Presses Universitaires de France, [1797] 1956.

CABANIS, Pierre-Jean-Georges. *Rapports du physique et du moral de l'homme.* Tomo 1. Paris: Crapart, Caille et Ravier, 1802. Disponível em: http://gallica.bnf.fr/ark:/12148/bpt6k77029t. Acesso em: 16 mar. 2018.

______. *Sketch of the Revolutions of Medical Science, and Views Relating to its Reform*. Londres: J. Johnson, 1806.

MIRABEAU, Honoré-Gabriel de Riquetti, comte de. *Travail sur l'éducation publique, trouvé dans les papiers de Mirabeau l'aîné.* Org. Pierre-Jean-Georges Cabanis. Paris: Imprimerie Nationale, 1791. Disponível em: https://gallica.bnf.fr/ark:/12148/bpt6k48974r.image. Acesso em: 5 maio 2025.

Notas sobre a tradução[1]

Denise Coutinho

O fato já bastante enunciado de que o ofício da tradução é tarefa impossível não nos exime de continuar traduzindo. Quando o texto está mais de duzentos anos afastado de nós, e tem como marco o corte que a Revolução Francesa inaugura na cultura do mundo ocidental, e ainda quando o autor é, ele mesmo, um médico, tradutor da *Ilíada*, um polímata, senador... as dificuldades se multiplicam. Contudo, todos esses aspectos não fazem mais do que realçar a beleza de uma escrita refinada, cheia de ironia e pródiga em retórica.

Por tudo isso, digo que deu muito trabalho e prazer debulhar este *Coup d'oeil sur les révolutions et sur la réforme de la médecine*. Foram alguns anos, não sei precisar quantos, mas em 2017 já estávamos em rota, a pedido de Naomar, que havia encontrado na *web* uma primeira tradução de Lúcia Cambraia. A partir de 2018, tivemos a colaboração do saudoso Jacques Abd-El-Krim Saidi Salah,

---

1 Naomar Almeida Filho, Lúcia Cambraia e Jacques Salah, muito obrigada por esse tempo/lugar, sem geografia ou relógio, em que nos reunimos com Cabanis.

professor titular de Literatura Francesa na Universidade Federal da Bahia (UFBA) e excelente tradutor. Imediatamente ele se pôs a ler a obra. Foi sua forma de dizer sim. Salah nos acompanhou, passo a passo, de 2018 até o final de 2021, quando se foi. Foi um alento estarmos nessa empreitada nos dois piores anos do mundo, quando a pandemia da Covid-19 nos abateu em cheio. O trabalho dele, sempre iluminador, nos acompanhou e amparou. Sua presença de *savant* da língua francesa, talvez tanto quanto do português brasileiro, permaneceu como farol.

Enfronhar-me na prosa clássica, rebuscada, elegante e sincera[2] de Cabanis foi uma enorme experiência, gestada, ainda que não o soubéssemos, nos longos anos de aprendizagem com o mestre Salah na UFBA. Lembro de escrever para ele, comentando: "Professor, como Cabanis escreve bem!". Ele elevava o tom da conversa, ao responder pelo WhatsApp: "Repare o uso dos dois-pontos, uso dos séculos XVIII e XIX, e pense na reinvenção de Guimarães Rosa no seu título maior". De fato, Cabanis utiliza o dois-pontos de modo estonteante. Imensa dificuldade em cortar o fluxo da narrativa com tantos dois-pontos... Esta foi seguramente a primeira grande dificuldade no estabelecimento do texto em português. E, naquele momento, acrescida da comanda literária de Salah, vá inspirar-se em Guimarães!

Uma vez, atormentada por uma decisão tradutória que não chegava, pedi a ele que "resolvesse" meu problema. Resposta: "Só o silêncio eloquente pode responder às duas dúvidas suas. Mil vezes grato". Outra vez, diante do meu silêncio, ele cutucou, no dia 27 de abril de 2018: "Como está a tradução de Cabanis? Patrônimo estranho em francês, mas que tem a virtude

2 Expressão imortalizada na canção de Lulu Santos, "Tempos modernos".

premonitória de ser a forma anagramática do *canabis!*". De fato, não foram poucas as vezes que escrevi no Google "Cabanis" e choveram referências à *cannabis*.

Pierre-Jean-Georges Cabanis escreve *o livro* sem jamais subestimar quem lê. Ele nos leva a percorrer cada argumento, cada detalhe do seu luminoso pensamento. Mariana Saad[3] resume em uma frase: "Esse médico-filósofo é também um grande escritor".[4]

Grandes comentadores[5] não hesitam em afirmar o alcance da obra. Cabanis lança as bases da psicologia científica moderna; abre espaço para conceitos psicanalíticos, sobretudo por intermédio da grande influência de Schopenhauer sobre Freud; estabelece a expressão pela qual a antropologia difundiu-se como "ciência do homem", que, nesta obra de Cabanis, é definida como a ciência que reúne medicina e moral. No que concerne à medicina, a um só tempo arte e ciência, Cabanis integra as vertentes da fisiologia e da filosofia, nos domínios do seu materialismo ateu, tendo como pano de fundo sua pre-

3 Saad, "La Réception immédiate de *Rapports du physique et du moral de l'homme* en France", *Cahiers de Philosophie de l'Université de Caen*, v.57, p.17-40, 2020, aqui p.35.

4 Em francês, no original: "Ce médecin philosophe est aussi un grand écrivain".

5 Foucault, *O nascimento da clínica*; Saad, "La Médecine constitutive de la nouvelle science de l'homme: Cabanis", *Annales Historiques de la Révolution Française*, v.320, n.2, p.6, 2000; id., "La Mélancolie entre le cerveau et les circonstances: Cabanis et la nouvelle science de l'homme", *Gesnerus*, v.63, n.1-2, p.113-126, 2006; id., *Cabanis, comprendre l'homme pour changer le monde*; id., "La Réception immédiate de *Rapports du physique et du moral de l'homme* en France", op. cit.; e Besançon, *La Philosophie de Cabanis: une réforme de la psychiatrie*.

tensão de ser um reformador da educação pública francesa. Há um momento do texto em que Cabanis localiza explicitamente a medicina "entre a física e a moral" (p.84). Sua vasta cultura humanista grega o faz exaltar e revitalizar Homero e Hipócrates. No que concerne à psicologia, Serge Besançon dirá que Cabanis "permite, pois, o nascimento de um positivismo em matéria psicológica",[6] acrescentando que, por tudo isso, Auguste Comte o admirava fortemente.

Para compartilhar um pouco do sabor deste trabalho, destaco algumas "pedras no meio do caminho" da tradução e que, de modo repetido, nos fizeram interrogar a língua de chegada: língua de Luís de Camões e última flor do Lácio.[7]

A primeira observação diz respeito ao título e às duas diferentes apresentações de capa. Na edição original do livro em 1804, encontramos na capa o título *Révolutions et reforme de la médecine*; na folha de rosto, temos *Coup d'oeil sur les révolutions et sur la reforme de la médecine*. Na edição das obras completas, publicada em 1823, após sua morte, o editor estabelece como título o que está na capa, ou seja, a expressão *coup d'oeil* desaparece, embora esteja presente fartamente no "Sumário" e em praticamente todos os capítulos. É possível conjecturar que, do ponto de vista comercial e científico, buscou-se ampliar a força e a pompa que as palavras revolução e medicina têm na cultura ocidental.

A palavra *coup*, na língua francesa, reúne etimologicamente duas grandes vertentes: uma que implica a ideia literal de golpe, gesto súbito e pontual, e outra, da qual deriva uma série de sen-

6 Besançon, *La Philosophie de Cabanis*, p.176.

7 Do poema de Olavo Bilac que Caetano reinventou com "Língua": "Flor do Lácio Sambódromo, Lusamérica, latim em pó".

tidos, que exprime a ideia de movimento "sem implicar necessariamente a ideia de um choque".[8] Já o substantivo *oeil*, bem como *olho* em português, presta-se a diversos sentidos, sobretudo em sintagmas de sentido figurado. De acordo com o *Dictionnaire de l'Académie Française*,[9] *coup* engloba seis grandes sentidos. O único no qual o sintagma *coup d'oeil* aparece é no sentido de "Movimento rápido executado para obter certo resultado".[10] Depreende-se daí que o sentido de algo pontual e, sobretudo, rápido é o cerne da expressão. A locução nominal *coup d'oeil* comporta pelo menos três sentidos: olhar superficial, rápido, de relance, "dar uma olhada"; atitude de apreender com precisão uma ideia, "um olhar sobre"; e exame geral de um problema, mirada panorâmica de um contexto, situação ou campo, visão de uma paisagem, "vista d'olhos". A expressão "olhar furtivo e rápido" é referida no idioma de Cabanis somente a partir do ano de 1668, tendo substituído "trait d'oeil", mais antiga.[11]

O primeiro sentido, olhar rápido e pontual, teria sido muito bem captado no título da tradução inglesa, *Sketch of the Revolutions of Medical Science, and Views Relating to its Reform*. No idioma inglês, *sketch* equivale a rascunho, desenho sem detalhes, estudo preliminar para uma obra de arte. Como referido na "Nota introdutória" deste livro, a segunda edição em castelhano teve como título *Ojeada sobre las revoluciones y la reforma de la medicina*,

8 Rey, *Dictionnaire historique de la langue française*, p.512.

9 "Coup", *Dictionnaire de l'Académie Française*, 9.ed., *on-line*. Disponível em: https://www.dictionnaire-academie.fr/article/A9C4558. Acesso em: 2 fev. 2024.

10 Em francês, no original: "Mouvement rapide exécuté pour obtenir un certain résultat".

11 Rey, op. cit., p.1356.

no que também se aproxima mais da acepção de *coup d'oeil* como vislumbre, relance. Esses sentidos do título poderiam talvez refletir o caráter metódico e exigente do autor, relutante diante da necessidade de publicá-lo, ainda que inacabado. Poderia também ser a marca de um momento depressivo do final de sua vida (lembremos do momento em que o texto foi finalizado e seu título estabelecido, além da melancolia registrada por alguns biógrafos como definidora da sua constituição emocional). Essas hipóteses parecem plausíveis, porém contraditórias dada a importância deste livro como legado intelectual de uma obra de vida, valorizada pelos próprios contemporâneos.

A denotação alternativa, *coup d'oeil* como visão dominante de um campo, provém de uma metáfora militar corrente na virada do século XIX. Naquele momento, propiciado pela evolução tecnológica dos armamentos, abria-se espaço para a valorização da tática e da mobilidade, elementos típicos da teoria militar da modernidade que pareciam superar a ideia clássica de estratégia. É justamente do ponto de vista tático que se considera Napoleão Bonaparte um gênio militar, pois comandava presencialmente suas tropas a partir de elevações e mirantes que lhe permitiam uma supervisão geral dos campos de batalha, decisiva para suas celebradas vitórias. Esse aspecto chegou a merecer um estudo específico de William Duggan, intitulado *Napoleon's Glance: The Secret of Strategy*. *Glance*, no idioma inglês, traduz o termo francês *coup d'oeil*, nessa acepção de teoria de estratégia militar. As relações entre Cabanis e Bonaparte – turbulentas, mas estreitas e de intensa admiração mútua – dão forte respaldo à hipótese de que teria sido essa a acepção pretendida pelo autor. Na sua primeira obra de maior fôlego, *Du Degré de certitude de la médecine* (escrita em 1788, e somente publicada em 1798), Cabanis já havia utilizado esse termo para definir o ato do diagnóstico clínico quase como uma *gestalt*, quando o médico "vê a doença de relance, captando todos os seus traços de uma só vez".[12] As contradições, ambiguidade e inconsistências do título, portanto, são aparentes, na medida em que o conteúdo do livro de fato lança as bases para o movimento designado como Reforma Cabanis.[13]

Observamos, tanto no título quanto no texto, deslizamentos semânticos de dois termos fortes: revolução e reforma. Na primeira página do livro, em "Advertência", Cabanis indica uma direção precisa: "Um trabalho tão amplo, destinado a apresentar a ciência de pontos de vista inteiramente novos, [...] Teria de ser precedido por uma introdução, na qual eu julgara conveniente esboçar rapidamente as *diferentes revoluções da medicina* e expor, de maneira sumária, os princípios gerais que devem presidir *sua reforma*" (p.78, *grifos nossos*). No entanto, logo em seguida, fará referência à "reforma da medicina". A expressão *sur les révolutions*, no plural, faz crer que se trata de um balanço do esforço de reforma iluminista da medicina no período revolucionário, vitoriosa na criação de um modelo de prática médica e, portanto, do ensino médico que, nos idos de 1803, já se mostrava funcional e promissor. Ademais, podemos supor que na época não se fazia uma diferenciação tão nítida entre os termos reforma e revolução.

---

12 Cabanis, *Du Degré de certitude de la médecine*, p.75: "voit la maladie d'un seul coup d'œil, qu'il en saisit tous les traits à la fois".

13 Almeida Filho, "Reforma Cabanis (*circa* 1800): uma reforma universitária sem universidades, esquecida na história da educação", *Revista Lusófona de Educação*, v.39 n.39, p.41-54, 2018. Disponível em: https://revistas.ulusofona.pt/index.php/rleducacao/issue/view/720. Acesso em: 6 maio 2025.

De todo modo, é com grande engenho e elegância que Cabanis une formação médica e ensino da medicina, mostrando-nos que são dimensões inseparáveis. De fato, na tarefa de traduzir não apenas palavras, mas ideias, argumentos e propostas, chegamos a nos interrogar: como se pode imaginar uma análise crítica do exercício profissional, qualquer que seja, sem relacionar tal análise com a formação?

Passemos a questões mais pontuais.

Além do uso do dois-pontos em praticamente todos os parágrafos, é constante na prosa de Cabanis o recurso à enumeração de incontáveis tópicos antes ou depois de apresentar o núcleo da oração. Ele constrói longuíssimos parágrafos, fazendo-nos testemunhar o detalhamento de um pensamento sendo tramado, ao tempo em que as palavras se vão agrupando. Assim, ele nos convoca, no próprio ato de leitura, a participar do sentido que vai sendo milimetricamente ajustado para a compreensão dele e nossa. Um gerúndio quase infindo.

A palavra "cultura" é esgarçada para dar conta de cultivo e de educação. Do mesmo modo, espírito ou Espírito é ser humano, é inteligência, é razão (ou Razão). Não é raro encontrarmos um "sempre" precedido ou seguido de perto por um "talvez", como se ele estivesse a nos fazer uma piscadela, uma traquinagem linguística.

Cabanis utiliza diferentes palavras como sinônimos, e que atualmente estranharíamos: a sinonímia entre escola e seita é um bom exemplo. Outra é arte e ciência que, se não são iguais sob sua pluma, têm extraordinária aproximação. Se é verdade que ele não tem dúvida em definir medicina como arte, aqui e ali o veremos declarar, sem subterfúrgio: "Se há uma ciência sobrecarregada (se me permitirem o uso dessa expressão) de bagagem excedente, essa é, sem dúvida, a medicina" (p.83).

Deparamo-nos frequentemente com expressões hoje inusitadas, como "economia animal"; constatamos então que educação inclui a cultura e a criação de animais. É que, para ele, tanto medicina quanto veterinária são decidida e indubitavelmente artes. "Arte de curar" é como ele nomeia um dos subcapítulos (e ao longo do livro). Somente no "Sumário" desta obra, a expressão "arte de curar" como epíteto de medicina aparece cinco vezes. Uma arte ancorada, como ele diz, "na observação e no raciocínio" (p.94).

Essa arte de curar, em Cabanis, conserva traços e analogias com a arte sacerdotal, de tal modo que ambas, nesse intrincado jogo de pensamento tão próprio ao seu estilo, utilizam os mesmos recursos: o temor e a esperança. É na apresentação desse raciocínio que ele concluirá, não sem antes aproximá-los do fazer charlatão, que "os sacerdotes devem, portanto, querer tornar-se e efetivamente se tornam médicos" (p.113). É tão pregnante e pungente sua crença na "arte de curar" que Cabanis lhe atribui decisivo papel "sobre o aperfeiçoamento do gênero humano" (p.99).[14]

A palavra *vue* nesta obra também merece realce quando tratamos da impossibilidade tradutória. O vocábulo, tantas vezes inserido em suas páginas, indica em primeiro lugar o que se vê, o que é visto. Daí, desliza semanticamente para exprimir a faculdade de formar imagens mentais, representar-se uma ideia e ainda o exercício dessa faculdade. Por vezes, e a depender do contexto da enunciação, torna-se arriscado propor *vue* como visão, e mais arriscado no plural: visões. Perspectivas, enfoque,

14 Essa questão foi analisada especificamente por Mariana Saad, *Cabanis, comprendre l'homme pour changer le monde.*

concepção, abordagem, visada, pensamento... Como decidir o que ele quis e pôde dizer e ver, suas visões, antecipações?

A presença da palavra-conceito *luzes* é um aspecto a ser destacado, porque marca indelevelmente a presença do Iluminismo em seu sistema de pensamento. Vejamos um trecho: "as luzes, livremente difundidas por toda uma nação, tornam-se a salvaguarda segura da moral, da liberdade, da felicidade particular e pública; quando restringidas pelas instituições em uma classe particular da sociedade, não passam de um meio a mais de tirania, uma nova causa de degradação e infelicidade" (p.115). Como homem das Luzes, ele acreditava no poder da arte/ciência para a emancipação humana. Digo isso porque não é fácil para quem vive os dias atuais, para mim não foi fácil, compreender e calibrar vocábulos, orações e o alcance e a extensão desse pensamento libertário e, na mesma medida, aprisionado em seu tempo. Vivemos um tempo nada libertário, de abissais retrocessos.

Por fim, creio ter compreendido o que Salah sublinhava em nossos encontros presenciais e virtuais: precisamos considerar a obra para além dela. Isso é puro Cabanis e é o que faz sua atualidade na longa travessia que começa em 1804 e levanta voo aqui.

Referências

ALMEIDA FILHO, Naomar. Reforma Cabanis (*circa* 1800): uma reforma universitária sem universidades, esquecida na história da educação. *Revista Lusófona de Educação*, v.39 n.39, p.41-54, 2018. Disponível em: https://revistas.ulusofona.pt/index.php/rleducacao/issue/view/720. Acesso em: 6 maio 2025.

BESANÇON, Serge. *La Philosophie de Cabanis*: une réforme de la psychiatrie. Paris: Institut Synthélabo, 1997. (Coleção Les Empêcheurs de Penser en Ronde.)

CABANIS, Pierre-Jean-Georges. *Du Degré de certitude de la médecine*. Paris: Firmin Didot, 1798. Disponível em: http://gallica.bnf.fr/ark:/12148/bpt6k771998. Acesso em: 16 mar. 2018.

______. *Ojeada sobre las revoluciones y la reforma de la medicina*. 2v. Paris: Pillet Ainé, 1831.

______. *Sketch of the Revolutions of Medical Science, and Views Relating to its Reform*. Londres: J. Johnson, 1806.

DUGGAN, William. *Napoleon's Glance*: The Secret of Strategy. Nova York: Nation Books, 2004.

FOUCAULT, Michel. *O nascimento da clínica*. 7.ed. Rio de Janeiro: Forense Universitária, 2011.

REY, Alain. *Dictionnaire historique de la langue française*. 2v. Montreal: Dictionnaires Le Robert, 1993.

SAAD, Mariana. *Cabanis, comprendre l'homme pour changer le monde*. Paris: Classiques Garnier, 2016. (Coleção Histoire et Philosophie des Sciences, n.10.)

______. La Médecine constitutive de la nouvelle science de l'homme: Cabanis. *Annales Historiques de la Révolution Française*, v.320, n.2, p.6, 2000.

______. La Mélancolie entre le cerveau et les circonstances: Cabanis et la nouvelle science de l'homme. *Gesnerus*, v.63, n.1-2, p.113-126, 2006.

______. La Réception immédiate de *Rapports du physique et du moral de l'homme* en France. *Cahiers de Philosophie de l'Université de Caen*, v.57, p.17-40, 2020.

Um olhar sobre as revoluções e a reforma da medicina

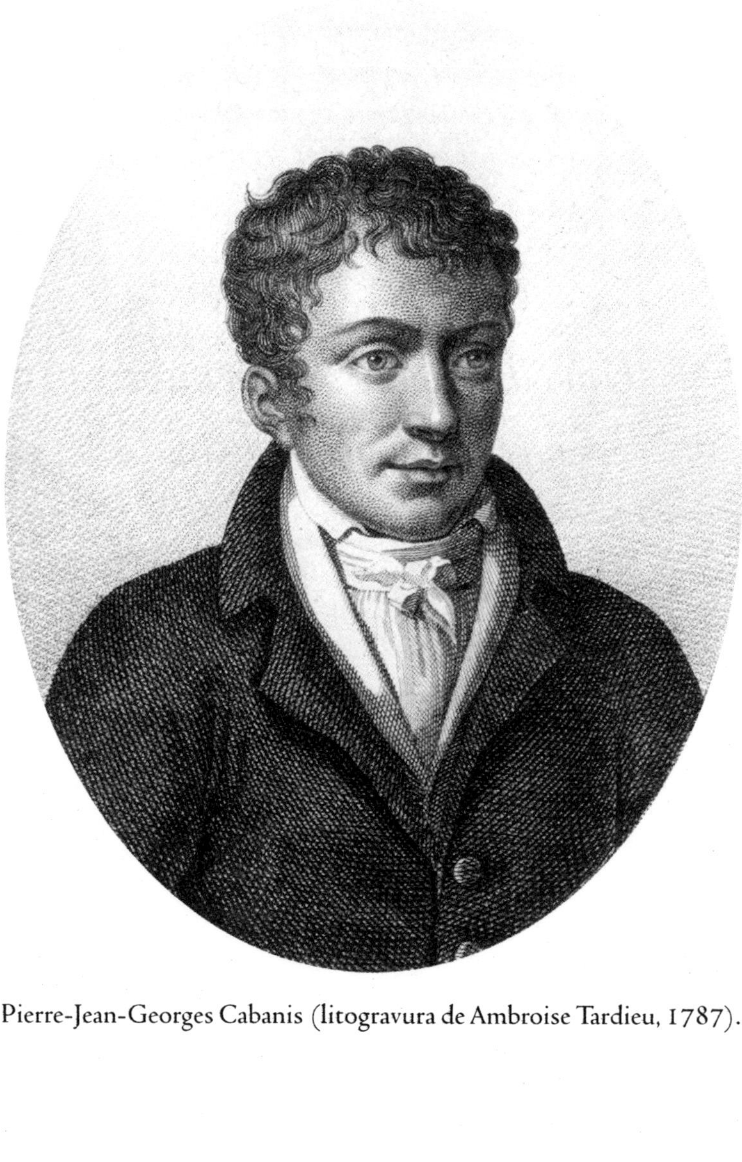

Pierre-Jean-Georges Cabanis (litogravura de Ambroise Tardieu, 1787).

Advertência

Esta obra foi escrita durante o inverno do ano III.[1] Garat, hoje senador, era então comissário de Instrução Pública. A ele ligado por uma amizade cujo tempo, nossos gostos, nossos trabalhos e desejos comuns pelo progresso das luzes e para a ampliação da felicidade dos homens haviam cada vez mais estreitado nossos laços, coloquei um interesse particular na execução do vasto plano que ele formulara para a organização de todas as partes do ensino.[2] Garat achou que eu podia contribuir com esse plano. Algumas ideias que eu lhe havia comunicado, sobre a aplicação de métodos analíticos ao estudo da medicina, pareceram-lhe justas e úteis. Seus convites

---

1 Calendário republicano, instituído pela Convenção Nacional em 24 de novembro de 1793. (N. T.)

2 As escolas de Medicina, criadas no ano II [1794], receberam um novo aperfeiçoamento. O governo atual as consolidou e tomou medidas para acabar com as falcatruas dos charlatões. Embora seu objetivo não tenha sido ainda completamente atingido, esse feito merece nosso reconhecimento, pois todos os esforços nesse sentido tentados anteriormente sempre foram infrutíferos.

insistentes me encorajaram a organizá-las e minha intenção era publicá-las o quanto antes.

Contudo, como acontece quase sempre quando queremos considerar um assunto sob todos os ângulos, ao reunir minhas ideias para criar um todo, minha perspectiva se ampliava e a matéria se tornava, diante dos meus olhos, mais extensa e importante. Ousei conceber o projeto de organizar todas as partes da medicina em elementos bem simples, indicando para cada uma delas um método que, em minha opinião, pode conduzir por si só, e com segurança, seu estudo e seu ensino.

Um trabalho tão amplo, destinado a apresentar a ciência de pontos de vista inteiramente novos, precisava apoiar-se previamente em algumas considerações preliminares. Teria de ser precedido por uma introdução, na qual eu julgara conveniente esboçar rapidamente as diferentes revoluções da medicina e expor, de maneira sumária, os princípios gerais que devem presidir sua reforma.

Esta introdução é a única parte que pude terminar. Eu me recusara, até esse momento, torná-la pública, com a esperança de um dia completar a obra inteira, tal como a havia concebido. Mas o definhamento total de minha saúde não me permite mais nutrir essa esperança, que sempre foi, talvez, demasiadamente ambiciosa para mim. Acabei, então, cedendo aos apelos de alguns amigos e entregando ao público este fraco esboço. Queria torná-lo mais digno dele e deles. Porém, a mesma razão que me leva a tirá-lo de minha pasta, tira-me também a coragem e os meios de o aperfeiçoar. No ponto em que se encontra, este esboço contém, acredito, ideias úteis, o que é suficiente para afastar os conselhos de meu amor-próprio, que talvez o condenassem ao esquecimento. E se nossos jovens alunos, aos quais esta obra é particularmente destinada, colhem algum fruto desta leitura, a vantagem de tê-los ajudado em seus trabalhos será, para meu coração, bem maior do que o sucesso mais glorioso.

Auteuil, 25 ventoso ano XII[3]

3 Ventoso ano XII – sexto mês do calendário revolucionário republicano francês, em vigor na França de 22 de setembro de 1792 a 31 de dezembro de 1805. Ventoso, uma referência aos ventos do período, correspondia ao intervalo compreendido entre 19 de fevereiro e 21 de março no calendário gregoriano. (N. T.)

Objeto deste escrito

À medida que as ciências se desenvolvem, torna-se cada vez mais necessário aperfeiçoar seus métodos. O que é verdade para todos, em geral, o é ainda mais particularmente para os de observação. Rapidamente nos perdemos na enorme quantidade de fatos recolhidos se o espírito filosófico não os organizar numa ordem conveniente, de onde emergem, como que naturalmente, os princípios gerais próprios a cada ciência. Quando esses princípios foram deduzidos legitimamente de todos os fatos reunidos, comparados e coordenados, o sistema, ou o conjunto dogmático que dele resulta, não é mais uma vã hipótese, é o quadro verdadeiro da ciência, pelo menos tanto quanto o estado das luzes permite traçá-lo. Assim, as novas descobertas poderão unir-se facilmente aos princípios particulares que se relacionam às ciências, podendo estas confirmá-los ou combatê-los e, nesse caso, haverá necessidade de mudanças ou modificações.

Nessa última suposição, ou seja, quando as novas descobertas revertem certas consequências que, segundo todos os fatos anteriormente conhecidos, eram vistas como verdades gerais, sentimos facilmente que a classificação desses mesmos fatos e a expressão ou encadeamento dos princípios, que não são mais do que seu resultado direto, exigirão correções mais ou menos importantes. Cada época marcada por notáveis progressos da ciência será necessariamente marcada por reformas análogas na língua e nos elementos dessa ciência. O espírito humano não pode prescindir, para a lembrança e fácil utilização de seus conhecimentos, de um laço que os una, coordene e faça um todo completo dessas partes, insignificantes enquanto permanecerem dispersas. Cada uma dessas épocas se atribuirá a posse exclusiva da verdade e todas poderão igualmente ter razão, se os sistemas que elas fizeram nascer, abraçarem e unirem, de forma natural, todos os fatos conhecidos, pois as verdades gerais são, e só podem ser, consequência de todas as observações ou de todas as noções particulares que foram recolhidas sobre um dado tema.

Trata-se enfim de descobertas que abalam os próprios fundamentos de uma ciência, renovando-a inteiramente. Como seria então possível que seu sistema de exposição e seu método de ensino não fossem também totalmente renovados?

À medida que novos fatos observados ou novas ideias adquiridas encontram naturalmente seu lugar na ordem anteriormente admitida, o número sempre crescente desses fatos e dessas ideias força, de tempos em tempos, a rever e a simplificar as classificações que os encadeiam e os métodos que têm por objetivo facilitar seu estudo. A ciência se assemelha, nesse caso, a um viajante curioso que, ao recolher na estrada tudo aquilo que lhe interessa, vê aumentar a cada instante sua bagagem e é frequentemente forçado a examiná-la, seja para se livrar de objetos inúteis ou que têm duplo emprego, seja para organizar melhor os objetos dos quais não pode abrir mão, a fim de que ocupem menos espaço e que seu transporte, ou seu emprego, torne-se mais fácil e mais cômodo.

Se há uma ciência sobrecarregada (se me permitirem o uso dessa expressão) de bagagem excedente, essa é, sem dúvida, a medicina. Nenhuma outra precisa tanto do espírito filosófico para presidir sua reforma. É necessário que um método severo, que a libere de tudo que lhe é estranho ou inútil, simplifique por meio de melhor exposição o sistema de conhecimentos indispensáveis que a compõem e lance uma nova aurora sobre os verdadeiros pontos de contato que a ligam a várias outras ciências. Os objetos de seus estudos são tão numerosos, as qualidades de espírito exigidas por sua cultura são tão diversas, mesmo que aparentemente tão contrárias, a prática da arte é tensionada por tantas dificuldades, seu objetivo principal é de tão grande importância, que seus progressos, a perfeição de seu ensino e de sua utilidade direta ou aplicada demandam igualmente uma inteira reforma, semelhante à que foi outrora executada por Hipócrates. Ao interesse da ciência, acrescenta-se aqui o da humanidade.

Num momento em que todos os ramos da ciência se renovam de algum modo, os médicos dotados de alguma filosofia devem olhar como um dever a reunião de seus esforços para consumar essa grande regeneração da ciência e da arte. O estado das luzes parece torná-la mais completa, e seus efeitos mais duradouros, do que Hipócrates poderia ter feito em seu tempo. Nesse movimento rápido e progressivo que arrasta todos os conhecimentos humanos, não bastará apenas concluir as reformas exigidas pelo momento atual. Devemos, ainda, querer preparar antecipadamente as reformas que em seguida poderão se tornar necessárias, pois todas deverão ser conduzidas com o mesmo espírito, se não executadas no mesmo plano. Testemunhas dos progressos diários feitos atualmente pelas outras partes da física, às quais excelentes pensadores aplicaram verdadeiros métodos, os médicos não terão mais desculpas em deixar a bela e vasta ciência que cultivam sufocada por essa massa indigesta de materiais que os observadores recolheram, frequentemente sem discernimento, e que os teóricos utilizaram sem crítica. Sobretudo, em meio a objetos tão diversos, tão fugidios, tão mutantes, e no exame dos quais os menores vícios de raciocínio ou de dedução conduzem aos mais perigosos erros, não se pode mais tolerar uma linguagem vaga e imprecisa, capaz de obscurecer as verdades mais simples e de dar a puras visões toda a aparência de realidade. Chegou o momento de colocar a medicina em harmonia com as outras ciências e de determinar, com exatidão, suas relações mútuas. Colocada entre a física e a moral, trata-se agora de reconhecer e mostrar suas relações verdadeiras com cada uma dessas duas ciências, com evidência e exatidão. É preciso que a medicina faça uso da linguagem severa e exata da primeira, e do tom comunicativo e, por assim dizer, vulgar da segunda. É preciso que ela se ilumine com tudo o que a filosofia racional tem de mais rigorosamente determinado em suas teorias e, também, do que sua aplicação diária à natureza sensível oferece de mais delicado e fino. Resumindo, após ter sistematizado seus princípios por meio dos métodos de observação, de experiência e de raciocínio totalmente seguros, é preciso que a perfeição do seu ensino forme para a prática espíritos ao mesmo tempo profundos, amplos, firmes e flexíveis, que reúnem à luz de uma razão transcendente esse conhecimento da vida e essa sabedoria de aplicação, sem os quais todos os dons da natureza e da arte parecem quase inúteis; reunião preciosa, e talvez indispensável, para impedir que a prática de uma ciência, cujos objetos são tão variados e móveis, torne-se um flagelo a mais para a humanidade.

De acordo com essas potentes considerações, ousei conceber o plano de uma nova classificação das diferentes partes da medicina. Acreditei dever adotar uma nova ordem de exposição dos fatos – sobre os quais a medicina repousa – e ideias ou noções particulares que seu exame refletido fornece. Sem a pretensão de mudar sua terminologia ou nomenclatura, eu esperava, mediante uma determinação mais rigorosa do sentido das palavras, poder banir totalmente de sua língua essa imprecisão e essa obscuridade que desfiguram a medicina em quase todos os lugares. Isso me parecia indispensável, porque esses defeitos podem enganar mesmo os homens mais instruídos e, sobretudo, ao dar asilo, por assim dizer impenetrável, para o charlatanismo ignorante, tornam-se a fonte dos erros mais fatais e logo os consagram por um tipo de atração misteriosa. Como me propus a considerar a medicina mais particularmente do ponto de vista de sua aplicação no tratamento de doenças, seria então com a divisão que traz o nome de *terapêutica* que todas as outras se devem coordenar. Era em relação a ela que suas subdivisões deviam ser delimitadas e as relações mútuas fixadas. As conclusões resultantes dessa nova maneira de encarar os fatos devem todas ter como objetivo comum aperfeiçoar a arte do tratamento.

Ocupações e deveres de diferentes gêneros não me permitiram conduzir a seu fim tão grande obra que, aliás, provavelmente está acima de minhas forças. O escrito a seguir, destinado a servir-lhe de introdução, é a única parte que foi concluída. Pelo menos, é a única que me permito oferecer, nesse momento, a nossos jovens alunos, para os quais desejo sinceramente que não seja sem utilidade.

O objetivo direto deste escrito é, portanto, reconstituir, de maneira rápida e sumária, a história das revoluções da medicina; caracterizar cada revolução pelas circunstâncias que a fizeram eclodir e pelas mudanças que ela produziu no estado ou no percurso da ciência; enfim, tentar vislumbrar se esses diferentes quadros, aproximados aos métodos filosóficos modernos, não podem fornecer algumas ideias úteis para a reforma da medicina e do seu ensino.

Para retomar todas as causas das diferentes fases pelas quais passou a medicina e descrever com exatidão suas particularidades, seria necessário entrar em todos os detalhes de sua história, uni-la à história de várias outras ciências colaterais e, de algum modo, reconstituir toda a história da sociedade civil. Com efeito, somente analisando esses diferentes objetos ao mesmo tempo, examinando a influência recíproca do estado social e dos acontecimentos políticos, sua influência comum sobre o percurso do espírito humano em geral, e a influência das diferentes ciências sobre a medicina em particular, podemos ter uma ideia precisa e completa do seu estado em todas as épocas até os nossos dias. Nada haveria de mais filosófico, sem dúvida, do que sua história executada sobre esse plano e nesse espírito. Surgiria uma nova e viva luz sobre várias partes da história geral do gênero humano, com as quais a medicina parece, num primeiro olhar,[1] não ter qualquer relação. Mas

1 Aqui, como em várias outras passagens, Cabanis usa a expressão *coup-d'oeil*, que vem a compor o título de sua obra. (N. R. T.)

nosso objetivo não nos impõe um plano tão vasto. Basta-nos marcar as principais épocas da medicina, compreender em cada revolução o verdadeiro estado dos espíritos, apreciar suas circunstâncias e efeitos; enfim, buscar os meios próprios para tornar mais útil aquela que se prepara há muito tempo e que não pode faltar, nem demorar a se realizar plenamente.

Eis aqui o objeto do escrito que se segue.

Primeiro Capítulo

I
A arte de curar estaria fundada em bases sólidas?

Entrando no assunto, encontro-me bloqueado desde o primeiro passo. Vários filósofos viram a arte de curar como uma arte enganosa, cujo império se funda unicamente sobre a credulidade e a fraqueza. As engrenagens da máquina humana são, dizem eles, muito frouxas para que se possa ter a vaidade de conhecer as causas de seus distúrbios. A natureza colocou em sua obra os meios para restaurar a ordem, e todas as vezes que esses meios são insuficientes por si mesmos, os pretensos recursos da medicina são absolutamente inúteis.

Alguns médicos esclarecidos apoiaram essa opinião. Pelo menos, restringem tanto a potência da arte que encaram seus estudos mais como um objeto de curiosidade do que de utilidade. O conhecimento sobre o homem sadio e doente é, aos seus olhos, somente uma parte da história natural, sem dúvida interessante, mas quase não aplicável à conservação dos indivíduos.

Em qualquer das duas maneiras de considerá-la, a arte merece pouca atenção por parte dos governos. Adotando a primeira, devemos-lhe, como aos outros malabarismos, apenas a supervisão de uma política severa; restringindo-se à segunda, deveríamos imediatamente submetê-la ao mais atento exame, escolher um reduzido número de conhecimentos reais e entregar o restante ao desprezo.

Em outra obra, discuti essa questão da certeza da medicina. Apresentei fortes objeções e acredito ter levantado dúvidas e dificuldades que não poderiam faltar para atingir os bons pensadores.

Eis aqui, resumidamente, as conclusões que resultam desse exame.

O estudo da natureza é, geralmente, o estudo dos fatos e não o das causas. Observamos as aparências e as mudanças sensíveis, frequentemente sem dispor dos meios para reconhecer como essas aparências acontecem e por que essas mudanças se dão.

Para estudar os fenômenos apresentados pelos corpos vivos e para traçar sua história fiel, não precisamos conhecer a natureza do princípio que os anima, nem a maneira pela qual esse princípio põe em jogo suas engrenagens. Basta-nos constatar os próprios fenômenos, observar atentamente, ao mesmo tempo, tanto a ordem na qual eles se reproduzem quanto suas relações mútuas, e classificá-los num encadeamento que torne possível sentir essa ordem e essas relações. Para estudar o estado sadio e o estado doente, para acompanhar o percurso e o desenvolvimento de alguma doença em particular, não precisamos conhecer a essência da vida nem a essência da causa morbífica: a observação, a experiência e o raciocínio nos bastam; de mais nada precisamos. Da mesma forma, na saúde, movimentos regulares são executados a fim de preservá-la e renová-la de algum modo, a cada momento. Segundo as leis da organização animal, a doença acarreta sempre outra série de movimentos que parecem destinados a combatê-la. De fato, quando esses movimentos não são demasiadamente fracos nem muito violentos, nem desviados de seu objetivo por causa de novas perturbações, tendem frequentemente ao restabelecimento da ordem e da saúde.

Esses movimentos se manifestam por meio de fenômenos que lhes são próprios e que os caracterizam suficientemente quando vistos com atenção: vômitos de matérias que fadigam o estômago, evacuações de bolos intestinais, diureses abundantes, hemorragias, suores etc.

Algumas vezes, as mudanças que se operam na economia animal são mais silenciosas e escondidas, seus sinais externos são menos impactantes, sua natureza não é a mesma. Enjoos ou falta de apetite singulares, exaltações ou enfraquecimentos passageiros de diferentes funções vitais, certas alterações submetidas a uma ordem periódica ou que aparecem em épocas indeterminadas, tudo isso indica um sinal de alterações internas e também o instrumento pelo qual a natureza opera a cura. É necessário somente estar atento para observar esses diversos fenômenos e para reconhecer sob quais circunstâncias esses esforços espontâneos são úteis ou prejudiciais.

A observação nos ensina, ainda, a identificar qual conjunto de fenômenos indica as doenças nas quais é pernicioso para o doente, ou favorável à sua cura, seguir e obedecer as inspirações do instinto.

Porém, algumas substâncias aplicadas nos corpos vivos determinam os mesmos esforços e produzem os mesmos fenômenos. Tomados por via oral, algumas fazem purgar ou vomitar, provocam suores ou fluxos de urina, excitam ou moderam a ação vital; outras diminuem as dores excessivas, trazem o sono cujo retorno é tão necessário à manutenção da saúde, ou, por uma ação específica, suspendem e suprimem certos movimentos particulares. Finalmente, há alguns que, por uma ação mais lenta, mudam o estado dos humores e a maneira de ser e de agir dos sólidos.

Às vezes, irritando as extremidades, pode-se exercer sobre todo o corpo uma ação direta e geral, capaz de mudar todas as suas disposições. Às vezes, essas impressões locais e vivas encadeiam movimentos desordenados, fazendo-os seguir uma ou outra direção, ou estabelecendo outros, completamente novos. Às vezes, podem ocasionar diferentes evacuações de humores, cujos efeitos se relacionam ao caráter da doença e às circunstâncias nas quais esses movimentos são impressos.

Enfim, a preservação da vida demanda em geral a presença do ar; essa presença é indispensável para todos os indivíduos da espécie humana, desde o seu nascimento. Ora, esse fluido pode encontrar-se em diferentes estados e, assim, produzir sobre os corpos efeitos muito variados. Alimentos e bebidas são igualmente necessários, tanto para excitar e sustentar o jogo da economia animal, quanto para reparar suas perdas diárias. Ora, a ação dessas novas matérias, introduzidas nos órgãos digestivos, no escoamento dos humores e na íntima textura das fibras, torna-se a causa de numerosas modificações, sentidas por todo o sistema vivo.

Acrescentemos que o ar não é o mesmo nos diversos lugares da Terra. A natureza do solo, sua disposição, a maneira pela qual é banhado pelo sol, a presença das águas correntes ou estagnadas, das matas ou das montanhas, tudo isso pode mudar inteiramente as qualidades da atmosfera.

Algumas dessas qualidades são sensíveis e, de algum modo, exteriores, como o frio ou o calor, a secura ou a umidade. Quanto às outras, elas se manifestam somente por meio de seus efeitos.

O observador pode ainda verificar, por meios seguros, todos os objetos de suas pesquisas. Pode avaliar, com precisão, o efeito dos medicamentos e traçar regras que aproximem, cada vez mais, sua administração com alto grau de certeza, classificando-os com método. Pode avaliar também os casos com suas nuances e os próprios remédios em suas diferentes associações. Pode determinar a influência do ar, conforme seus diferentes estados, a influência dos alimentos, conforme sua natureza e suas qualidades aparentes; resumindo, todos os efeitos do regime, no sentido mais amplo, podem ser imediatamente apreciados. O sono e a vigília, a vida ativa ou sedentária, os trabalhos do corpo e do espírito, a maneira de vestir ou de morar, os hábitos da imaginação, as afecções da alma; todas essas circunstâncias, em minha opinião, podem contribuir para a conservação da saúde ou se tornar, para a economia vital, causa de novas perturbações.

Enfim, os médicos da Antiguidade nos deixaram grandes quadros de doenças. Esses quadros se ampliaram nas mãos dos modernos; infelizmente, o gênero humano fez, nesses últimos séculos, a funesta aquisição de algumas novas doenças. Entre todas as desordens físicas que o desenvolvimento (quase sempre mal compreendido) de nossa existência moral pode ainda agravar e multiplicar a cada dia, há várias que, deixadas aos precários cuidados da natureza, são quase sempre mortais, mas a arte encontrou frequentemente os meios de curá-las.

Tal asserção geral é comprovada pelos tratamentos metódicos inventados para a cura de hidropisias provocadas por velhas obstruções, como o escorbuto, as doenças venéreas e, sobretudo, as febres intermitentes malignas. Seria fácil confirmá-la também com a história de vários tratamentos particulares, menos importantes, de diferentes doenças agudas ou crônicas, mas vou evitar entrar em detalhes, e concluo.

A arte de curar está verdadeiramente fundada, como todas as outras, na observação e no raciocínio. Tendo seus esforços como objetivo, uma de nossas primeiras necessidades é, portanto, a partir desse momento, que ela possa adquirir posteriormente uma utilidade direta muito extensa. E se vimos, ao longo do tempo, bons espíritos negando ou colocando em dúvida essa arte, isso se deve unicamente aos vícios da sua linguagem, a suas teorias vagas, ao caráter pouco filosófico da maioria de seus livros e de seus métodos de ensino, os quais devem ser considerados. Assim, pois, a arte de curar merece a mais séria atenção da parte de qualquer governo amigo dos homens; e seu lugar, em qualquer plano de instrução nacional, deve ser digno da importância de seu objetivo.

Insistiríamos dizendo que, se a arte existe na natureza, ou se a natureza colocou diferentes objetos a nosso alcance, e se realmente dela recebemos os meios para estudá-los e esclarecê-los, somente essa dificuldade de aplicação bastaria para torná-la nula ou perigosa na prática? Não concordo, de modo algum. Se essa asserção fosse exata, produziria para nós apenas um novo e mais premente motivo de aperfeiçoar os métodos de observação e de experiência que se aplicam às pesquisas da medicina, de apressar a reforma de seu ensino e de supervisionar com atenção todos os seus trabalhos.

II
Diferentes pontos de vista sob os quais deve ser considerada a arte de curar

Para se ter uma ideia justa da arte de curar, não basta considerá-la pela simples relação dos indivíduos que ela pode conservar ou dos males que pode aliviar. Esse duplo resultado é, sem dúvida, o objetivo principal dos seus esforços: sua utilidade direta. Não exerceria ela com efeito o poder da natureza benfazeja, aquele que pode trazer à vida o ser moribundo, cujos passos descem rapidamente para o túmulo? Não seria ela a imagem viva desses seres superiores que a imaginação apresenta, trazendo à terra as mensagens propícias da Divindade? Uma família chorosa ou amigos atingidos por uma consternação ainda mais profunda vos pede de volta o objeto de seus afetos. Vós o devolveis em resposta a tantos votos reunidos. Aos olhos dessas pessoas, vós não sois um deus benévolo? Quando vós refazeis a trama da felicidade de duas pessoas necessárias uma à outra, que iriam separar-se para sempre, não estão somente reacendendo a chama de uma delas e ressuscitando-a graças aos seus cuidados. Vós merecereis duas coroas cívicas ao mesmo tempo. E o que digo? De alguma maneira, não seriam mais do que a mão que nos chamou do nada para a vida? Conservar para a pátria seus úteis servidores, prolongar as benfeitorias do gênio e o exemplo dos virtuosos não é o ato mais nobre e mais meritório aos olhos das nações e do gênero humano?

Entretanto, repito: existem outras relações às quais a medicina interessa e pode servir eminentemente à sociedade, seja por sua influência imediata sobre vários objetos de utilidade diária, seja pelas luzes e pelos cuidados que as outras partes da ciência tomam emprestado dela.

1º – O estudo da economia animal é um ramo essencial da história natural ou da física. A própria economia animal só pode ser completamente conhecida pela observação detalhada do estado sadio e do estado doente, pelo exame mais exato de fenômenos que se manifestam espontaneamente, segundo as leis das forças vivas, e daqueles produzidos pela ação de agentes externos ou pela aplicação de certas substâncias ingeridas.

No estudo da natureza, não se podem separar os objetos ligados por relações constantes, nem dividir aqueles que formam um todo. Ora, as ciências naturais envolvem em seu conjunto o sistema animal que, por nos ser tão próximo, ocupa o primeiro lugar. A descrição pura desse sistema, quando nos limitamos a seu estado saudável, exigiria ainda o conhecimento das doenças, visto que essas últimas, ao revelar fenômenos muito difíceis de serem apreciados sem tal conhecimento, desvelam várias forças ou propriedades que se apagam e desaparecem na uniformidade de um estado mais regular e constante.

2º – O quadro geral da natureza humana se divide em duas partes principais: sua história física e sua história moral. De sua reunião metódica e da indicação dos numerosos pontos pelos quais elas se tocam e se confundem, resulta o que pode se chamar a *ciência do homem* ou *antropologia*, segundo a expressão dos alemães. Se a medicina quiser estabelecer axiomas de dieta e extrair da observação das doenças uma sequência de princípios aplicáveis a seu tratamento; ou se o moralista, por meio de regras individuais de conduta, procurar aperfeiçoar a vida privada; ou se o legislador, pelas leis e formas de governo, tentar aperfeiçoar as nações e seu bem-estar; ou, enfim, se o artista e o sábio quiserem chamar nossa atenção para novos objetos de interesse e nos oferecer gozos desconhecidos: tudo isso, digamos assim, é o quadro do homem pintado à mão que eles devem executar. Como a parte física forma seu esboço fundamental, a arte de curar, que a esclarece e a completa, relaciona-se mais ou menos com todas as outras e ilumina sobretudo a base de todas as ciências morais.

3º – Em virtude de sua organização, o homem é dotado de uma perfectibilidade[1] que é impossível nomear. A partir do estado de privação e de imbecilidade, no qual a natureza o abandona, jogando-o no mundo, até a primeira e mais imperfeita associação, que intervalo imenso! Quantas tentativas infrutíferas, quantos esforços reiterados para atravessá-lo!

Dessa infância social, ou para usar termos mais fixos e menos arbitrários, dessas políticas selvagens, que nos pintam os primeiros anais do mundo, e várias viagens modernas, até o ponto ao qual as nações civilizadas da Europa chegaram, os progressos não são menos surpreendentes. Algumas catástrofes físicas ou políticas fizeram parecer, é verdade, que o gênero humano retrocedeu. Os gregos e os romanos, que haviam feito

1 Essa perfectibilidade tem limites, sem dúvida, como todas as forças da natureza, mas tais limites não podem ser determinados. Tudo nos leva a crer que nos restará sempre grandes espaços a serem percorridos para alcançá-los.

grandes coisas sob o regime da liberdade, caíram na degradação sob o jugo do despotismo e da superstição. Mas uma verdade consoladora resulta da leitura judiciosa da história: as coisas tendem sempre a melhorar. Esse movimento nunca é invertido, nem mesmo suspenso, sem a intervenção de causas acidentais, suficientemente poderosas para perturbar esse curso natural. Quando tais causas cessam de agir, o movimento recomeça com mais energia e intensidade.

Tudo o que os trabalhos de todos os séculos fizeram até hoje sem dúvida é nada em comparação com o que nos resta a fazer e o que deixaremos ainda para ser feito pelas raças futuras. Uma bela carreira está aberta diante de nós; e lhe devemos um relato fiel das circunstâncias atuais, talvez as mais felizes, dentre as quais o gênero humano já se viu.

O homem é perfectível sob duas relações gerais. A educação física e a dieta, tomando uma e outra palavra em sua acepção mais extensa. Desenvolvendo as forças de seus órgãos, criam-lhe faculdades e, de alguma maneira, sentidos novos. Quando esses meios agiram sobre várias gerações sucessivas, não são mais os mesmos homens, nem a mesma raça, ainda que tudo permaneça igual.

A educação moral desenvolve a inteligência, cultiva os afetos, dirige todas as tendências da natureza ao objetivo mais útil para a felicidade de cada um e de todos. A distância que ela pode colocar, em disposições primitivas iguais, entre um homem e outro é muito grande; ninguém o ignora. Fortalecida por toda a influência do governo e das leis, ela produz esses grandes fenômenos sociais oferecidos à nossa admiração pela história, em intervalos muito isolados e fugidios dos séculos passados. Desenvolvida pela duração de seus efeitos e perpetuada com todos os acréscimos sucessivos, por uma espécie de transmissão de pai para filho, esse termo se furta a toda estimativa precisa, sem dúvida bem além do que se pode imaginar comumente.

É pela cooperação dessas duas poderosas forças que a natureza humana é suscetível de adquirir alto grau de perfeição; elas se apoiam mutuamente em sua ação simultânea. O conjunto de causas que aperfeiçoa o físico prepara de alguma forma a matéria ou lhe fornece os instrumentos. O conjunto de causas que aperfeiçoa o moral coloca esses instrumentos em atividade, dando-lhes vida; dirige para rotas favoráveis as faculdades mais suscetíveis de desvios.

As primeiras dessas causas são unicamente do domínio da arte de curar. Vimos suas relações indiretas, porém numerosas, com as segundas.

A arte de curar pode, então, ter grande influência sobre o aperfeiçoamento do gênero humano.

4º – O estado natural do homem é, sem dúvida, o estado de saúde. Mas a doença também está na natureza, pois resulta de suas leis e, em grande parte, das leis que são estabelecidas para a conservação da saúde. A sensibilidade singular dos órgãos do homem, as disposições morbíficas que seu desenvolvimento produz em certas épocas, a ação das causas externas que, tão raramente, somos mestres em regular, os inevitáveis acidentes ocasionados pelo curso ordinário da vida, enfim, as imprudências das quais nem mesmo as pessoas mais sábias podem escapar: todas essas circunstâncias reunidas fazem o homem se tornar frágil, valetudinário, doente, tão naturalmente quanto é saudável, alegre, vigoroso.

Porém, quando o homem sofre, uma voz imperiosa, mais forte que todas as sutilezas, o faz procurar alívio. Ele atribui seu mal a algumas causas, procura remédio na aplicação de certas substâncias ou de certas impressões, consideradas como causas capazes de agir em outro sentido, produzindo efeitos diferentes ou contrários. Ei-lo já dominando o primeiro elo de uma cadeia de observações; é assim que em pouco tempo se torna médico e cirurgião.

O estado de fraqueza resultante da doença se faz sentir pelos órgãos do pensamento, bem como pelos órgãos das outras funções animais. A doença enerva as forças da inteligência, como aquelas do movimento muscular. Ela pode alterar tanto o julgamento quanto a digestão. Um doente torna-se crédulo nos objetos de seus temores e de suas esperanças; qualquer pessoa que lhe prometa saúde pode facilmente ganhar sua confiança. Ele cai facilmente nas mãos dos charlatões e das benzedeiras. Não seria melhor que caísse nas mãos de um médico esclarecido?

Para todos os objetos sobre os quais cada homem pode em geral ser juiz competente e para os quais o erro se torna indesculpável, ou pouco perigoso para os idiotas, o governo deve deixar que as coisas sigam seu curso com total liberdade. É seu dever respeitar todas as atividades e deixar que as transações amigáveis sejam executadas em paz. A necessidade recíproca, real ou imaginária, deve ser a única, por ser a verdadeira reguladora.

Quando os objetos das transações são de natureza tal que não possam ser convenientemente apreciados pelos indivíduos e, ao mesmo tempo, os erros possam trazer consequências perigosas para eles, quando a necessidade premente e diária os força a fazer uma escolha apressada e a astúcia ou impostura são igualmente encorajadas a colocar armadilhas, pelas vantagens e pela facilidade do sucesso, o governo não pode mais permanecer como espectador indiferente. É seu dever vigiar aquele que, dos dois contratantes, pode querer abusar da boa-fé do outro; e deve a esse último precauções gerais que o protejam da decepção tanto quanto possível, devendo-lhe ainda, em certas circunstâncias, cuidados e opiniões particulares. Mas, para continuar a comparação, não existe um campo mais amplo para o comércio e o charlatanismo do que a prática das diferentes partes da medicina. Não existe necessidade que exponha mais o espírito à credulidade fácil e ridícula do que aquela de conservar e, sobretudo, recuperar a saúde. O governo deixará, nesse caso, os cidadãos sem qualquer salvaguarda, abandonados à própria fraqueza e à audácia dos charlatões?

Só essa consideração já tornaria indispensáveis as escolas da arte de curar. Já que o homem doente apelará sempre para o socorro dos remédios, será melhor, sem dúvida, que esses remédios sejam administrados por mãos hábeis. E já que haverá sempre médicos, aqueles que foram formados por mestres sábios são sem dúvida preferíveis aos que o acaso produz. Enfim, qual é o governo sábio e humano que não deve querer reprimir e destruir essa multidão de miseráveis malabaristas que devastam nossas grandes cidades e nossos campos, e que devoram a substância do pobre agricultor e do artesão?

5º – Há vários alimentos e produtos comerciais cuja qualidade deve ser inspecionada legalmente e sua distribuição vigiada pela polícia. A arte apropria substâncias perigosas para diferentes necessidades. Os medicamentos mais úteis podem ser facilmente falsificados e adulterados. Mesmo em seu estado mais puro, nem sempre se deve permitir que sejam entregues ao acaso e sem precaução. É evidente que, em todos esses casos, as luzes da medicina podem dirigir as medidas do governo.

Grandes doenças epidêmicas foram, quase sempre, ocasionadas pela alteração de alimentos consumidos diariamente pelo povo. As carnes dos animais corrompidas por diversas causas acidentais ou tiradas de espécimes mortos por algumas doenças; os peixes capturados em épocas particulares, que os tornam insalubres ou podres, por causa de um início de putrefação ou do efeito de preparações que têm o objetivo de conservá-los por mais tempo; cereais e farinhas alteradas pelas doenças da planta, pela falta de cuidados, pelas misturas inconvenientes, enfim, tudo isso frequentemente disseminou o germe dos mais funestos contágios.

Além disso, o estado social fomenta e necessita vários trabalhos que só podem ser executados com sucesso se estiverem sob a inspeção de homens instruídos na economia animal. O saneamento das grandes cidades e dos portos, as distribuições e o policiamento das casas públicas, onde muitos homens se encontram amontoados, o aterro de lagos e terrenos encharcados de água estagnada, a direção dos canais e a instalação de aquedutos e esgotos não demandam menos talvez as luzes dos médicos esclarecidos do que as de hábeis arquitetos e engenheiros. Por vezes é possível estancar a disseminação de uma doença contagiosa, seja prescrevendo algumas precauções aos cidadãos, seja cortando as comunicações por meio de uma força armada, seja bloqueando com diques naturais os próprios elementos portadores de princípios nocivos.

Sabe-se que uma polícia esclarecida é o mais potente e o mais indispensável socorro em períodos de peste. Dizem que

Acrão, na Sicília, e Hipócrates, no Peloponeso, impediram as pestes que ameaçavam Agrigento e Atenas,[2] fazendo fechar algumas passagens nas montanhas, por onde os ventos sopravam os germes do contágio sobre essas duas cidades.

6º – Enfim, entre os elementos que compõem a prosperidade pública, a conservação dos animais úteis e o aperfeiçoamento de suas raças serão sempre da mais alta importância aos olhos de uma sábia administração. O boi, o asno, o cavalo e o burro compartilham nosso trabalho; substituem nossos braços ou os poupam. Quanto mais levarmos em consideração suas forças e quanto melhor as empregarmos, esses animais tornam-se mais vigorosos e mais saudáveis, aumentando, em progressão relativa, os produtos da indústria e diminuindo seus custos. Das peles de várias espécies, o homem compõe suas mais úteis e mais cômodas vestimentas. Transformadas de diversas maneiras, suas peles ornam os móveis e a moradia. A carne de alguns fornece uma parte importante dos seus alimentos.

Sem dúvida, apesar da opinião de alguns filósofos, o alimento animal é muito conveniente para a organização do homem, mas se torna muito menos quando os animais estão fracos e raquíticos. O alimento se torna ruim ou perigoso quando os animais estão pouco saudáveis ou doentes.

---

2 A peste, tal como existe hoje no Levante e tal como se viu em Marselha, Toulon, Londres, Moscou etc., é transmitida somente pelo contato direto ou, pelo menos, pela grande proximidade com o foco da infecção. Mas os antigos compreendiam como peste toda epidemia em que a febre era acompanhada por gânglios inflamados e por carbúnculos. Várias dessas epidemias são, de fato, causadas pelo estado do ar ou pelos miasmas que o ar transporta para longe.

Enfim, várias espécies nos prestam alguns serviços particulares; elas não merecem que nos ocupemos dos meios para aperfeiçoá-las, conservando-as em seu estado de força e de saúde e conduzindo sua criação, de acordo com abordagens e métodos cada vez mais apropriados às nossas necessidades.

Essa parte da economia rural está inteiramente subordinada à arte veterinária. Ora, a própria arte veterinária é somente um dos ramos da arte de curar, e os numerosos pontos que se relacionam com a medicina humana se tornarão mais distintos e surpreendentes à medida que fizermos novos progressos em ambas.

Tal é o quadro oferecido ao observador quando ele encara esse tema com um pouco de atenção. Esses são os diferentes aspectos que me parecem indispensáveis considerar se quisermos julgar solidamente esse assunto e extrair, desse exame, resultados úteis e verdadeiramente gerais.

É fácil ver, de fato, que a ciência não é uma árvore da qual podemos rejeitar, ao acaso, os galhos presumivelmente supérfluos. Para a ciência, o supérfluo seria somente o prejudicial e o absurdo. Tudo o que não lhe for contrário, quer dizer, tudo o que não a atrapalhar e não a obscurecer, a ela pertence e serve. Na natureza das coisas, todas as verdades formam, sem dúvida, uma cadeia na qual os elos estão inapelavelmente unidos entre si. No estado atual de nossos conhecimentos, podemos compreender e acompanhar somente algumas partes isoladas dessa cadeia, mas, à medida que avançamos, as lacunas se preenchem, os pontos de contato ou as relações das diversas partes entre si e de cada uma com o todo multiplicam-se, dia após dia. Tudo leva a crer que, se chegarmos a ordenar e estreitar os conhecimentos em verdadeiros elementos, não descobriremos mais intervalos nem separações entre suas partes. Será somente, por assim dizer, um corpo organizado no qual diversos elementos serão feitos um para o outro e no qual todos os movimentos se apoiam mutuamente. Enfim, nesse arranjo metódico e completo, com todas as verdades alcançando um pequeno número de princípios que lhes servirão de base ou de ancoragem comum, o espírito seguirá sem problemas os diferentes elos e as numerosas ramificações. O direito de apreendê-los em seu conjunto não será mais atributo exclusivo do gênio.

A importância da medicina, os serviços que a sociedade pode dela esperar, as vantagens que as outras ciências podem retirar dessa troca, enfim, a necessidade de aperfeiçoar seus princípios e seu ensino resultam evidentemente de tudo o que vem antes para que seja necessário examinar aqui essas conclusões. Então, avancemos na matéria, começando por lançar um olhar[3] sobre o estado da arte de curar e sobre o de seu ensino nas diferentes épocas, cuja história nos transmitiu a lembrança.

---

3 No original, *coup d'oeil*. (N. R. T.)

Capítulo II
Quadro das revoluções da arte de curar, desde seu nascimento até sua introdução entre os romanos

I
A medicina nas mãos dos chefes de povos tradicionais, dos poetas e principalmente dos sacerdotes

As trevas que envolvem o berço da medicina cobrem igualmente as outras partes do conhecimento humano. Sabemos que, desde as primeiras épocas históricas, ela já era praticada com certo brilho. Basta isso para admitir que, no aparecimento das artes nascentes, ela já ocupara seu lugar ao lado delas. As pesquisas que poderiam ser tentadas sobre o modo como ela era ensinada então seriam totalmente inúteis. Os materiais nos faltam e os amigos da verdade não devem se perder em vãs conjecturas, por mais sábias que possam ser, aliás.

Não será em um escrito sobre a natureza da medicina que pesquisas de uma erudição frequentemente enganosa poderiam agradar o leitor.

Partindo da natureza constante das coisas, vemos que, submetido à ação de diversas circunstâncias que podem confundir o jogo de seus órgãos, o homem teve que buscar muito cedo meios para apaziguar suas dores e curar as doenças que constantemente o afligiam. Como não pode desvencilhar-se inteiramente da influência contínua de várias dessas causas, e como traz consigo várias outras que devem agir em épocas fixas da vida ou que podem se desenvolver a qualquer momento, podemos assegurar que os primeiros ensaios de remédios são tão antigos quanto o próprio gênero humano. Entre os povos tradicionais mais rudes, como os da Nova Holanda, Nova Zelândia, Lapônia, Groenlândia, norte da América e o interior da África, encontramos vestígios de uma medicina e de uma cirurgia verdadeiras. Os homens sabem discernir diferentes doenças e lhes aplicar tratamento mais ou menos conveniente. Conhecem o emprego de certos remédios que não fazem parte da alimentação diária. Essas sociedades rudimentares nos apresentam o gênero humano em sua infância: é a imagem fiel dos primeiros tempos em todas as nações.

Desde que surgiram homens, eles experimentaram doenças. Eles quiseram curá-las ou aliviá-las, tentaram de todas as formas atingir um ou outro desses objetivos. Porém, devemos presumir que, em geral, as descobertas foram muito lentas; frequentemente foram o produto de acasos felizes mais do que de combinações pensadas. Os homens recebiam, por tradição, o conhecimento de descobertas já feitas e, logo, as necessidades os forçavam a fazer novas observações. Os tesouros da ciência nascente aumentavam gradativamente. Nesses primeiros tempos, todos os conhecimentos eram de propriedade comum: as artes limitadas podiam ser exercidas por todas as pessoas dotadas de alguma inteligência. Havia uma medicina antes que houvesse médicos.

Esses homens recém-chegados à civilização, cujas ideias estão encerradas em um círculo estreito, cuja atividade se resume a satisfazer as necessidades mais prementes e que se encontram forçados a todos atender, esses homens são incapazes, sem dúvida, de tirar da infância as ciências e as artes. Entretanto, não é preciso acreditar que lhes faltem sempre julgamento e penetração. Seus sentidos incessantemente exercidos são mesmo, em geral, mais finos do que aqueles dos homens que vivem num estado social mais avançado. Seu espírito, que extrai de algum modo tudo de si mesmo, é mais justo, visto que é formado por uma sequência de sensações surpreendentes e mais sólidas porque os objetos não são tantos nem tão diversos. Conhecemos bem o bom senso e a fineza dos selvagens. Talvez algumas concepções mais gerais da medicina e o uso de vários remédios importantes remontem às primeiras épocas da sociedade, pelo menos nos climas que favorecem o desenvolvimento das faculdades intelectuais. O que sabemos, com certeza, é que seu conhecimento remonta, entre os gregos, à mais alta Antiguidade.

Primeiramente, a medicina foi cultivada pelos próprios doentes ou por aqueles que os rodeavam. Cada família tinha suas tradições e suas práticas, cada pequeno povoado aproveitava todas as experiências feitas em seu seio.

Os homens ricos e poderosos, que procuravam consagrar seu poder e suas riquezas para serem úteis a seus concidadãos, cultivavam com ardor todas as artes nascentes. Evitavam negligenciar a medicina, que lhes fornecia os meios para se tornarem necessários. Quíron, Aristo, Teseu, Télamo, Teucro, Pátroclo, Autólico, Ulisses e outros grandes personagens mencionados pelos antigos poetas foram admirados na Grécia por seus conhecimentos em medicina, tanto quanto por suas famosas façanhas que, verdadeiras ou falsas, mantêm vivos seus nomes na posteridade.

Os poetas foram os primeiros filósofos de todas as nações. Por meio de seus cantos, acalmaram os homens selvagens. Para marcar mais profundamente as imaginações ainda novas e na esperança de dar às lições da moral uma força mais vigilante e mais ativa que a força das leis, ensinaram o culto da divindade. Eles deram sobretudo às línguas seu primeiro e mais indispensável grau de aperfeiçoamento e, dessa maneira, tiveram a vantagem de preparar, antecipadamente, todos os novos benefícios que, um dia, a marcha mais segura dos espíritos devia difundir sobre o estado social.

Não menos ávidos de glória do que os heróis que admiramos, os poetas cultivaram, como eles, a medicina, com o intuito de se tornarem mais respeitáveis por sua prática, mas também para consignar, em suas obras, o que seus preceitos ofereciam de mais curioso e de mais interessante. Nessas primeiras épocas, nas quais a escrita era pouco disseminada, ou mesmo absolutamente ignorada, as formas precisas e o ritmo harmonioso da poesia eram infinitamente úteis para fixar na memória verdades aplicáveis a nossas menores necessidades. Lino, Orfeu, Museu e vários outros cantaram a arte benéfica que prolonga a vida, apazigua a dor e proporciona, com a saúde, a felicidade e os prazeres. Hesíodo compôs poemas inteiros sobre as propriedades das plantas. Em seu *Os trabalhos e os dias*, aconselha várias práticas médicas ou dietéticas. Homero, para quem a estrutura do corpo humano não era inteiramente desconhecida, fala frequentemente dos ferimentos de seus heróis. Ainda que fosse muito fácil mostrar em suas obras erros anatômicos grosseiros, apesar das pretensões de um entusiasmo indiscreto, é certo que encontramos em sua obra várias observações finas sobre fisiologia, algumas passagens curiosas sobre a maneira de tratar as feridas e particularidades, dignas de menção, sobre o efeito dos remédios. O que ele diz do poder do nepente[1] leva a crer que o efeito e o emprego de plantas entorpecentes eram há muito tempo conhecidos. Quanto ao uso que um de seus heróis faz do móli[2] para se proteger dos encantamentos de Circe, deve-se sem dúvida às ideias supersticiosas daquele tempo. A aplicação do vinho sobre os ferimentos e o método para aumentá-los e escarificá-los eram feitos no campo de batalha dos gregos, diante de Troia. Isso não prova, como teriam querido estabelecer alguns sábios, que Homero fosse profundo conhecedor de cirurgia, mas, sim, podemos afirmar com certeza que a invenção dessas práticas data de épocas anteriores a ele.

Alguns comentadores admiram muito a sabedoria e a utilidade do conselho que Tétis *dos pés de prata*[3] dá a seu filho, Aquiles: ver mulheres para dissipar seu humor negro. Não é preciso ser um grande médico para saber que esse comércio pode, de fato, curar a melancolia, mas pode também, às vezes, causá-la.

Plínio parece surpreso que Homero não tenha falado das águas termais. Ele conclui, de seu silêncio, que esse gênero de remédio não era ainda empregado na sua época. Filóstrato acha o contrário. Em sua opinião, os banhos quentes para a cura de ferimentos indicados aos gregos pelo oráculo eram os de Jônia,

---

1 Na Antiguidade, planta que era base de uma bebida que dissipava a dor e a aflição. (N. T.)

2 Planta mitológica com flores brancas confiada a Ulisses na *Odisseia*. (N. T.)

3 Thetis Argyropeza, filha de Caos e Oceano. (N. R. T.)

situados a quarenta estádios da cidade de Esmirna e nomeados *termas de Agamenon*.

A peste reinava no campo. Ela fora causada pelos raios de Apolo, quer dizer, pela ação de um sol incandescente sobre os pântanos e a costa limosa da Trôade. Homero conta que durou nove dias inteiros e acabou antes que o décimo dia chegasse a seu fim. Sobre isso, afirmou-se, mais erudita do que razoavelmente, que ele conhecia o poder dos números ímpares e dos dias críticos. Porém, as doutrinas dos números e das crises[4] surgiram em cena, pelo menos na Grécia, somente muito tempo depois dele.

Os sacerdotes não demoraram a se aproveitar da medicina. Foi muito fácil, para eles, identificá-la com seus outros meios de poder. A arte de curar e a arte sacerdotal tinham, de fato, vários traços semelhantes ou análogos. Ambas utilizam os mesmos recursos: o temor e a esperança. Embora os objetos dessas duas paixões não sejam os mesmos nas mãos do sacerdote e do médico, seus efeitos tinham então quase o mesmo grau de força em favor dos dois. É certo que a medicina, como a superstição, exerce sobre a imaginação uma influência proporcional à sua fraqueza. Como a medicina age sobre objetos mais palpáveis e reais, ocorre que os homens mais racionais e mais esclarecidos nunca resistem inteiramente a seu poder. Resumindo, nenhuma arte penetra mais no coração humano; nenhuma função se apodera mais facilmente dos segredos das famílias; nenhuma doutrina (exceto aquelas que se relacionam

4 Parece que elas eram conhecidas no Egito e na Índia; foi provavelmente de lá que elas foram trazidas por Pitágoras, seu fundador entre os gregos.

com a ação das potências invisíveis) toca de tão perto todas essas ideias fantásticas com as quais o espírito do homem, tão fechado no campo da realidade, nutre-se avidamente; nenhuma proporciona motivos mais independentes de todas as revoluções do estado social aos homens que, vivendo da credulidade pública, cultivam-na cuidadosamente como um terreno fértil. Os sacerdotes devem, portanto, querer tornar-se e efetivamente se tornam médicos.[5]

A partir daí, a medicina e a religião formaram um só sistema. Para dar crédito ao culto de seus deuses, os sacerdotes anunciavam curas maravilhosas operadas em seu nome. Para tornar sua medicina mais respeitável, baseavam sua certeza nas relações habituais com a divindade. Eles pregavam e curavam ao mesmo tempo.

Segundo Estrabão, os gimnosofistas[6] fingiam possuir muitos remédios preciosos, que usavam para fazer uma grande quantidade de filhos, meninos ou meninas, à vontade. O tempo desses homens era mais apropriado para esse tipo de abordagem do que o século XIX. Os druidas, no coração de suas florestas, empregavam o visgo do carvalho e o selago, planta análoga à sabina: o primeiro contra os venenos e a esterilidade, e o segundo em uma infinidade de males, como um tipo de panaceia ou remédio universal. A saúde, sobre a qual eles queriam arbitrar, tinha que ser paga antecipadamente com ricas oferendas, até mesmo com o sangue de vítimas humanas que os doentes traziam ou faziam conduzir aos altares.

---

5 Na maiorias dos povos selvagens, a medicina é também praticada pelos sacerdotes ou charlatões.

6 Os faquires. Segundo os gregos, os "sábios nus". (N. T.)

Os sacerdotes judeus parecem ter sido, na origem, os únicos médicos da nação. Eram os levitas que se procurava para o tratamento da lepra; eram eles que decidiam o destino das casas e dos homens acometidos por essa doença. Via-se, no vestíbulo do templo de Jerusalém, um formulário completo de remédios, cuja autoria se atribuía a Salomão. Os essênios, seita célebre pela moral pura e suave que buscava propagar no seio de um povo ignorante e fanático, cultivavam a medicina não somente para se tornarem mais recomendáveis, mas para encontrar os meios de aperfeiçoar as almas, tornando os corpos mais sãos. Apóstolos zelosos de sua doutrina, eles a mantinham por meio de curas; dessa maneira, não davam muita importância à fúria ciumenta dos fariseus, sacerdotes hipócritas e dominadores. Os primeiros eram indiferentemente designados pelo nome de *essênios* ou *terapeutas*, o que significa *curandeiros, médicos*.

Foi no Egito que os sacerdotes levaram seu sistema político ao mais alto grau de perfeição. Eles ofereciam, aos olhos do observador, um espetáculo igualmente capaz de inspirar a admiração ou o terror. O poder, as riquezas, as luzes, o charlatanismo concorreram para consolidar suas monstruosas instituições e o aviltamento do povo. Donos de um terço do território, gozavam de muitos privilégios e imunidades. Sendo hereditárias suas funções, o espírito desse corpo sacerdotal era mais imutável do que qualquer clero do universo. Essa temível aristocracia pesava, violenta e uniformemente, sobre todas as partes da nação. É de um deles que provêm essas palavras profundas e terríveis consignadas no quinto capítulo do Êxodo e que pintam, com muita ingenuidade, os sentimentos e as concepções que animam os opressores, pois os faraós pertenciam à ordem religiosa, sendo eles próprios sacerdotes. As tiaras sagradas, entrelaçadas em suas coroas, apresentavam uma fiel imagem do caráter de sua dominação hipócrita, e tão poderosa, sobre o povo ignorante, por causa de superstição; e sobre a classe esclarecida, por causa de preconceitos populares e por um despotismo sem limite.

Isso não é tudo. Por esses diferentes meios de governar e de impedir o surgimento de uma opinião pública, os sacerdotes egípcios reuniam todos os conhecimentos de seu tempo e de seu país. Não examinaremos aqui se tais conhecimentos eram realmente muito extensos, mas não existiam outros. Para eles, nada era mais fácil do que sufocar qualquer descoberta feita fora dos templos ou usá-la para seu próprio proveito. Medicina, astronomia, física, filosofia moral; só eles ensinavam tudo, dando-lhes o colorido útil a seus interesses. O aparato misterioso das iniciações imprimia nas almas os mais profundos sentimentos de respeito e temor. A conduta reservada, somada às duplas doutrinas daqueles gregos que se vangloriavam de terem recebido suas lições, prova que, para obter qualquer comunicação sobre seus dogmas, era necessário guardar segredo ou prometer compartilhá-lo somente com adeptos ligados pelo mesmo juramento. Que se julgue como foram desonrosas e cruéis a escravização e a infelicidade desse antigo Egito, visto como o berço da sabedoria e como uma das primeiras escolas do gênero humano!

Para tornar essa verdade mais impressionante, poder-se-ia ainda observar que as luzes, livremente difundidas por toda uma nação, tornam-se a salvaguarda segura da moral, da liberdade, da felicidade particular e pública; quando restringidas pelas instituições em uma classe particular da sociedade, não passam de um meio a mais de tirania, uma nova causa de degradação e infelicidade.

No Egito, o costume de embalsamar os corpos parecia poder conduzir esses sacerdotes médicos a algumas descobertas anatômicas, mas é fácil ver que foram realmente muito limitadas se considerarmos a maneira pela qual se fazia essa operação.

Seus contemporâneos e vizinhos celebraram, com toda liberdade, os profundos conhecimentos sobre higiene que, imaginavam, teriam os egípcios. A saúde quase sempre constante e sua longevidade eram objeto de espanto para povos devorados por paixões turbulentas e entregues a excessos de todo tipo. Seria necessário buscar a causa desse pretenso fenômeno (cuja salubridade do clima do Egito seria talvez a única explicação satisfatória) nas luzes extraordinárias sobre as quais, aliás, nenhum detalhe nos foi fornecido?

Sabemos apenas que os egípcios tinham ideias absolutamente falsas sobre a ginástica. Eles a julgavam capaz de alterar somente a ordem e o equilíbrio das funções vitais. Na verdade, reconheciam que a ginástica pode produzir uma exaltação momentânea das forças, mas sustentavam que ela esgota sua fonte e perturba sua justa distribuição. Para justificar, ou melhor, desculpar tais assertivas tão desprovidas de fundamento, poderemos dizer que o calor do Egito torna o exercício menos necessário e que os violentos movimentos do corpo podem tornar-se algumas vezes prejudiciais para pessoas que habitualmente levam uma vida sedentária. Talvez também os sacerdotes quisessem falar somente da ginástica aplicada ao tratamento das doenças agudas, sobre as quais Heródico fazia, na Grécia, ensaios infelizes, e Hipócrates tão bem mostrava seus inconvenientes e perigos.

Assim, pois, no Egito, os sacerdotes usurparam o exclusivo império das luzes: eram os únicos médicos. Depositários de todos os conhecimentos reais ou falsos, também dominavam o povo por meio de mentiras, com as quais tinham todo o cuidado de alimentá-lo, e de verdades, cujo gozo e benefícios eram reservados somente para eles. A medicina era ensinada em seus templos com essas cerimônias de iniciação que formam crentes e não homens esclarecidos. Além disso, a medicina estava submetida a leis absurdas que não lhe permitiam progressos posteriores. Aquela que fixava a época de aplicação dos remédios para todas as doenças, proibindo qualquer experiência e mesmo qualquer nova observação, foi suficiente para conservar a arte numa infância eterna. Aquela que a dividia em tantos ramos, nos quais se podiam encontrar doenças ou órgãos afetados, considerava o corpo humano como uma máquina cujas diferentes peças podem ser fabricadas e acomodadas separadamente. Porém, essa lei não levou em conta a influência da sensibilidade que, permeando todas essas peças, faz agir umas sobre as outras, conforme regras cuja estrutura particular nem sempre podia ser justificada. Enfim, aquela que ligava o filho ao trabalho do pai tinha, sem dúvida, como objetivo que cada época herdasse as descobertas da anterior. Essa lei supõe tanto a ignorância dos verdadeiros procedimentos do espírito quanto as circunstâncias que podem determinar sua primeira e constante direção.

Dos caldeus e dos babilônios, que nos são representados como dedicados a observações e estudos astronômicos, a medicina tomou emprestadas, desses estudos e observações, compreensões que podiam ter alguma relação com seu objeto particular. Encontram-se ainda vestígios dessa aplicação dos conhecimentos astronômicos à medicina entre os gregos, que gloriosamente a cultivaram. O próprio Hipócrates não desprezou esses resultados generosos que o conhecimento sobre o céu e o curso das estações pode fornecer ao médico.

De resto, a se acreditar em Heródoto, na Babilônia, os doentes eram colocados em locais públicos. Ficavam expostos à vista dos passantes, aos quais pediam conselhos e meios de cura para os doentes. A primeira pessoa a chegar, se reconhecesse ou acreditasse reconhecer, no estado deles, alguma semelhança com outras doenças já observadas em ocasiões anteriores, indicava os remédios ou planos de tratamento por meio dos quais essas doenças haviam sido curadas. Forçava-se mesmo, conforme Heródoto, todo mundo a dar uma opinião sobre cada doença; as prescrições eram frequentemente executadas e o doente nem sempre morria.

Na Grécia, imitando o Egito, a medicina foi inicialmente cultivada nos templos. Vários deuses tinham a pretensão de velar pela saúde dos homens, partilhavam homenagens e, sobretudo, oferendas. Os mais reconhecidos não se limitavam a esse único talento. Apolo curava os doentes e predizia o futuro. Logo, seus sacerdotes, vendo que esse último ofício se tornava muito mais lucrativo, renunciaram à medicina. Homens de bom senso, que esses bons sacerdotes buscavam apresentar como muito perigosos, não tiveram dificuldades em concluir, desde então, que a mais vã curiosidade prevalece no coração do homem sobre todos os outros interesses e que, dos dois malabarismos, o mais absurdo é o que tem mais êxito.

Diana-Épona,[7] Minerva e Juno também se envolveram com curas.

Logo, Esculápio tomou a dianteira. Alguns sacerdotes de Apolo se reuniram visando a esse santo e rentável empreendimento. Recolhendo a medicina como uma herança abandonada, mas da qual ainda se podia tirar partido, construíram templos espaçosos e confortáveis para o novo deus da saúde. É por isso que os gregos, cuja língua tudo animava com metáforas e alegorias, diziam: Esculápio, filho de Apolo. É fácil adivinhar no que essa arte se transformou, ainda no berço, cultivada por esses sacerdotes ávidos e mentirosos. Aristófanes nos conta como esse deus pronunciava seus oráculos. Aqueles que vinham consultá-lo começavam purificando-se na água lustral, depositavam sua oferenda sobre o altar e deitavam no meio do templo. Quando supostamente adormeciam, um sacerdote, vestido com as roupas de Esculápio, imitando suas maneiras, era seguido pelas filhas do deus, quer dizer, por jovens atrizes instruídas a desempenhar com agilidade esse papel, entrava para indicar, a cada um, o remédio que a narrativa da doença fazia julgar como mais útil para sua cura. Como o deus só aparecia em sonhos, os doentes deitavam sobre peles de carneiro, destinadas a proporcionar sonhos divinos. Era um crime não fingir o mais profundo sono, mesmo quando se estava totalmente acordado. Era preciso precaver-se para não colocar em dúvida que aquilo que havia escutado com seus ouvidos ou visto com seus olhos fosse uma visão celeste. O criado, na boca

7 Segundo Carlo Ginzburg, a deusa Diana recebeu diversas superposições, dentre elas a de Épona, divindade celta protetora dos cavalos (cf. Ginzburg, *História noturna: decifrando o sabá*. Trad. Nilson Moulin Louzada. São Paulo: Companhia das Letras, 2012). (N. R. T.)

do qual Aristófanes coloca toda essa narrativa, pinta de maneira cômica a astúcia desses homens divinos e sua piedosa avidez. A destreza e prontidão do sacrificador em recolher e colocar em sua sacola tudo o que se encontrava nos altares e sobre a mesa dos sacrifícios, dizia ele, excitou sua admiração e lhe deu uma ideia ainda maior da competência do seu deus.

Desde o tempo de Luciano, os malabarismos sacerdotais já haviam sido desprezados. Porém, os preguiçosos que os tinham como patrimônio não se desencorajaram. As pessoas que não são inteiramente estranhas à história dessa época sabem quanto esforço e quanta perseverança eles empregaram para ressuscitar crenças e práticas rejeitadas por todos os homens de bom senso; esforços e perseverança muito inúteis, sem dúvida! Entretanto, forneceram, mais de uma vez, a ocasião de observar a hipocrisia profunda e a audácia desses impostores sagrados. Encontramos em Luciano a história de um miserável dessa espécie que, ao se estabelecer num antigo templo de Esculápio, zombava afrontosamente da credulidade do povo, chegando mesmo a encontrar meios de capturar, em sua rede, alguns senadores romanos, velhos e imbecis. Essa história, curiosa em todos os sentidos, é muito apropriada para desvelar esses artifícios tão poderosos, embora quase sempre grosseiros, por meio dos quais sempre se enganou a parte ignorante e crédula das nações.[8]

Os antigos sacerdotes, seguindo a observação de Plutarco, construíam seus templos em lugares altos e em bela exposição. O ar que se respirava lá, naturalmente puro devido à elevação do solo, também era purificado pela influência dos bosques que o rodeavam. Esses bosques tornaram-se objeto de uma

8 Ver o *Alexandre* de Luciano.

veneração religiosa, sendo conservados cuidadosamente. Sua sombra acrescentava muito ao respeito que não podia deixar de inspirar ao povo a morada de seus deuses. Os templos de Esculápio gozavam sobretudo dessas vantagens que lhes pareciam especialmente apropriadas. Uma temporada insalubre não convinha ao deus da medicina. Se seus conselhos nem sempre trouxessem saúde, pelo menos novas doenças não podiam ser contraídas ao pé de seus altares. Por meio de algumas sábias precauções sobre esse ponto, muitas curas deviam ser operadas pelas distrações que os doentes encontravam na estrada, a caminho dos templos, com o exercício frequentemente não habitual, com a salubridade de novos ares, com essas impressões vivificantes que os locais elevados produzem sobre o homem, e mesmo sobre a maioria dos animais; enfim, com a esperança mais vivificante ainda. Esculápio fez como certos médicos, talvez mais astuciosos do que realmente hábeis: instalou-se em locais onde a boa influência frequentemente o deixava sem ter o que fazer e ele cuidava bem mais de sua reputação do que da necessidade de merecê-la.

Os templos de Esculápio eram vastos. Em seu recinto, encontravam-se alojamentos convenientes para os sacerdotes, mas, como o deus não permitia que se morresse ali, o que, nesse caso, teria sido muito indecente, as pessoas atacadas por doenças graves e mulheres no final da gestação eram obrigatoriamente transportadas para a vizinhança e, em geral, ficavam no campo, expostas a todas as injúrias do tempo. O deus proibia também, tanto dentro como fora do templo, o consumo de qualquer parte das oferendas e dos sacrifícios. Essa proibição era bastante política. Vê-se que, sábio e muito previdente, ele não tinha pelo bem-estar de seus ministros menos consideração do que por si mesmo.

Dentre o grande número de templos consagrados a Esculápio, os mais famosos foram os de Epidauro, de Pérgamo, de Cós e de Cnido. Cós foi queimado no tempo de Hipócrates. As paredes e colunas eram cheias de inscrições que traçavam, brevemente, a história das doenças e dos tratamentos empregados com sucesso, segundo os conselhos do deus. Os ricos mandavam gravar essas inscrições sobre os metais, sobre o mármore ou sobre a pedra; os pobres, sobre simples tábuas de madeira. Por mais imperfeitas que fossem essas descrições de doenças e tratamentos, sua coleção não era menos preciosa: tratava-se dos primeiros rudimentos da arte. O método da observação e da experiência, o único que pode fornecer fundamentos sólidos, começava ali a despontar.

Os sacerdotes de Esculápio queriam transmitir tudo a seus descendentes. Os que presidiam as escolas de Cnido, de Rodes e de Cós também se diziam asclepíades.

A escola de Rodes não existia mais no tempo de Hipócrates. Cós, no seio da qual nasceu esse grande homem, e Cnido, sua rival, floresceram juntas. A medicina deve ao ciúme mútuo dessas escolas o progresso que fez, de algum modo súbito, na época. Cnido produziu vários médicos famosos, dentre eles Eurífon, que publicou as *Sentenças cnidianas* durante a juventude de Hipócrates, e Ctésias, que praticava a medicina na corte de Artaxerxes, mais ou menos na mesma época. Esse último se tornou igualmente célebre pelo sucesso que obteve em sua arte e pelos monumentos históricos com os quais enriqueceu a literatura de sua terra.[9]

---

9 Esses monumentos não eram realmente grande coisa e, de modo algum, mereciam dar tão grande reputação a seu autor.

II
A medicina cultivada pelos primeiros filósofos

Até aquele momento, os médicos e, sucessivamente, poetas, heróis ou sacerdotes tinham sido somente simples empíricos e, frequentemente, miseráveis charlatões. Eles observavam as doenças e seus sinais, experimentavam os remédios, anotavam seus efeitos e, nos casos novos, decidiam por analogia. A teoria desses homens, tão vaga quanto sua prática, era vacilante, encontrava-se sufocada nos detalhes de regras minuciosas e sutis ou encerrada em algumas generalidades distantes demais do positivo dos fatos para poder ter uma aplicação útil. A ignorância dos povos dispensara os médicos de dar à arte uma forma mais racional. A credulidade pública, fruto dessa mesma ignorância, tornara comum, entre as pessoas mais esclarecidas, um sistema responsável pela fraude e pela mentira contumaz.

Logo, homens com caráter mais nobre e com uma razão mais firme começaram a dirigir sua curiosidade para o estudo de todas as artes nascentes. Ocuparam-se, primeiramente, das que se relacionavam com as primeiras necessidades da vida, o que incluía, sem dúvida a seus olhos, a moral privada e pública. Podia-se vê-los empregando a sagacidade de sua atenção para pesquisar as leis, a força de seu julgamento para traçá-las, a ascendência de sua eloquência para mostrar as vantagens que, aos indivíduos e às sociedades, resultam de uma submissão racional ainda que inteira às leis eternas. A física geral, a astronomia, a geometria, enfim, todas as ciências que se encontravam ainda no berço eram simultaneamente objeto de suas meditações. Durante o exame, ainda que superficial, das diferentes classes de fenômenos apresentados pela natureza, eles se habituaram a ter certo método que logo tornou-se uma absoluta necessidade.

Quando, em seguida, esses mesmos sábios voltaram seus olhares para a medicina, puderam começar a esclarecê-la com uma luz mais pura. Acostumados a organizar seus diversos conhecimentos numa determinada ordem, a procurar relações entre eles e a encadeá-los, sentiram como era indispensável classificar essa profusão incoerente de observações médicas, a fim de submetê-las, de modo mais frutífero, ao exame do raciocínio. E se, de um lado, era absolutamente necessário adotar uma classificação para poder situar-se em meio a tantos fatos sem ligação conhecida, por outro lado, não era menos necessário, para que seus resultados pudessem ser memorizados, redigi-los e enunciá-los como princípios gerais.

A revolução que os primeiros filósofos fizeram na arte de curar foi, de fato, indispensável. Já era tempo de tirá-la do fundo dos templos e dissipar, pelo menos em parte, as trevas nas quais a ignorância e o charlatanismo a tinham envolvido. Mesmo que essas primeiras tentativas apenas a tivessem trazido à luz, já seria muito para apressar seus progressos posteriores. Desde então, uma doutrina fundamentada substituiu essas coletâneas indigestas de fórmulas. Combinações mais ousadas começaram a ligar os princípios da ciência aos dos outros conhecimentos humanos. Sua estreita conexão com os diversos ramos da física e da moral tornou-se cada vez mais sensível para olhos que os livros ainda não podiam distrair da pura observação.

Esses filósofos fizeram a medicina perder então seu caráter hipócrita e supersticioso, transformaram uma doutrina oculta e sacerdotal em ciência vulgar, em arte comum. Essa revolução foi infinitamente útil, tanto para a medicina quanto para a filosofia. Porém, é preciso convir que seus felizes efeitos se encontraram, de alguma forma, identificados a graves inconvenientes. Corrigindo defeitos, caía-se em um perigoso excesso. Não satisfeitos em aplicar à medicina essa metafísica geral e superior que plana sobre todas as ciências, e que é a única que pode esclarecer seus princípios e procedimentos, os filósofos se esforçaram em transportar as pretensas leis de sua física e outras hipóteses diferentes, tão fecundas em erros na sua aplicação que seus objetos particulares se tornavam absolutamente estranhos ao estudo do corpo vivo.

Assim, Pitágoras quis explicar as leis da economia animal, a formação das doenças, a ordem de seus fenômenos e a ação dos medicamentos pelo poder dos números; Demócrito, pelo movimento e pelas relações de forma ou de situação dos átomos; Heráclito, pelas diversas modificações que a influência do fogo criador e conservador do universo pode experimentar. Era natural que a hipótese, da qual cada um deles se serviu para conceber a produção de todos os seres, fornecesse também a explicação dessa sequência de fatos que apresentam seu desenvolvimento, a ação exercida sobre eles por outras substâncias, as alterações às quais eles são suscetíveis, e sua destruição final ou mudança de forma, que chamamos de morte. Daí nasceram tantas teorias fúteis, que ainda encontramos nas obras de Platão, Aristóteles, Plutarco; e das quais as do próprio Hipócrates não estão inteiramente desembaraçadas. Por exemplo, Empédocles, discípulo de Pitágoras, compunha a carne com quatro elementos, unidos em igual proporção. Ele resfriava os nervos[10]

10 Eram os tendões que os antigos entendiam, geralmente, pela palavra *nervo*. No entanto, essa palavra parecia designar algumas vezes os nervos verdadeiros.

pela ação do ar externo, a fim de fazer nascer as unhas; liquefazia o sangue e daí via resultar o suor e as lágrimas; enfim, unia a terra e a água para formar a estrutura óssea dos corpos vivos. Timeu de Locres imaginou uma nova cosmogonia, de onde extraía suas abordagens fisiológicas e seus planos de tratamento. Eudóxio, Epicarmo, Demócedes etc. seguiam os sentimentos da escola itálica, fundada por Pitágoras, e sua medicina tinha como base e como guia essa filosofia tão célebre e, no entanto, tão mal conhecida, mesmo entre os antigos, mas pela qual, considerando seus úteis resultados políticos e morais, é impossível não experimentar um sentimento de respeito.

Enfim, todas as pessoas das letras, cuja vida sedentária e a natureza de seus trabalhos dispõem às afecções melancólicas, estudam medicina como objeto de meditação sobre elas próprias. Como seu estado valetudinário habitual as força quase sempre a pedir socorro à medicina, elas tinham também como objetivo mais imediato e mais útil velar por sua própria saúde. Essa instrução frequentemente superficial não podia deixar de lançar sobre as imaginações ativas os germes de muitos erros. Aqueles, entre as pessoas das letras, que não conectavam a observação das doenças a seus conhecimentos teóricos, tais como eram transmitidos nas escolas pelo ensino oral ou registrados num pequeno número de escritos difundidos em épocas passadas, facilmente se deixavam levar por concepções singulares. O próprio hábito de ordenar e sistematizar todas as ideias foi o que tornou seus desvios mais graves e mais perigosos.

De todos os filósofos então dedicados ao estudo da medicina, aquele que soube melhor preservar-se do espírito da hipótese foi Ácron, originário de Agrigento, na Sicília. Esse gênio original e audacioso, que os empíricos dos séculos posteriores consideraram como seu guia, quis restringir a arte de curar à mera experiência. Ele reduziu todos os raciocínios à apreciação dos sintomas que eram possíveis de comparar, e ao exame das analogias, das quais ele reconhecia que se podem frequentemente extrair indicações. Embora em sua vida já gozasse de muita glória, suas opiniões não conseguiram então equilibrar a ascendência de teorias mais afirmativas e mais dogmáticas; muito tempo depois, elas se tornaram o ponto de encontro de uma seita de médicos respeitáveis. Embora essas opiniões fossem menos perigosas na prática da arte do que aquelas de seus adversários, é bastante certo que o espírito de rivalidade levou uns e outros, quase igualmente, além dos limites da razão. Se bem que foi a razão que facilmente os aproximou, pois a disputa, como já demonstrei em outro lugar,[11] somente acontecia, para dizer propriamente, com palavras.

Os primeiros filósofos, portanto, fizeram bem e mal à medicina. Eles a arrancaram da ignorância sem método, mas a precipitaram em várias hipóteses arriscadas; fizeram-na passar do empirismo cego ao dogmatismo imprudente. Seu destino foi, em tudo, o mesmo que o da moral. Inicialmente, a medicina foi nas mãos dos poetas somente uma coletânea de imagens ou de sensações finas; nas mãos dos sacerdotes, adotou a linguagem vaga e o sotaque misterioso da superstição; nas mãos desses primeiros filósofos, cujos esforços mereceram grande reconhecimento, seus materiais esparsos, confusos, incoerentes se reu-

11 No escrito intitulado *Du Degré de certitude de la médecine* [Do grão de certeza da medicina]. [Primeiro livro de Cabanis traduzido para o português, por José Picanço, publicado pela Imprensa Régia em 1812, edição perdida. (N. R. T.)]

niram para formar conjuntos mais ou menos regulares, mais ou menos completos. Porém, ela adotou princípios de várias outras ciências que ainda não estavam prontas; compartilhou os erros que a desfiguraram, na medida em que essas ciências, em sua maioria, nada tinham em comum com ela. Pode-se mesmo dizer que ela percorreu, de alguma forma, o círculo completo dos falsos sistemas que reinavam nas diversas partes do conhecimento humano e que se alternavam.

III
Hipócrates

Enfim, surgiu Hipócrates. Ele era da família dos asclepíades. Seus ancestrais, de pai para filho, durante dezessete gerações, haviam exercido a profissão de médico na ilha de Cós, cuja escola lhe fora confiada. Portanto, Hipócrates sugou os princípios da arte com o leite materno. Rodeado desde a infância de todos os objetos de seus estudos, cultivado pelos mestres mais célebres em eloquência e filosofia, enriquecido pela mais vasta coleção de observações que pôde existir até então, ou seja, dotado pela natureza de um gênio ao mesmo tempo observador e expansivo, audacioso e ajuizado, ele começou sua carreira sob os auspícios mais felizes e a percorreu, durante mais de oitenta anos, com uma glória devida igualmente a seus talentos e à elevação de seu caráter virtuoso.

Eurífon, como vimos anteriormente, acabara de publicar as *Sentenças cnidianas*. Heródico, fazendo renascer a medicina ginástica, cuja primeira invenção fora atribuída a Esculápio, dava-lhe um caráter mais científico e mais regular. Sabia-se estudar as doenças, conhecia-se a maior parte dos remédios gerais, tais como a sangria, os vomitivos, os purgativos, os banhos, o emprego dos instrumentos cortantes e do cautério atual, ou do fogo. Embora a rotina, as falsas teorias e a superstição desfigurassem ainda a maioria dos tratamentos, um melhor espírito começava a luzir, de modo intermitente, em quase todas as partes da arte.

Naquela época, as doutrinas de Pitágoras e de Heráclito compartilhavam o império da filosofia. Sem ter perdido todo o brilho da novidade, já gozavam do respeito que o poder do hábito dá às opiniões antigas; respeito que é mais profundo quanto mais ignorantes e rudes são os povos.

Ao mesmo tempo, florescia em Crotona, na Magna Grécia, a escola itálica fundada por Pitágoras, ou melhor, por seus discípulos que, aperfeiçoando seus pontos de vista benfazejos, abraçavam todas as ciências e as faziam contribuir para o vasto plano de melhoria do gênero humano.

Foi nessas circunstâncias que Hipócrates[12] apareceu, por assim dizer, de repente, e deu, para sempre, à escola de Cós uma preeminência, sem dúvida merecida, visto que soubera desenvolver tão raros talentos. Foi em meio às brincadeiras de infância que ele recebeu da boca de seus pais as noções elementares da medicina. Quanto ao aspecto das doenças, aprendeu a reconhecê-las. Vendo preparar e aplicar os remédios, familiarizou-se com sua preparação e seu emprego. Os primeiros quadros que surpreendem os sentidos ávidos de impressões, as primeiras comparações produzidas em uma inteligência totalmente nova, os primeiros julgamentos de uma razão nascente têm tanta influência sobre o resto da vida que seus traços e os hábitos que

12 Ele nasceu na octogésima olimpíada.

produzem são geralmente indeléveis. É assim que são determinados tanto a orientação do caráter quanto o gênero, ou direção, dos trabalhos do espírito. A atitude funesta de pagar com palavras, associando-as somente a ideias falsas ou vagas, deve-se talvez, em grande parte, ao hábito de pintar constantemente objetos que não se viu e substituir o trabalho dos sentidos pelo da imaginação. Uma maneira inteiramente sadia de julgar depende de sensações completas e justas; os órgãos destinados a recebê-las precisam de cultivo, quer dizer, de um exercício bem dirigido. Ora, a natureza ou os objetos, que são nossos verdadeiros mestres, e suas lições, diferentemente das lições dos homens e dos livros, equilibrando-se sempre com nossas faculdades, são os únicos que nunca serão infrutíferos e que nunca nos desencaminham. É preciso, pois, em geral, familiarizar-se logo com as imagens fornecidas pelos materiais de todos os julgamentos. Em relação a cada arte em particular, o homem que se destina a isso não pode colocar-se antecipadamente frente aos objetos de seus estudos e, no ponto de vista conveniente, ao gênero, ao caráter e ao objetivo de suas observações.

Hipócrates não foi menos bem tratado pelas circunstâncias do que pela natureza. A natureza o havia dotado da mais feliz organização; as circunstâncias o rodearam, desde a mais tenra idade, de tudo o que podia concorrer mais utilmente para sua educação.

O bom senso, junto do espírito inventivo,[13] é o que distingue um grupo muito pequeno de homens privilegiados. (Entendo aqui o bom senso que paira acima das opiniões reinantes e cujos julgamentos antecipam os dos séculos vindouros.) Hipócrates

---

13 Essa é a verdadeira genialidade.

fazia parte desse pequeno grupo. Viu que já se havia feito tanto, e não o suficiente, para a medicina. Ele a separou da filosofia, à qual não se soubera uni-la em suas verdadeiras e mútuas relações. Levou a medicina, em sua via natural, à experiência fundamentada. Não obstante, como ele próprio o diz, transportou essas duas ciências, uma para dentro da outra, pois as considerava inseparáveis, porém lhes atribuiu relações absolutamente novas. Em uma palavra, Hipócrates livrou a medicina dos falsos sistemas e para ela criou métodos seguros. É o que ele dizia, com razão: tornar a medicina filosófica. Por outro lado, fez ressurgir, sobre a filosofia moral e física, as luzes da medicina. Efetivamente, é o que se pode chamar, com ele, de transportar esta para aquela. Tal foi seu objetivo geral.

O verdadeiro espírito filosófico de Hipócrates se encontra inteiramente em suas epidemias e em seus livros aforísticos. Suas epidemias não são somente magníficos quadros das doenças mais graves; também mostram a partir de quais pontos de vista as observações devem ser feitas, como se podem apreender seus traços surpreendentes, sem se perder e sem enganar e fatigar o leitor ou ouvinte com detalhes inúteis. Seus livros aforísticos foram tomados, em todos os tempos, como modelos de grandeza, por sua perspectiva, e de precisão por seu estilo. Encontra-se em toda parte esse método, verdadeiramente geral, o único apropriado ao modo como se exercem nossas faculdades intelectuais, e que, em cada arte ou em cada ciência, ao fazer nascer os axiomas das observações, transforma em regras os resultados dos fatos. Método que não é reduzido a princípios e que, há pouco tempo e mesmo nos séculos passados, somente podia ser pressentido por alguns grandes gênios.

Esse novo espírito, levado para a arte de curar, foi como uma luz repentina que dissipa os fantasmas da noite e dá aos objetos sua verdadeira forma e sua cor natural. Rejeitando os erros dos séculos passados, Hipócrates aprendeu a bem dominar seus úteis trabalhos. Viu-se, com certo grau de evidência, até então desconhecido, o encadeamento e a dependência, seja dos fatos observados seja das consequências deduzidas legitimamente de sua comparação. Sem dúvida, todas as descobertas ainda não tinham sido feitas, mas desde esse momento já estávamos no único caminho que pode conduzir a isso. Desde então, se soubéssemos não nos desviar delas, teríamos tido um meio seguro para apreciar, com exatidão, as novas ideias que o tempo faria eclodir. Se os discípulos de Hipócrates tivessem compreendido bem suas lições, teriam podido lançar os fundamentos dessa filosofia analítica, com a ajuda da qual doravante o espírito humano criaria, por assim dizer, instrumentos novos e mais perfeitos a cada dia.

Assim, esse grande homem, longe de banir da medicina a verdadeira filosofia, sem a qual ela não pode existir, em vez disso, estendeu as vantagens que elas podem extrair uma da outra, fixando os limites que as separam. Ele reuniu seus princípios e suas doutrinas pelos únicos pontos de vista que lhes eram realmente comuns.

Hipócrates de fato não expôs seu método de maneira suficientemente detalhada para que se pudessem examinar todos os procedimentos com exatidão minuciosa. Entretanto, indica, em vários tratados particulares, o espírito geral que lhe parece o único adequado para dirigir seguramente as pesquisas em medicina e a aperfeiçoar ou facilitar seu ensino. Estes são os dois fragmentos intitulados: *Περι αρχαιης ιητριχης* e *περι τεχνης*.[14]

14 *Peri archaiis iitrikis*: sobre os tempos antigos; *Peri technis*: sobre as artes. (N. R. T.)

Contudo, esse excelente método se mostra bem melhor ainda em suas obras de prática, como em suas epidemias, em seus livros aforísticos, em seus diferentes tratados sobre a dieta. Acrescento aquela sobre os ares, as águas e os lugares. É aí que sua filosofia médica se encontra verdadeiramente em ação, e o autor, iniciando-nos em todos os segredos de uma observação fina e segura, desvela-nos a arte mais sábia e mais difícil ainda de circunscrever seus resultados, com uma precisão de raciocínio que não deixa qualquer dúvida sobre a legitimidade desses últimos. As puras observações são, de algum modo, a matéria de todas as suas perspectivas gerais. É preciso, como observa Bordeu, que essas últimas não sejam senão a conclusão. Por isso, esses diferentes escritos continuam sendo uma das leituras mais instrutivas que se pode fazer. Não que os fatos, ali recolhidos, não tenham sido reunidos pelos modernos em coleções infinitamente mais ricas e mais completas; mas porque nenhum outro escritor, sem exceção, nos introduz, tão cedo, no santuário da natureza e nos ensina a questionar com essa sábia contenção e essa escrupulosa atenção, as únicas que nos colocam em condição de traçar, segundo suas respostas, princípios e regras que ela não possa jamais rejeitar.

Havíamos dito que Hipócrates encontrara, em sua família e, por assim dizer, em torno do seu berço, todos os meios para desenvolver sua genialidade. Mas ele de modo algum permaneceu preso a essa primeira cultura. Mestres célebres em quase todos os gêneros começavam a marcar o lugar de honra que os povos gregos ocuparam entre todas as nações do universo. Já havíamos dito também que a medicina ginástica de Heródico estava no auge naquela época. Esse médico, aproveitando-se da paixão dos gregos pelos exercícios do corpo, esforçava-se em mostrar um meio geral de tratar as doenças. Sabia-se, por experiência, que nada é mais útil para conservar a saúde; não foi difícil convencer as pessoas de que esse meio é igualmente adequado para restabelecê-la. Nos tempos em que a ignorância era muito mais profunda, os sacerdotes combinavam a medicina com a religião. Heródico a combinava com a instituição pública, geralmente mais adotada nos diversos estados da Grécia, com um tipo de divertimento pelo qual o povo mostrava, em todos os lugares, a maior paixão.

Hipócrates tornou-se seu discípulo. Ele aproveitou o que sua prática podia oferecer de útil e verdadeiro. Mas foi um dos primeiros a sentir que os dogmas de seu mestre precisavam ser limitados em sua aplicação. Logo as observações e experiências mais cuidadosas provaram-lhe que, em grande número de doenças, não somente o exercício não cura, como torna todos os acidentes mais graves e mais perigosos.

Na mesma época, em Atenas, o orador Górgias dava aulas públicas de eloquência. Hipócrates viu esse estudo como uma espécie de complemento para sua educação. Ele sabia como o talento de falar e escrever contribui para o sucesso da verdade. Parece, também, que não desconhecia o quanto a própria arte do raciocínio estava ligada àquela da linguagem. Foi nessa excelente escola que recebeu os princípios desse estilo viril e simples que lhe é particular. Estilo perfeito em seu gênero e especialmente próprio às ciências, pela clareza de abordagem e naturalidade de expressão, e não menos notável ainda pela vivacidade das imagens e por essa rapidez que parece apenas percorrer os objetos, mas que, no entanto, aprofunda-os, apreendendo e aproximando seus traços verdadeiramente distintivos. Se a história nos dá uma ideia justa sobre esse célebre orador, Hipócrates lhe deve, em parte, o talento precioso de sempre embelezar seu pensamento, sem acrescentar nenhum ornamento estranho, e manter sua linguagem nesse grau equilibrado de brilho e elegância que, talvez, seja o único permitido ao médico, sempre desviado de seus estudos solitários pelos trabalhos diários de sua arte.

Celso e Sorano quiseram também que Hipócrates tivesse tido Demócrito como mestre. Mas o médico já era célebre em sua prática quando viu o filósofo pela primeira vez. Chamado para perto dele pelos abderitas, ele viu um sábio naquele que esse povo considerava como louco, mas não tinha mais idade para entrar em uma escola. Se ele verdadeiramente extraiu luzes de seu pretenso doente, foi somente em algumas breves conversações. De resto, as doutrinas de Heráclito são as que Hipócrates parece preferencialmente ter adotado; elas formam a base de sua física geral que é, na verdade, somente um tecido de puras hipóteses. Ele as inseriu em sua fisiologia e não as baniu inteiramente de suas observações práticas e de seus planos de tratamento.

No seu início no mundo, Hipócrates se fez conhecer por um traço infinitamente notável. Tal é, pelo menos, a narrativa de Sorano: Hipócrates, disse ele, tratava, junto de Eurífon de Cnido, médico mais velho que ele, o jovem Pérdicas, filho de Alexandre, rei da Macedônia. Esse príncipe fora atacado por uma febre lenta, da qual não se conseguia descobrir a causa, mas que lhe minava as forças da vida e o conduzia rapidamente ao túmulo. A sagacidade do jovem médico o fez presumir que a doença era oriunda de alguma afecção moral. Como observava atentamente os passos, as falas, os gestos e até as mais leves impressões de seu doente, percebeu que a presença de Phila, antiga amante de seu pai, o fazia mudar de cor. Julgou que somente o amor podia curar o mal que ele havia causado. Como a bela Phila não se mostrou de modo algum insensível ao estado do jovem príncipe, a aplicação de um tão suave remédio obteve o êxito mais feliz.

Atribui-se uma cura do mesmo gênero ao médico Erasístrato.

Hipócrates, a exemplo dos filósofos de seu tempo, empreendeu diferentes viagens, percorrendo toda a Grécia da Ásia e da Europa e a maioria das ilhas do arquipélago. Ele chegou a subir pelo lado norte até os cantões habitados pelos citas nômades. Tessália e Trácia foram as duas partes da Grécia onde morou por mais tempo. As observações das doenças epidêmicas foram feitas em Larissa, Perinto, Tasos, Olinto, Oiniades, Feras, Élida.

No discurso pomposo da delegação que se atribui a Téssalo, seu filho, conta-se que, na Ilíria e Peônia devastadas pela peste, seus habitantes ofereceram a Hipócrates grandes somas em dinheiro para que ele viesse socorrê-los. Como alguns ventos reinavam naquele momento, Hipócrates previu que esse mal iria logo penetrar na Grécia e não quis, de modo algum, deixar seu país diante desse perigo iminente.

Obedecendo às suas ordens, seus filhos, genro e discípulos se espalharam pelos diferentes estados, com as instruções e os remédios necessários para prevenir o contágio ou para tratar os doentes que já haviam sido atingidos. Ele próprio permaneceu na Tessália e, algum tempo depois, em Atenas, onde suas opiniões foram de tão grande utilidade, por um decreto solene do povo, recebeu uma coroa de ouro e foi iniciado nos grandes mistérios de Ceres e de Proserpina.

Essa narrativa dificilmente está de acordo com a de Galeno e a de Tucídides. Galeno diz que a peste de Atenas, durante a qual Hipócrates deu muitos conselhos úteis, viera da Etiópia. Foi essa a grande peste que Tucídides pintou com cores tão chocantes. Ora, esse flagelo lançou seus primeiros furores durante a Guerra do Peloponeso, no segundo ano da 87ª olimpíada, e há consenso em colocar o nascimento de Hipócrates aproximadamente na octogésima. Segundo esses diferentes dados, ele teria apenas 30 anos. Já poderia ser célebre em medicina, mas seguramente não teria dois filhos e um genro em condição de praticá-la. Além disso, como Tucídides nem sequer teria lembrado seu nome em uma descrição tão detalhada e exata? Como, ao contrário, disse ele positivamente que os médicos não entendiam nada da doença, que se morria com ou sem médico e que mesmo os próprios médicos morriam proporcionalmente em maior número, por que seu dever sempre os aproximava de pessoas atingidas pelo contágio?

Esperando que essas dificuldades se esclarecessem, o autor das *Viagens do jovem Anacársis* admite como certos os fatos lembrados na arenga de Téssalo.

Entre as cartas atribuídas a Hipócrates, várias são evidentemente supostas, por exemplo aquelas escritas a Cratevas, que vivia no tempo de Pompeu, a Dionísio de Halicarnasso, contemporâneo de Augusto, a Mecenas, favorito desse tão célebre imperador, a Filopoeme, general da liga aqueia. Mas as duas cartas de Demócrito a Hipócrates têm grande marca de verdade. O filósofo lembra do primeiro encontro entre eles e dos assuntos tratados nessa conversa. "Eu escrevia", diz ele, "sobre a ordem do universo, sobre a direção dos polos, sobre a marcha dos astros. Vós tivestes ocasião de julgar que a loucura estava do lado daqueles que me acusavam de ser louco". A resposta de Hipócrates é digna de ambos; ela respira uma profunda melancolia. Ele se queixa dos pesares de sua profissão, dos falsos julgamentos aos quais se está exposto nela, da injustiça do público para com aqueles que a exercem com o maior zelo e talento. Embora em idade avançada, não tem dificuldade em confessar que ainda está longe de ter levado a teoria e a prática de sua arte ao grau de perfeição a que elas são suscetíveis; declara que, durante sua longa vida, consagrada a servir seus semelhantes e que não o fora sem brilho, recebeu muito mais censura do que obteve sucesso.

Entretanto, quem mereceu mais do que ele ser feliz? Quem alguma vez marcou sua passagem sobre este mundo com mais benfeitorias, pelo exemplo diário das maiores virtudes? Quem fez das ideias mais sublimes os deveres de sua profissão? Podemos encontrá-los traçados e resumidos, por assim dizer, no juramento de sua escola. Ele o lembrou em várias passagens de seus escritos, com esse tom de virtude e verdade que emociona; ele o praticou sobretudo com um sentimento de humanidade que deve fazer reverenciar sua memória, tanto quanto se admira sua genialidade e seus trabalhos.

Enumerando as qualidades necessárias ao médico e os meios mais adequados para desenvolvê-las e cultivá-las, parece que Hipócrates pinta a si mesmo; ele faz sua própria história. "O médico", dizia ele, "deve ser decente em seu exterior, seus modos devem ser graves, sua conduta moderada. Nas relações íntimas em que sua profissão o coloca em contato com as mulheres, é seu dever conservar muita reserva e respeito: que ele tenha sempre diante de seus olhos a santidade de suas funções! Ele não deve ser invejoso nem injusto com os outros médicos, nem devorado pela sede do ouro. Ele evitará falar demais; entretanto, estará sempre pronto a responder às questões com suavidade e simplicidade. Ele deve ser modesto, sóbrio, paciente, hábil e pronto a fazer, sem se perturbar, tudo o que diz respeito a seu ministério; piedoso sem superstição, honesto em todas as ações comuns da vida, como no exercício de sua profissão. Resumindo, que ele seja um perfeito homem de bem e que reúna, junto dos hábitos de um coração justo, a sabedoria, o espírito, os talentos, o saber e a destreza que podem tornar verdadeiramente útil a aplicação prática das regras da arte."

Ele acrescenta em outro lugar: "Para levar a certo grau os conhecimentos e a arte do médico, independentemente das disposições naturais sem as quais nada pode acontecer, é preciso que ele se encontre, desde a infância, cercado por todos os objetos de suas pesquisas, que coloque em uso todos os meios para se instruir com constante aplicação. É necessário um espírito dócil e sábio, uma sagacidade amadurecida pelo estudo, uma atividade bem dirigida e, acima de tudo isso, muito tempo e muito trabalho".

Sua educação fora conduzida conforme o plano por ele traçado: o modelo de médico virtuoso que construiu para si é o quadro de sua própria vida, guardando todos esses traços em seu coração. Não foram somente os doentes curados por seus cuidados, os pobres socorridos por sua caridade e os infelizes consolados por suas opiniões compassivas que fizeram que esse excelente e grande homem fosse honrado para sempre. Ele foi um digno cidadão, defendeu e honrou a causa sagrada da liberdade, que as armas dos persas punham menos em perigo do que o seu ouro corruptor. Suas opiniões fortes e generosas não foram a única homenagem que prestou a essa divindade de todas as grandes almas, a essa fonte única das verdadeiras virtudes e da felicidade. Pois não é possível silenciar aqui sobre as tentativas do grande rei para atraí-lo à sua corte, a recusa de Hipócrates e a maneira nobre pela qual ele explica os seus verdadeiros motivos. Um *senatus-consultum* da cidade de Atenas e várias cartas ali referidas nos fazem conhecer esse fato com bastante detalhe.[15]

A Pérsia estava devastada pela peste. Os sátrapas da Ásia Menor escrevem a Artaxerxes para lhe comunicar sobre a grande reputação do médico de Cós. Artaxerxes lhes responde encarregando-os de fazer a esse médico as ofertas mais liberais, a fim de atraí-lo para seus estados. Os sátrapas fazem chegar a Hipócrates a carta do grande rei: prometem, em seu nome, todas as recompensas e todas as honras que ele possa desejar. O médico responde com essas belas palavras que ficaram gravadas na lembrança de todos os seus sucessores que pensam e que sentem: "Tenho em meu país o alimento, a roupa e o abrigo: não preciso de nada. Como grego, seria indigno de minha parte aspirar às riquezas e grandezas dos bárbaros, e não irei, de forma alguma, servir aos inimigos de minha pátria e da liberdade".

Sobre isso, o grande rei, a quem a embriaguez do poder fazia acreditar que suas menores fantasias deviam ser leis para o resto dos homens e que todos deveriam se sentir honrados em obedecer-lhe, o grande rei não pôde conter sua fúria. Escreveu aos habitantes da ilha de Cós, dizendo-lhes que deve-

15 Já o citei no tratado *Du Degré de certitude de la médecine*, mas posso me permitir citá-lo novamente, num momento em que certos escritores parecem ter a tarefa de sufocar todos os sentimentos livres e generosos.

riam entregar-lhe imediatamente Hipócrates, cuja insolência ele queria castigar, ameaçando-os com toda sua cólera, em caso de recusa. Porém, os diversos estados da Grécia estavam unidos por laços sólidos que garantiam sua independência comum. A pequena ilha de Cós ousou desafiar o rei da Pérsia. Seus habitantes responderam que eles veriam como uma covarde ingratidão entregar seu concidadão, em relação ao qual tinham importantes obrigações e que, ao escolher essa ilha para residir e cultivar sua arte, ele merecera a proteção especial das leis que a governavam, e terminaram declarando que estavam resolvidos a defender, a todo preço, sua vida e sua liberdade.

Após uma longa carreira dedicada a praticar sua arte com muito brilho, a fundar em corpo de doutrina os princípios sobre os quais repousam sua teoria e sua prática, a aperfeiçoar seu ensino e formar discípulos dignos de substituí-lo; após uma vida que foi, consequentemente, feliz – dizia isso, mesmo em momentos de desgosto –, Hipócrates faleceu em Larissa, na Tessália, aos 85 anos, ou 90, ou 104, ou mesmo 109 anos, segundo Sorano, seu historiador. Ele foi sepultado entre essa cidade e Girtona. Segundo a tradição, seu túmulo ficou por muito tempo coberto por um enxame de abelhas, cujo mel era empregado, com muita confiança, para a cura de aftas em crianças.

A morte é o juiz supremo dos famosos. Sua mão fatal arranca a máscara do charlatão e torna o grande homem ainda maior e, por assim dizer, mais sagrado. A morte faz calar a inveja, pelo menos a desencoraja. Ou, na certeza de não ser mais importunada pela presença da morte, a inveja permite frequentemente que se sinta todo o valor dos talentos e virtudes, e que lhe sejam prestadas homenagens, cujo excesso choca ainda menos, pois pode servir para humilhar os vivos. As amarguras com que quase sempre se procurou impregnar esses benfeitores e modelos do gênero humano se oferecem então, em toda sua ingratidão, aos olhos dos homens dotados de alguma generosidade. Despejam-se elogios e honrarias sobre cinzas insensíveis, e aquele que foi perseguido constantemente com furor, enquanto podia gozar da benevolência de seus concidadãos, torna-se objeto de culto quando nenhum dos sentimentos desses homens pode mais tocá-lo.

Hipócrates recebeu, após sua morte, testemunhos universais de reconhecimento e de admiração. Sua genialidade e suas virtudes foram apreciadas, além de reconhecidos os serviços prestados à sua pátria e ao gênero humano.

Nos primeiros tempos daquela civilização, os gregos ainda colocavam seus homens célebres no patamar de deuses. Essas imaginações vivas e sensíveis reenviavam aos céus todos os seus benfeitores, que, acreditavam eles, haviam descido à terra. Eles gostavam de pensar que aquele que, durante sua passagem pela terra, pôde fazer o bem, poderia sempre fazê-lo. Esses povos pediam, com muita confiança, ajuda à mão que já lhes havia servido. Construíram-se templos para Hipócrates; seus altares foram cobertos de incensos e oferendas, como os do próprio Esculápio. Já que era preciso um deus para os doentes, quem melhor do que o médico de Cós merecia receber suas preces ou os votos de seus parentes e amigos?

Os médicos de todas as escolas, os filósofos de todas as seitas se apressaram a ler, a citar e a comentar seus escritos. Cada escola quis fazê-lo passar por seu guia, cada seita quis que ele lhe pertencesse. Em todos os países onde as ciências e as artes lhe prestavam homenagem, seu nome passou de boca em boca junto do nome de um pequeno número de gênios originais, vistos, com razão, como os criadores do espírito humano. Entre os médicos dos séculos seguintes, aqueles que merecem maior glória foram os que mais se apressaram em proclamar o nome de Hipócrates. Os moralistas e os políticos esgotaram as ideias gerais, as percepções mais amplas e os princípios fecundos de Hipócrates. Os filósofos, que se ocupam das operações do entendimento, admiraram essa segurança de método, esses procedimentos de um espírito que conhece seus próprios limites e toda a extensão de seus meios, essa arte de se colocar no verdadeiro ponto de vista, a fim de observar os diferentes objetos de suas pesquisas, classificar as observações em sua ordem natural, ligá-las a princípios gerais, isto é, extrair daí resultados que expressem somente suas relações e seu encadeamento. Os jurisconsultos deram força de lei às suas opiniões, em todas as questões nas quais o fisiologista deve dirigir a decisão do magistrado. Os literatos encontraram em Hipócrates, como já observamos, o modelo de um gênero particular de estilo, e até mesmo, pode-se dizer, de eloquência, que une a majestade à simplicidade ingênua, um movimento rápido à exatidão de detalhes, as cores de uma imaginação brilhante à severidade de um espírito justo e firme cuja primeira necessidade é a verdade; enfim, a clareza mais fácil à mais surpreendente precisão. Ainda em nossos dias, ele é considerado pelos médicos, consultado pelos filósofos, lido pelos homens de gosto. Ele é e sempre será, para cada um deles, um dos mais belos gênios da Antiguidade; o conjunto de suas obras será sempre considerado um dos mais preciosos monumentos da ciência.

Insistimos sobre essas primeiras épocas, sem dúvida as mais importantes para a medicina. Passaremos mais rapidamente pelos séculos que se seguirão.

IV
Outras escolas da Grécia

A Escola de Cnido, rival da de Cós, é conhecida somente pelo que o próprio Hipócrates nos ensinou. A se crer em tudo o que ele diz, reunia, em seu ensino, tanto os inconvenientes do empirismo cego quanto os do espírito de hipótese. Isso porque ele afirma que, de um lado, consideravam-se as doenças apenas individualmente, sem reduzi-las por suas semelhanças a certos padrões de classes, gêneros ou famílias e, por outro lado, não havia dificuldade de estabelecer, sobre essas observações isoladas, regras que, não podendo relacionar-se a nada de geral e de constante, não deixavam qualquer traço no espírito.

A Escola de Pitágoras, ou a Escola Itálica, formou espíritos distinguidos em diferentes gêneros. Produziu também grandes médicos. Esse homem verdadeiramente extraordinário, após ter abraçado todos os âmbitos das ciências naturais e morais, formou o mais vasto estabelecimento de educação que um simples indivíduo jamais poderia conceber. Ele conseguiu executá-la, deu-lhe bases tão sólidas que sua escola subsistiu por muito tempo após sua morte, com o mesmo brilho, e tanto que os tiranos e fanáticos se viram obrigados a destruí-la a ferro e fogo.

Para apreciar esse filósofo, temos somente alguns vestígios que escaparam à ação do tempo. Porém, se nos transportarmos para a época que o viu nascer, esses tênues restos têm o direito de nos surpreender.

É plausível que tenha sido Pitágoras, ou algum de seus discípulos, que transportou a doutrina dos números para a medicina, quer dizer, que aproximou o conjunto de observações feitas sobre a economia animal aos princípios de sua doutrina favorita. Em tempos posteriores, ridicularizou-se muito o poder dos números e a utilidade que os antigos atribuíam ao conhecimento de suas propriedades para o estudo das outras ciências. Não menos se ridicularizou a predileção que eles imputavam à natureza por alguns números ou por algumas formas periódicas que, segundo sua opinião, remetiam fielmente esses números aos fenômenos do universo. Enfim, não foram poupadas várias partes da fisiologia hipocrática, nem mesmo as crises que, em seus processos regulares, reproduzem os números sagrados dos pitagóricos. Resta saber se eles tinham igualmente razão sobre todos esses pontos.

Considerando o grau de avanço ao qual os antigos tinham levado a geometria e, mais ainda, sem dúvida, esse olhar[16] observador e penetrante que lançaram sobre a ciência dos números, é difícil negar que tenham feito importantes descobertas sobre suas propriedades. A aplicação dessas descobertas na geometria, da qual uma aritmética qualquer é necessariamente inseparável, apresentou-se ela própria a seu espírito. Da geometria, puderam estender a aplicação a diversas partes das ciências físicas e, de fato, sabemos que eles o fizeram. Como testemunho, temos os magníficos ensaios de estática e de mecânica de Arquimedes e, muito tempo antes, com a ajuda da análise experimental, Pitágoras levara as vibrações do corpo sonoro às leis do cálculo. Enfim, poderia a atividade desses gênios empreendedores, que gostavam tanto de generalizar, deixar de transportar para as ciências morais abordagens ou meios de pesquisa que tanto os haviam ajudado em outros ramos de seus estu-

16 No original, *coup d'oeil*. (N. T.)

dos? Supondo ser essa conjectura tão fundada quanto parece, o sistema dos números teria sido, para eles, o que a álgebra, que é apenas uma aritmética mais abstrata e mais geral, tornou-se em vários aspectos para os modernos: o método é quase a língua universal das ciências. Como ela, o sistema numérico dos antigos, mesmo parecendo imperfeito, teria esclarecido várias partes com uma luz direta; como ela, teria servido de ponto de comparação e de regulador dos métodos dos outros. Ele lhe teria fornecido meios de retificar-se ou procedimentos úteis para compensar sua imperfeição.

Nenhum raciocínio anterior à experiência leva a crer sem dúvida que a natureza afete tal número mais do que outro. Entretanto, temos aqui de fato uma questão que somente a observação pode resolver. Quando a quina volta vinte vezes seguidas em uma partida de gamão, as probabilidades puramente racionais de voltar pela 21ª vez permaneceriam sempre as mesmas. Entretanto, nesse caso, qual jogador não apostaria com muita certeza contra esse retorno?

A experiência por si só pôde nos ensinar que, quando a natureza afeta a variedade nas chances fortuitas, haverá sempre uma aposta contra as chances que já se apresentaram várias vezes e a favor daquelas que ainda não aconteceram.

Não é igualmente sobre os fatos, e somente sobre os fatos, que é preciso julgar a doutrina dos números? Nas operações que nos parecem mais irregulares e menos suscetíveis de não o ser, a observação nos mostra sempre algum tipo de ordem. Por que os antigos não teriam descoberto, em diferentes operações da natureza, a ordem que os números seguem para seu retorno? Estou longe de afirmar que essa ordem seja real, mas pode sê-lo, e os antigos podem tê-la conhecido. Parece-me que teremos o direito de contradizê-los formalmente somente quando tivermos feito todas as experiências que a solução completa exige das diversas questões relativas a essa doutrina. Nós as teríamos feito em grande escala durante um espaço de tempo bem longo, e com bastante cuidado, para remover, nesse aspecto, todas as dificuldades.

Quanto à periodicidade dos movimentos vitais, seja na formação e no desenvolvimento dos órgãos, seja no desenrolar de suas funções e nas crises das doenças, a coleção de fatos existe. Ela é bastante numerosa e pode ser avaliada. Hipócrates, Galeno, Areteu e alguns outros entre os antigos, seus abreviadores Lomnius e Sennert, seus comentadores Duret, Jacot, Houllier, Prosper Martian, seus apoiadores Baillou Fernel, Rondelet, Prosper Alpin, Piquer e vários outros entre os modernos; enfim, muitos observadores de doenças particulares, limitando-se à simples descrição histórica, têm um peso ainda maior para a exatidão dos fatos, visto que eles não tinham mesmo um sistema a estabelecer. Penso que todos esses escritores parecem ter trabalhado em comum acordo, embora de diferentes pontos de vista, para constatar, nesse aspecto, a exatidão da doutrina dos números adotada pelos antigos.

Segundo novas pesquisas, Staalh não somente abraçou as ideias desses homens, como ainda as estendeu e aumentou, aplicando-as, com mais detalhe e precisão, à história dos fenômenos da vida. Em alguns tratados particulares, ele as fez concordar com várias percepções engenhosas e novas sobre as épocas, o curso e as transformações de diferentes doenças, tanto agudas quanto crônicas. Hoffman, espírito mais tímido, delas se aproximou em excelentes dissertações. O próprio Boerhaave acabou homenageando a exatidão dos antigos; e todos os bons praticantes de sua escola proclamam à larga essa doutrina das crises, rejeitada inicialmente como absurda e quase cabalística.

Mas já falamos demais desse assunto.

Há muito tempo, como já dissemos, Acrão de Agrigento já esboçara a doutrina da seita empírica, mas seus princípios não estavam reduzidos a um sistema e, de modo algum, faziam um corpo de ensino. Essa doutrina, ou seu complemento, foi obra de Serapião, fundador da famosa escola de Alexandria que gozou do maior brilho durante muitos anos.

Eu já havia dito que a querela entre dogmáticos e empíricos era apenas uma pura disputa de palavras. É verdade que uns agiam de acordo com regras e axiomas, pesquisando causas próximas ou distantes; outros reportavam-se unicamente à experiência e rejeitavam qualquer hipótese como corruptora da observação. Mas os empíricos raciocinavam a experiência e os dogmáticos experimentavam (se podemos nos expressar dessa forma) o raciocínio; estes viam como causas o que aqueles faziam entrar na própria história da doença. A analogia e a indução estavam para os empíricos assim como, para os dogmáticos, estavam o encadeamento dos dogmas e sua aplicação metódica nos planos de tratamento. Entretanto, os primeiros tinham a vantagem de tomar mais imediatamente a coisa pelo começo. O próprio nome deles, os termos de que faziam uso, assim como as regras fundamentais que se impuseram, levavam-nos permanentemente ao verdadeiro caminho da análise, que deve começar pela observação.

Ainda que a seita pneumática não tivesse produzido Areteu, mesmo assim valeria a pena ser mencionada. Alguns visionários quiseram ressuscitá-la por diversas vezes. Não tivemos necessidade de combatê-los, seus devaneios não deixaram sinais e não se pensa mais nisso.

Areteu ainda hoje é tido como um dos melhores observadores e como um desses excelentes pintores de doenças, cujos quadros serão sempre instrutivos, embora datem dos primeiros tempos da arte.

V
Do estabelecimento da medicina em Roma até a época dos árabes

Roma reinava sobre o mundo. Seu tirânico império conseguia, pelas humilhações, a ruína dos povos, começando pelo invencível furor de suas armas. Violentamente, carregava em seu seio as artes e as ciências, ou melhor, obras-primas que roubava dos outros, sem saber apreciá-las, nem delas gozar. As riquezas do universo vinham aplacar sua insaciável avareza. O luxo logo os seguiu e as maravilhas dos belos séculos da Grécia acabaram atraindo a Roma, de todos os lugares, os filósofos, os sábios, os escritores, os artistas mais célebres desse infeliz país, que só podiam encontrar na capital do mundo os objetos necessários ao cultivo de seu espírito e caros à sua imaginação.

Por muito tempo, os médicos foram repelidos de Roma pelos magistrados. O que nos resta é uma carta de Catão, o Velho, realmente curiosa pela estúpida ferocidade que exala. Esse espírito violento e limitado queria governar os possuidores dos tesouros do mundo como um convento de monges ou como governava sua própria casa. Avaro, cruel, temperamental, sabe-se que ele fazia tudo curvar-se sob o mais tirânico jugo. Para reunir todos os tipos de despotismo, era ele mesmo que tratava sua família e seus escravos doentes. Os meios por ele empregados indicavam a mais repugnante ignorância e a mais risível superstição.

Entretanto, os costumes se atenuaram pelo efeito imediato dos novos gozos trazidos pela riqueza. A necessidade de conseguir homens instruídos em todos os domínios fez-se sentir de modo geral; e os médicos puderam mostrar-se.

Logo, eles chegaram em massa. A época de seu estabelecimento em Roma não é gloriosa para a ciência.[17] Mas, pouco tempo depois, Asclépio lhe trouxe grande reconhecimento.

Os práticos dificilmente atraem a atenção do público com uma conduta simples e moderada. O espírito humano, por toda parte, adquire hábitos e talvez tenha recebido da natureza disposições que o fazem buscar o extraordinário, abraçar calorosamente o maravilhoso. Para cativá-lo, a verdade nua e crua é frequentemente um frágil meio: é preciso surpreendê-lo para o convencer e transportar para fora do mundo real visando obter seu consentimento.[18] Asclépio, educado nas escolas dos retóricos, também ele retórico, levou para a medicina a arte de conduzir um julgamento pela imaginação. O êxito dessa arte não é difícil junto dos doentes cuja fraqueza tão frequentemente os torna crédulos e supersticiosos. Novidades singulares, remédios bizarros, sistemas filosóficos audaciosos e distantes das

---

17 Cassio Hemina, citado por Plínio, diz que Arcagato foi o primeiro a introduzir a medicina em Roma. Deram-lhe primeiramente uma loja, com o título de *curador de feridas*, mas esse estilo foi logo substituído pelo de *carrasco*, por causa das dores sofridas em suas operações.

18 Isso é mais verdadeiro quanto maior for a ignorância dos povos e menos à medida que, dia a dia, eles se tornam mais esclarecidos.

ideias comuns, uma eloquência rica e fácil, enfim, um fundo inesgotável de complacência em relação a todas as fantasias daqueles que se colocavam em suas mãos; tais foram os meios empregados por esse homem que, sem ser um verdadeiro médico, não foi um homem sem visão e sem talento.

A filosofia corpuscular de Demócrito, desenvolvida e completada por Epicuro, foi acolhida e germinou somente num pequeno número de cabeças e era vista com certo pavor pelos espíritos tímidos. Talvez por isso mesmo, Asclépio fez disso, com grande êxito, o fundamento de sua medicina. Por meio de pequenos corpos e pequenos poros, explicava tudo, surpreendia os espíritos e, algumas vezes, curava. Ele zombava das ideias de Hipócrates sobre as crises. A paciência da arte que observa a natureza, para segui-la, ajudá-la ou compensar sua impotência, parecia-lhe absolutamente ridícula; ele a chamava *uma meditação sobre a morte*.

As opiniões e a prática de Asclépio não duraram mais tempo do que ele mesmo. Entretanto, de seus restos, nasceu a medicina metódica, cujo fundador foi Temisão, menos conhecido agora por suas doutrinas do que pelo verso de Juvenal: *Quot Themison ægros autumno occiderit uno?*[19]

Os metodistas dividiam as doenças em três classes: a das *fibras contraídas*, a das *fibras frouxas* e aquela que eles chamavam *mista*. Para as primeiras, empregavam os relaxantes; para as segundas, os constipantes; para as últimas, ambos. Porém, para o tratamento das doenças longas, empregavam sua grande ferramenta, que chamavam *o círculo resumptivo* ou *metasincrítico*, que

19 "Quantas pessoas doentes Temisão mataria a cada outono?" (N. R. T.)

era tão somente uma sequência bizarra de remédios, aplicados em ordens e momentos determinados.

Concebe-se mais ou menos o que eles queriam dizer por *doenças de contração*, embora isso não seja tão claro para os homens instruídos quanto para os ignorantes. Concebe-se também o estado que eles designavam por *fibras frouxas*, porém é difícil adivinhar o que significava *gênero misto* e que aplicação se podia fazer, na prática, dessa ideia especulativa tão sutil, cujo objeto os sentidos não conseguem apreender. Além disso, não é evidente que quase todas as doenças pertencem ao gênero *misto* ou poderiam estar a ele relacionadas? Pois essa palavra significa (se ela realmente significa algo) *desigualdade de tom* nas partes ou *distribuição irregular* da ação tônica vital.[20] Ora, a maioria das doenças apresenta, como fenômeno geral, falta de equilíbrio e um mau emprego das forças. Nos casos em que essas aberrações são menos perceptíveis, um olhar atento pode ainda descobri-las. Talvez nem seja uma doença quando a falta de equilíbrio se manifesta apenas num certo grau, seja no tom dos órgãos, no exercício da vida e no direcionamento da sensibilidade. Sendo assim, o *gênero misto* dos metodistas abarca tudo e nada designa.

Quanto aos outros dois gêneros, embora não se deva talvez rejeitar inteiramente as duas denominações que os designam, a doutrina que estabelecem é, seguramente, de uma aplicação muito limitada e a prática extrai disso pouquíssimas indicações seguras.

---

20 De maneira que certas partes se encontram em um estado de *contração*, enquanto outras estão num estado de *relaxamento*.

Célio Aureliano, cujo livro contém aliás coisas úteis, nos fez conhecer detalhadamente os princípios da medicina metódica. Ele os adotou e se serviu disso com sabedoria, mas não lhes pôde dar o caráter de verdade prática e de generalidade que lhes faltava essencialmente.

Prosper Alpin, no século XVI, e Baglivi, no século XVIII, tentaram rejuvenescer essa doutrina. Ambos tentaram com talento, mas sem sucesso. Outros, sem talento, ousaram fazê-lo: sua pequena moda efêmera quase acabou com a vida deles, e seus nomes nem sequer serão citados por esses ensaios infrutíferos.

Muitos anos depois, perdida em seus progressos, após muitas agitações e erros, a medicina precisava buscar caminhos mais seguros. Era tempo de voltar aos dogmas da natureza ou de Hipócrates, seu fiel intérprete. Surgiu Galeno. Gênio de grande envergadura que abraçou todas as ciências, cultivando-as com igual sucesso; desde a infância, ele já dava provas de uma capacidade rara. Na escola, começava a sentir o vazio dos sistemas dominantes. Pouco satisfeito com o que seus mestres ensinavam como verdades incontestáveis, como princípios eternos da arte, leu Hipócrates. Ele foi iluminado, por assim dizer, por uma luz totalmente nova. Comparando-o à natureza, sua surpresa e admiração redobraram. Hipócrates e a natureza foram, desde então, os únicos mestres dos quais quis receber lições. Ele se pôs a comentar os escritos do pai da medicina, apresentou seus pontos de vista sob diferentes aspectos que não haviam sido ainda percebidos. Repetiu suas observações, as enriqueceu e sustentou com tudo o que podiam emprestar-lhe a filosofia e as ciências físicas, seja pela simples aproximação dos fatos, seja pela comparação das diversas teorias, seja enfim pela combinação dos diferentes métodos de raciocínio.

Resumindo, Galeno ressuscitou a medicina hipocrática e lhe deu um brilho que jamais tivera em sua simplicidade primitiva. Mas é preciso confessar que, o que ela adquiriu em suas mãos, talvez tenha sido mais um adereço do que uma verdadeira riqueza. As observações recolhidas e as regras traçadas por Hipócrates, ao tomar um caráter mais brilhante e sistemático, perderam muito de sua pureza. Analisada pela ciência ou por diversos dogmas, a natureza, que o médico de Cós apreendera sempre com tanta exatidão e cuidado, encontrou-se sufocada e perdida. E a arte, sobrecarregada com regras supérfluas ou muito sutis, embaraçou-se em muitas dificuldades novas que não pertenciam à sua natureza.

Bordeu compara Boerhaave a Asclépio. De fato, ele pôde encontrar algumas relações entre esses dois célebres médicos. Porém, é sobretudo a Galeno que se deve comparar o professor de Leiden. Tanto um como outro reuniram todos os conhecimentos de seu século e quiseram trazê-los para a medicina. Reformando-a sobre planos gerais e vastos, eles se esforçaram em fundir doutrinas que lhe são absolutamente estranhas ou, pelo menos, têm com ela somente relações isoladas e relativas a alguns simples acessórios. Ambos quiseram que sua medicina se enriquecesse com tudo o que eles sabiam. Em consequência, simplificando com método, mesmo com um grau de método muito desigual, as visões gerais que devem guiar seu ensino deixaram, entretanto, uma grande tarefa para seus sucessores: a de separar, com exatidão, várias coisas belas e excelentes desses dogmas hipotéticos que as enfeiam, já que a própria ordem com a qual se encadeiam torna-se ainda mais perigosa para os jovens leitores facilmente seduzidos por tão vastos quadros.

Galeno foi o médico de Marco Aurélio. É com um interesse tocante que se lê em suas obras a história de algumas doenças desse imperador filósofo, cuja vida e os escritos oferecem o mais digno modelo aos homens que têm o destino das nações em suas mãos e cujo nome será, em todos os séculos, motivo de censura sobre aqueles que não o imitaram.

VI
Época dos árabes

Desde Galeno até o tempo dos árabes, a medicina gira em torno do círculo de opiniões que vimos suceder-se entre os gregos. O quadro que ela apresenta durante a duração do Baixo Império merece pouca atenção. Encontraríamos, talvez, durante esse intervalo, algumas observações a coletar sobre os hospitais que foram então estabelecidos em Constantinopla e em várias outras cidades da Grécia, da Europa e da Ásia, mas esse assunto tem somente relações distanciadas do que nos interessa nesse momento.

A Biblioteca de Alexandria, formada pelos esforços de uma longa sequência de príncipes amigos das letras, fora queimada durante a guerra de César e Pompeu. Ao ser declarado um violento motim no centro da cidade, César mandou atear fogo aos navios que se encontravam no porto. O incêndio se propagou imediatamente para o prédio da biblioteca e 400 mil volumes viraram cinzas.

Entretanto, essa perda foi reparada pouco tempo depois, na medida do possível. Antônio doou a Cleópatra a Biblioteca de Pérgamo, que continha 200 mil volumes. Esse acervo foi aumentando gradativamente: os livros atraíam os sábios, e os sábios atraíam mais livros. Alexandria tornou-se, novamente, o centro das ciências e das artes.

Sobretudo a medicina fora ensinada ali com muito brilho. De todos os cantos, alunos vinham ouvir os mestres mais célebres do universo. Essa escola, fundada ao longo dos mais belos séculos da Grécia, gozava ainda de uma glória ininterrupta quando o Egito foi conquistado pelos sarracenos.

Amrou, que comandava a expedição, quis salvar a biblioteca. A resposta de Omar é conhecida. Tantas riquezas preciosas para o gênero humano pereceram por causa do ignorante furor dos muçulmanos.

Entretanto, a proscrição foi menos geral em relação aos livros de medicina, história natural e física. Alguns escaparam à destruição, seja por causa do interesse que a ciência que promete o alívio dos males e a saúde inspira aos homens mais estúpidos, seja, como pensam alguns escritores, por causa da ideia difundida no Oriente de que lá se encontraria a arte de fazer ouro.[21]

As primeiras versões que apareceram desses livros foram em língua siríaca; as traduções árabes são de uma época posterior. As obras de Aristóteles e de Galeno foram aquelas para as quais os árabes mostraram mais entusiasmo. Eles as traduziram com muito cuidado e as comentaram de cem maneiras diferentes e

21 João, o Gramático, residia, nessa época, em Alexandria. Ele fez grandes esforços, nem todos infrutíferos, para salvar alguns manuscritos. Théodocus e Théodulus, célebres médicos, provavelmente estavam também na cidade quando ela caiu nas mãos de Amrou. Pelo menos, é o que se deve naturalmente concluir da narrativa de Aby-Osbaya, o historiador de sua vida. Ora, não podemos duvidar que tenham vivamente desejado salvar as mais preciosas riquezas da arte.

de cem pontos de vista distintos. Seu espírito sutil se satisfazia infinitamente com a metafísica peripatética e com a quantidade de abstrações estranhamente enunciadas, para as quais um pequeno número de visões engenhosas, e mesmo justas, não poderia obter graça. Seus sábios, tão saqueadores quanto seus guerreiros, apropriaram-se das ideias de obras menos conhecidas, inclusive obras inteiras, das quais só suprimiam o nome do autor. Os mais célebres desses escritores de modo algum estão isentos dessa crítica.

Devemos aos árabes algumas melhorias importantes na arte de preparar remédios. Eles introduziram, na prática, os purgativos suaves, chamados de minorativos. Foi Rasis, médico desse povo, o primeiro a descrever a varíola menor. Sem dúvida, os modernos foram mais longe do que ele no estudo das características diversas que ela afeta e dos fenômenos que apresenta, conforme a idade, o temperamento, o estado do corpo e a constituição epidêmica, durante a qual a doença se desenvolve. Entretanto, ela é retratada com muita exatidão em seus escritos. Até o momento em que a inoculação, simplificada pela bela descoberta de Jenner, não tiver eliminado totalmente a varíola do catálogo das doenças, Rasis e alguns outros árabes que trataram dessa matéria serão ainda lidos com muito proveito.

As obras de Hipócrates foram traduzidas para o árabe ao mesmo tempo que as obras de Aristóteles e Galeno. Entretanto, sua simplicidade, sua precisão, seus dogmas encerrados na experiência, essa filosofia plena de moderação e esse método severo que caminha sempre, passo a passo, sobre os traços da natureza, estiveram longe de provocar o mesmo entusiasmo que o aparelho científico e o luxo imponente dos dois outros. Disso, a medicina dos árabes também sempre se ressentiu.

Não se encontra, de modo algum, esse gênio e esse tato médico que estão para a ciência assim como o gosto para as artes do entretenimento.

Considerando apenas o absurdo do empreendimento e a ignorante ferocidade que as inspirou, as Cruzadas nada mais foram do que uma doença supersticiosa e cruel de um tempo de barbárie. Não podemos, entretanto, desconhecer que se tornaram poderosos meios para distrair e enfraquecer a tirania feudal e, sobretudo, que multiplicaram as comunicações entre a Europa ignorante e os sarracenos mais esclarecidos. Parece também que lhes devemos a primeira ideia do sistema municipal. Foi em Jerusalém[22] que uma burguesia emergiu repentinamente do seio dos exércitos cristãos e que a política dos chefes superiores, associando-a a diversas magistraturas, conseguiu com sua ajuda conter essas hordas de nobres turbulentos, até então sem freios.

Além disso, os menos estúpidos desses nobres, ao voltar para a Europa, trouxeram ideias totalmente novas. O aspecto florescente, o luxo e as comodidades presentes nas cidades e nos palácios habitados e embelezados pelos chefes dos árabes lhes haviam inspirado novos desejos. Seja por essas circunstâncias, seja por suas relações com os negociantes de Gênova e Veneza, os cruzados começaram primeiramente a sentir o valor das artes e, logo em seguida, o valor das ciências que os esclarecem, ou das letras que os animam e que são seus guias ou seu cortejo, por assim dizer, necessário. Eles espalharam os primeiros germes dessas artes no Ocidente.

---

22 Ver Gibbon, sobre essa época.

Os restos infelizes da escola de Alexandria que escaparam do furor ou da rapacidade dos sarracenos foram recolhidos pelos imperadores do Oriente. Enquanto os árabes procuravam fazer florescer as ciências na Ásia e na Espanha, a Grécia conservava algumas débeis lembranças de sua glória passada. Os lugares que testemunharam tão grandes cenas e tantos esforços do gênio e da atividade de seus antigos habitantes estavam ainda visivelmente presentes. As obras-primas da mais bela língua já falada pelos homens estavam ao alcance de todos. Os monumentos que a avareza de Roma não conseguira jogar por terra e aqueles que o luxo dos imperadores de Constantinopla elevara com grande custo povoavam as imaginações sensíveis com quadros e impressões favoráveis ao desenvolvimento de todas as faculdades do espírito. E, sem as disputas teológicas atiçadas pela estupidez dos príncipes, o talento pôde lançar algumas luzes, ainda que fracas, é verdade, mas as únicas que podem iluminar um povo após a perda de sua liberdade.

VII
A medicina passa da Grécia à Europa, com os sábios e os livros

No momento da tomada de Constantinopla pelos turcos, os escritores, acompanhados de seus livros, procuraram asilo no Ocidente. A Itália estava à sua porta, e antigas relações políticas, religiosas ou comerciais uniam ainda os dois países. Foi então para a Itália que esses infelizes fugitivos se retiraram, trazendo consigo os tesouros com os quais toda a Europa iria enriquecer-se. As preciosas coleções de obras gregas, que não se conhecia ainda ou que se conhecia de maneira muito imperfeita, logo apoiaram fortemente o movimento regenerador do qual a Itália já tinha sentido o primeiro impulso.

Os livros dos árabes enchiam de glória os países submetidos ao califado. Os povos vizinhos começaram a lançar sobre esses países beneficiados olhares de inveja. O comércio se abria para pequenas comunicações, novas necessidades se faziam sentir, ele desenvolvia novos gostos. Rapidamente, os jovens acorreram de todos os cantos para a Espanha a fim de extrair, da própria fonte, essa clareza nascente. As escolas árabes tornaram-se moda, como as escolas gregas haviam sido anteriormente. O árabe se tornou a língua dos sábios. Foi por meio dessa língua que a Europa conheceu, primeiramente, as obras de Hipócrates, Galeno, Aristóteles, Euclides e Ptolomeu. Mas a medicina, no âmbito desse movimento do espírito, não tinha feito qualquer progresso real.

Entretanto, os gregos, refugiados na Itália, divulgavam as cópias dos livros que tinham trazido consigo. Ensinavam e desenvolviam, em aulas públicas, as doutrinas que se encontravam ali consignadas. Como eram suas riquezas, esforçavam-se para propagar-lhes o gosto e lhes dar todo seu valor. Teodoro Gaza, Argirópilo, Láscaris, Bessarion preparavam as edições corretas dessas obras, e Aldus as imprimia. As obras de Dioscórides apareceram primeiro; depois, as de Galeno, de Paulo de Égina e, enfim, as de Hipócrates. Essa súbita publicação diminuiu muito o crédito dos árabes, cujos numerosos plágios a todos surpreendia e cuja inferioridade, sob todos os aspectos, começava a se fazer sentir. Mas o entusiasmo era enorme e bastante geral. Aristóteles e Galeno, cuja reputação continuava a mesma, conservaram na literatura árabe uma parte desse império que ela usurpara à sombra de seus nomes.

Em vão, a escola de Salerno, fundada por volta do século VII, mereceu dessa cidade o nome de *Civitas Hippocratica*; em vão, o próprio Hipócrates acabara de ser colocado nas mãos dos sábios da Europa, sob sua forma primitiva e, não mais, sob o disfarce das traduções e dos comentários árabes. O tempo de sua glória, entre os modernos, ainda não chegara e o renascimento da verdadeira medicina exigia, talvez, que o círculo dos erros tivesse sido percorrido inteiramente.

VIII
Médicos judeus

Foram os judeus que fizeram conhecer, na Europa, as vantagens que as diferentes nações podem tirar das relações comerciais e as riquezas que podem ser recolhidas pelos agentes dessas trocas mútuas ao exercer esse tipo de trabalho. Por meio dessa íntima fraternidade que os unia em todas as partes do mundo, tornaram-se naturalmente intermediários, corretores e transportadores. A pouca segurança dos mares e das grandes rotas os fez imaginar meios mais fáceis e mais cômodos para o deslocamento de valores monetários. Eles eram nossos carteiros e nossos banqueiros, antes que soubéssemos ler. Foram também nossos primeiros médicos. As línguas orientais lhes eram familiares. Em um tempo em que Galeno, Hipócrates e os outros pais da medicina somente eram conhecidos no Ocidente pelas traduções árabes e siríacas, os judeus eram quase os únicos que sabiam tratar as doenças com algum método, aproveitando os trabalhos da Antiguidade.

Suas opiniões teóricas e seus sistemas gerais estão expostos suficientemente em Riolan, mas não merecem ser lembrados.

Sua prática foi mais exitosa. Todas as seitas formadas pelos judeus, durante sua existência como povo, uniram o estudo da medicina ao estudo de seus dogmas religiosos. Nós já vimos que os essênios e os terapeutas eram famosos por sua habilidade no tratamento das doenças e que o nome desses últimos significa *curandeiros*. Até milagres eles alegavam fazer. A classe ignorante desse povo (talvez então o mais estúpido e o mais fanático de todos) entusiasmava-se frequentemente com essas pretensas maravilhas, fazendo tremer os fariseus, proprietários titulares do culto do Estado.

Acredita-se que a Universidade de Sora, fundada na Ásia por seus rabinos, data do ano 200 da era cristã. Os judeus passaram à Espanha com os mouros que, como tinham muitas opiniões e negócios em comum, sobretudo pelos importantes serviços de abastecimento de seus exércitos, deixaram que montassem livremente seus estabelecimentos de comércio e de ciências.

Os judeus tiveram escolas em Toledo, Córdoba, Granada. A medicina era aí ensinada com um cuidado todo especial.

Huarte, em seu *Tratado do conhecimento dos espíritos*, afirmou com segurança que os judeus são os homens mais apropriados para a medicina. Esse povo, misturado a todos os povos da Terra, conservou sempre e em toda parte seu caráter primitivo. A influência de uma legislação que os separa do resto dos humanos gravou, em todos os seus hábitos, e até nos traços de seu rosto, profundas marcas que não podem mais se apagar. A perseguição cruel e constante da qual eles eram, sobretudo naquela época, as infelizes vítimas em todas as partes do mundo conhecido tornava maior e mais irrevogável essa separação. Huarte alega que o temperamento e o caráter dos judeus são os que melhor convêm ao médico. As sutilezas de suas opiniões podem não convencer, mas é certo que, desde sua época, os médicos mais procurados, e provavelmente também os mais hábeis, eram os judeus.

Sabe-se que Carlos Magno concedera sua confiança a Farragut e a Bengesta, e Carlos, o Calvo, a Zedequias. Francisco I quis ter um médico da mesma nacionalidade e escreveu a Carlos V para pedir-lhe um médico de sua corte; mas aquele que lhe fora enviado pelo príncipe, sendo suspeito de cristianismo, ele o fez voltar imediatamente, sem lhe querer falar de sua doença.

Quando os sacerdotes se apoderaram da medicina em vários estados da Europa ocidental, como o fizeram antes na Grécia e no Egito, procuraram intrigá-los com os papas e os concílios a fim de suscitar todo tipo de perseguição aos médicos judeus que, com razão, viam como rivais perigosos. Eles excomungavam as pessoas que se tratavam com os judeus e forçavam os príncipes fracos a perseguir, com todo o rigor da lei, aqueles que ousavam usar suas luzes e servir à humanidade. Mas essas excomunhões e proibições só tinham efeito sobre o povo que ficava à mercê da ignorância dos monges, cônegos, bacharéis e clérigos, e sobre os judeus obscuros e não protegidos pelos reis ou por homens poderosos.

Foi principalmente na França que os sacerdotes empregaram com êxito todo seu crédito para permanecer mestres absolutos da medicina. Proibiam o casamento àqueles que a praticavam. Não encontrando nenhuma vantagem em permanecer livres, todos os médicos se engajaram no estado eclesiástico que lhes oferecia a esperança de ricos benefícios, direitos canônicos, abadias e até bispados. Fulbert, bispo de Chartres, e o mestre das sentenças, bispo de Paris,[23] monges, tais como Rigord, autor da vida de Felipe Augusto, e Obizo, da casa de São Vítor e médico de Luís, o Gordo; enfim, cônegos, como Robert de Douay, ligado a Margarida de Provença, e simples eclesiásticos sem títulos, como Robert de Provins, ligado a São Luís, uniram a medicina ao sacerdócio e adquiriram, por esse duplo meio, muitas riquezas e consideração. O Concílio de Latrão, ocorrido em 1123, censura vivamente essas espécies de seres anfíbios[24] que, por sua avidez, artimanhas e costumes escandalosos, desonravam, ao mesmo tempo, as duas profissões. Mas os sacerdotes e os monges franceses afrontaram suas condenações e proibições. Foi somente trezentos anos depois que o bom senso, a decência e a utilidade pública triunfaram sobre suas manobras. Uma bula expressa, obtida pelo cardeal de Estouteville, que permitia o casamento dos médicos, separou-os realmente do clero e com isso fez cessar muitos abusos revoltantes.

A partir daí, os médicos judeus foram menos perseguidos. Eles se espalharam livremente pela França, pelos Países Baixos, pela Holanda, pela Alemanha, pela Polônia. Por onde passavam, ganharam preponderância sobre outros médicos, constante demais para que não lhes fizessem supor verdadeiros talentos.

Hoje, restam-nos apenas algumas lembranças de todos esses grandes êxitos de prática. As observações e as perspectivas de tantos homens, tão célebres entre seus contemporâneos, foram

23 Trata-se de Pierre Lombard (1100-1160), nascido na Itália e tornado bispo de Paris. Autor da obra *Les Quatre livres de sentences* (1150-1152). (N. R. T.)

24 Eles exerciam também a profissão de advocacia, e desonravam-se igualmente por suas extorsões.

enterradas em suas tumbas. Eles curaram doentes, mas seus trabalhos, desconhecidos pela posteridade, foram perdidos no progresso da arte.

IX
Médicos químicos dos primeiros tempos

A química, tanto quanto a medicina, foi trazida para o Ocidente pelos árabes. A arte das destilações lhes era conhecida havia muito tempo. Eles já tinham feito várias alterações úteis em diversos medicamentos simples, e novos remédios saíram de seus laboratórios. Por meio de traduções dos livros gregos, suas concepções sobre a química, ainda informes, passaram pela Europa. As operações que decompõem os corpos e os levam a seus elementos constitutivos, que, desses elementos dispersos, recompõem os mesmos corpos ou, por novas associações, produzem outras substâncias dotadas de propriedades cuja natureza não nos oferece qualquer analogia, essas operações, por si só surpreendentes, atingiram com extraordinária admiração espíritos mergulhados na mais grosseira ignorância e das quais quase todas as ideias tinham muitos erros. Os primeiros químicos passaram por bruxos; precisavam de muita reserva e habilidade para evitar serem trucidados pelo povo. Enfim, a curiosidade, a avidez pelo ouro que prometiam fabricar, o amor pela vida que se gabavam de perpetuar, por meio dos produtos dessa nova arte, levaram-nos ao terror dos infernos de onde se acreditava terem saído. Esperanças enganosas, envolvidas na linguagem tenebrosa das superstições daquele tempo, ofereciam-se às imaginações férteis. Tantas outras mentiras ridículas ainda não bastavam para consumir e saciar a credulidade.

Em épocas em que as luzes são bem mais difundidas, em geral, não as vemos correr incessantemente atrás de objetos novos? A desmistificação não parece ser para o homem um estado penoso que ele pretende reparar buscando outras ilusões?

Tratava-se, portanto, de nada menos do que fabricar ouro, curar todas as doenças com um único remédio, tornar os homens imortais. Perseguindo essas quimeras, os químicos da Europa fizeram suas primeiras descobertas e vários homens de rara genialidade as aumentaram e aperfeiçoaram. Tais são os primeiros passos dessa ciência que agora, após ter passado pelas mãos de alguns verdadeiros filósofos, chegou a tal grau de exatidão nos procedimentos que deve, doravante, conduzi-la por caminhos mais seguros: ciência sublime, pelo objetivo de suas pesquisas e pela generalidade de seus métodos, e que é ao mesmo tempo a chave geral de todas as ciências naturais, a verdadeira luz das artes industriais e o mais temível flagelo de todas as superstições, no seio das quais ela nasceu entre nós.

Algo bastante notável é que os alquimistas mais enfatuados por suas loucas pretensões tiveram, no entanto, ideias sensatas, ou, ainda, felizes abordagens em medicina. No tempo em que as escolas se afundavam cada vez mais nos preconceitos científicos do galenismo e do peripatetismo médico, os alquimistas, por causa do impulso de um gênio ousado, talvez também pela necessidade que esses espíritos, ávidos de concepções extraordinárias, tinham de seguir por caminhos inexplorados, começaram a pressentir os verdadeiros princípios da economia viva. Eles já haviam reconhecido que é necessário separar seu estudo do estudo da matéria morta, e que tudo aquilo que sente e vive está submetido a outras leis que diferem daquelas que regem os corpos inanimados. Arnaud de Villeneuve, Raymond

Lulle, Isaac, o Holandês, e Paracelso encontravam-se na via da medicina hipocrática. Paracelso, que o prático solitário dos Pirineus citado por Bordeu chamava de o mais louco dos médicos e o mais médico dos loucos, foi sem dúvida o protótipo dos charlatões: um verdadeiro modelo de orgulho, demência e audácia. Do fundo dos cabarés da Basileia, ele se divertia com a credulidade dos príncipes e de alguns homens, aliás bastante esclarecidos para a época. Saído desses asilos vergonhosos, na presença de uma multidão de discípulos enfatuados, acumulava mentiras, absurdos e ultrajes contra seus rivais. Do alto de seus tablados, pronunciava a proscrição de tudo o que não dizia respeito a si próprio. Ele gritava, com uma voz frenética: *Atrás de mim, grego, latino, árabe*; lançava ao fogo, publicamente, os escritos cuja glória queria anular.

Esse era Théophile Bombast-Paracelse,[25] que se acreditava um grande homem, pois seu nome era com frequência mais pronunciado, em toda a Europa, do que o de alguns dos seus contemporâneos. A partir dessa época, a justiça, e a justiça severa, sucedeu ao entusiasmo. Não havia ninguém, entre os médicos cuja opinião tem algum peso, que não tivesse reconhecido a incoerência de suas ideias e o absurdo de suas pretensões. Quantas vezes não foi desvelado tudo o que sua conduta apresentava de ridículo e odioso! Entretanto, a completa justiça não permite ignorar os verdadeiros serviços que ele prestou à ciência, a utilidade dos remédios que ele foi o primeiro a usar ou manipular com muito mais ousadia e êxito do que seus antepassados. Enfim, não sei que tipo de sagacidade original que,

25 Na verdade, Paracelso é o pseudônimo de Philippus Aureolus Theophrastus Bombastus von Hohenheim. (N. R. T.)

sem ser a verdadeira genialidade, conduz a certas descobertas que um trajeto mais reservado talvez não conduzisse.

Paracelso sentira os principais vícios da medicina de seu tempo; pressentira as reformas que ela exigia. Se a expressão do seu caráter lhe tivesse permitido fazer justiça àqueles que copiava sem pudor, ofendendo-os sem medida, e se ele não tivesse a necessidade de amotinar a multidão em torno de si, sem dúvida teria podido acelerar a revolução que devia, cedo ou tarde, ressuscitar a verdadeira medicina no Ocidente.

X
Renascimento das letras e da medicina hipocrática

Antes mesmo da tomada de Constantinopla, a indústria e o comércio de algumas cidades da Itália haviam despertado, nesse país favorecido pela natureza, o gosto pelas ciências, pelas letras e pelas artes. A língua italiana, formada por fragmentos do latim, e sobre a qual tantas hordas bárbaras deixaram a marca de sua passagem e de sua violenta dominação, tinha enfim adquirido um caráter mais fixo. Escritores originais e elegantes começaram a reproduzir as belezas clássicas das quais os antigos nos deixaram modelos imortais. Essa língua inventava, isto é, encontrava também outras belezas de gênero menos puro, mas que pareciam ligadas à sua genialidade e que um gosto minucioso pode sozinho querer proscrever totalmente.

A Itália servira de asilo para os homens das letras, fugitivos de Constantinopla. Ela foi a primeira a sentir os bons efeitos das novas luzes trazidas por eles. A literatura antiga se tornou mais familiar. O bom gosto fez rápidos progressos, seja pela influência de um céu favorável e dos mais agradáveis aspectos do universo, seja pela presença de muitas obras-primas que ainda restavam dos belos séculos passados, seja pelo impulso sempre crescente do comércio e da indústria, seja pela motivação que alguns governos esclarecidos davam às pessoas das letras e aos sábios.

O italiano já era uma língua harmoniosa e rica. Ele se aperfeiçoou de repente, como se aperfeiçoaram todas as línguas da Europa, pelo estudo cuidadoso dos grandes modelos da Antiguidade. A corrida de todos os homens esclarecidos do Ocidente em direção à Itália traçou alguma sombra dos tempos áureos da Grécia, onde se viu chegar, de todas as partes, e misturar-se aos discípulos dos filósofos e dos oradores todos os homens que, entre os povos vizinhos e até mesmo entre os vencedores do mundo, souberam reconhecer que a vida humana nada é sem o brilho dos talentos e, sobretudo, sem as luzes da razão.

Entre os protetores das letras e os propagadores das luzes, a posteridade honra principalmente uma família de banqueiros florentinos. Os Médici fizeram mais pelo progresso da filosofia, das letras e das artes e, por conseguinte, para a felicidade das raças futuras, do que todos os príncipes e reis juntos. Respeitáveis, sobretudo, por se contentarem em exercer, nobre e liberalmente, seus negócios e ambicionarem apenas a influência de uma popularidade devida a seus talentos e serviços, eles deixaram na história lembranças imortais e, no coração de todos os amigos da filosofia, das letras e das artes, um profundo sentimento de reconhecimento. A glória de ter contribuído tão fortemente para o progresso do espírito humano talvez apague as censuras que, aliás, eles tanto mereceram.

Os dois maiores homens entre os Médici foram, sem dúvida, Cosme e Lourenço. A glória de Cosme é mais pura, mas a carreira de Lourenço foi mais brilhante. Nem mesmo os críticos mais severos puderam desconhecer em Lourenço as suas belíssimas e nobres qualidades. Quem foi que reuniu, em um mais alto grau, o amor sincero de seu país aos grandes talentos da política e a elevação de uma alma generosa a essa fineza e a esse tato justo que lhe garantiram sempre a popularidade? Ele escapou, por muita sorte, de um projeto de assassinato, no qual estavam envolvidos um papa, um cardeal e um arcebispo, e pelo qual somente dois padres quiseram responsabilizar-se, porque assassinos comuns tremeram de horror diante da ideia de cometer tamanho crime na igreja e durante o ofício divino.[26]

Lourenço de Médici não foi somente um protetor zeloso da filosofia, das letras e das artes. Ele próprio contribuiu, por meio de seus escritos, com a propagação dessa moral sublime e generosa dos platônicos, fundada infelizmente sobre princípios que não podem suportar o exame severo da razão, mas que, pelo menos, têm a vantagem de dar ao homem o sentimento de sua dignidade.

As poesias de Lourenço devem ser classificadas entre os serviços por ele prestados às letras. Embora não estejam isentas dos defeitos de seu país e de seu século, elas trazem uma

---

26 *Disse (Montesicco) che gli non bastarebbe mai l'animo commettere tanto eccesso in chiesa, ed accompagnare tradimento col sacrileggio*. Mach. Lib. 8. [Disse (Montesicco) que ele não teria coragem suficiente para cometer tamanho excesso na igreja e reunir traição com sacrilégio.]

Ver mais sobre a vida de Lourenço de Médici, por Roscoe, em inglês, ou na excelente tradução do cidadão fr. [francês] Thurot.

marca de melancolia e um caráter majestoso que gostaríamos de encontrar mais frequentemente nos poetas italianos.

Dispunham-se as obras de Hipócrates explicadas, ensinadas ou comentadas juntamente com as obras de Platão. Os médicos cultivavam as letras e os homens das letras eram médicos. Petrarca, ciumento do crédito que começava a gozar a arte renascente, em vão exalou as invectivas mais apaixonadas contra essa arte e contra aqueles que a cultivavam. A necessidade, mais forte que qualquer ódio, logo sufocou os gritos desse poeta e de alguns outros bons espíritos que se ocupavam em recolher, nos autores sagrados e profanos, tudo o que podia ser injurioso à medicina e degradá-la aos olhos do público.

A explosão repentina do mal venéreo, cujos estragos começaram em Nápoles em 1494, e que logo se espalha em toda a Itália, na França, na Espanha etc., tornou a ajuda dessa arte ainda mais indispensável e, em consequência, a ela se concedeu ainda mais importância. As descobertas anatômicas de Vesalius e de Columbus, o sucesso da prática de Carpi, os trabalhos clássicos de Mercurialis, de Capivaccius, de Calvus e de Prosper Martian deram à medicina na Itália um brilho semelhante ao vivido nos seus mais belos dias entre os gregos. O espírito humano, liberto de suas fraldas, depois de, por assim dizer, esgotado seu primeiro interesse sobre a eloquência, a poesia e as belas-artes, começou a procurar nos diferentes ramos das ciências naturais e da filosofia um novo campo para sua atividade.

Enquanto a língua italiana fazia um voo mais ousado, o francês e os outros idiomas da Europa se arrastavam languidamente, ou até se desfiguravam, por assim dizer, cada vez mais, procurando cobrir sua pobreza com fragmentos gregos e latinos.

A medicina avançou em um ritmo mais uniforme. Na Itália, França e Alemanha, os progressos foram mais ou menos simultâneos. As escolas começaram a tomar uma nova forma. Sobretudo a Escola de Paris se distinguiu pelo retorno mais completo e mais bem-sucedido à doutrina de Hipócrates. Talvez os melhores comentadores desse grande homem tenham se formado nessa escola. Eu me contento em citar aqui Jacot, Duret, Houiller e Baillou, cuja leitura será sempre instrutiva para os clínicos. Essa mesma escola teve a honra de ter produzido e possuído Fernel, gênio capaz de sistematizar os conhecimentos mais vastos e apresentá-los num estilo ao mesmo tempo muito filosófico e muito brilhante. Aproximadamente na mesma época, Fabrice d'Aquapendente entre os italianos, Fabrice de Hildan entre os alemães e Ambroise Paré entre os franceses, de algum modo recriavam a cirurgia. Os dois últimos a enriqueceram com histórias bastante exatas e bem circunstanciadas de doenças e tratamentos. O primeiro reuniu aquelas que existiam antes dele para com elas formar um corpo de doutrina. Ele lhe deu uma forma clássica, enquanto Guy de Chauliac traçava o quadro fiel da cirurgia de sua época e, particularmente, das quatro seitas partilhadas por todos os praticantes.[27]

As comunicações, entretanto, cada vez mais fáceis e habituais, redobravam a emulação dos sábios e propagavam ao longe sua luz. As descobertas feitas em um país começavam a não ser mais perdidas por seus vizinhos. As viagens se multi-

27 A primeira dessas seitas seguia Roland, Roger e os quatro mestres; a segunda seguia Brunnus e Théodoric; a terceira, Guillaume de Salicet e Lanfranc; a quarta era a dos cirurgiões alemães que acrescentavam os encantamentos às suas lãs, seus óleos e suas poções.

plicavam e por elas, cada mestre célebre, do alto de sua cátedra e do próprio seio de seu gabinete, falava, por assim dizer, ao universo civilizado.

Linacre foi para a Itália recorrer a conhecimentos cujas fontes não podia encontrar na Inglaterra. Ele foi discípulo de Demétrius e de Agnolo Poliziano; viveu na mais estreita intimidade com esse grupo de homens das letras cuja reputação o havia arrancado de seu país. Quando voltou alguns anos depois à Inglaterra, carregando o mais precioso butim, seu retorno foi registrado como uma benfeitoria pública. Linacre mobilizou o rei Henrique VIII, de quem fora o primeiro médico, a fundar o Colégio dos Médicos de Londres, estabelecimento respeitável que prestou serviços concretos, desde o momento de sua formação, e que devia tornar-se mais útil e lançar um brilho cada vez maior. Linacre o presidiu desde sua abertura, e se ocupou incansavelmente dos meios de fazê-lo florescer. A fim de se fazer ainda mais presente nos serviços que projetava no futuro, para seu país e para a própria arte, cedeu sua casa para o colégio com a intenção formalmente enunciada de que fosse, doravante, o lugar de suas sessões e testemunhasse todos os seus trabalhos.

XI
Stahl, Van Helmont

No século passado,[28] a química se transformou completamente na Alemanha. Essa revolução, cuja influência para o progresso das ciências naturais é incalculável, foi obra de

28 No século XVIII. (N. T.)

Becker e de seu discípulo Stahl.[29] Stahl era um desses gênios extraordinários que a natureza parece destinar, de tempos em tempos, à renovação das ciências. Ela o dotara, ao mesmo tempo, dessa sagacidade viva que penetra de algum modo os objetos, dessa moderação que se detém a cada passo a fim de considerá-los sob todos os aspectos, desse olhar rápido e amplo[30] que os apreende em seu conjunto, e dessa observação paciente que persegue com escrúpulo seus menores detalhes. Ele foi reconhecido, assim como seu mestre, principalmente pelo raro talento de encontrar, nos fenômenos mais comuns, os análogos e os pontos de comparação, ou mesmo a própria causa direta daqueles que pareciam os mais surpreendentes e, nas explicações mais simples, a base das mais sublimes teorias. Não iremos aqui ficar lembrando dos trabalhos químicos desses dois grandes homens. Basta dizer que foram os primeiros a transformar em ciência a filosofia, que, até então, havia flutuado sem cessar entre um pequeno número de grandes verdades e uma multidão de lastimáveis erros. E, pela própria natureza de suas pesquisas, parecia que era, havia muito tempo, o patrimônio do charlatanismo ou o objeto enganador das mais loucas esperanças.

Stahl fez para a medicina o que fizera para a química. Ele se nutrira da doutrina de Hipócrates, e ninguém melhor que ele sabia o que as observações e as concepções filosóficas dos modernos podiam acrescentar a essa doutrina. Viu que o primeiro passo a ser dado era separar as ideias gerais, ou os princípios

29 No original, *Staalh*; Cabanis grafou incorretamente o sobrenome de Ernst Stahl (1660-1734). (N. R. T.)

30 No original, *coup-d'oeil*. (N. R. T.)

da medicina, de qualquer hipótese estranha. Havia reconhecido que a medicina se exerce sobre um tema submetido a leis particulares. O estudo de nenhum outro objeto da natureza pode desvelar, pelo menos diretamente, essas leis. Além disso, a aplicação de doutrinas mais solidamente estabelecidas nas outras ciências, naquela cujo objetivo é conhecer e governar a economia animal, torna-se necessariamente a fonte dos mais graves erros.

Cada século tem seu gosto particular e sua moda. As mesmas ciências não são cultivadas, por muito tempo, com o mesmo ardor; elas são substituídas por outras. Todas elas, nessas passagens alternativas, experimentam mudanças mais ou menos favoráveis ao progresso de sua parte sistemática. Em diferentes épocas, a medicina tomou o colorido das ciências dominantes, quis falar a língua delas e sujeitar-se a seus princípios. Assim, passou alternadamente pelos diferentes sistemas que gozaram de alguma celebridade no mundo. Essa necessidade de levá-la para o círculo dos fatos que lhe são próprios, únicos que podem fornecer resultados gerais sobre o conhecimento do doente e dos sistemas de cura realmente úteis, antigamente já reconhecida por Hipócrates, fora igualmente sentida por Bacon. Stahl executou, pelo menos em alguns aspectos, o que Bacon apenas indicara.

As ideias de Stahl foram, em geral, mal compreendidas. Pode-se mesmo dizer que elas foram desfiguradas tanto por seus críticos quanto por seus admiradores. As causas desse menosprezo mereceriam ser desenvolvidas em uma obra à parte.

Penso que seria útil apresentar a doutrina de Stahl de pontos de vista mais determinados, já que nem ele pôde fazê-lo. Não se determinou ainda com precisão os pontos pelos quais ela se distingue e aqueles pelos quais se aproxima das doutrinas antigas. Talvez enfim fosse conveniente concluir um escrito desse gênero com um quadro fundamentado dos progressos da ciência, desde Stahl até o que pode ser previsto para um futuro bastante próximo. Resultaria provavelmente dessa discussão que as reformas já feitas, e aquelas que se farão no mesmo sentido, são e serão, em grande parte, obra desse grande homem, seja por causa das ideias saudáveis por ele diretamente estabelecidas, seja pelo impulso que ele deu à razão. Apesar da forma desdenhosa com que seus adversários o combateram, apesar da maneira por vezes desajeitada com que seus alunos o defenderam, explicaram e comentaram, apesar de tudo isso, sua influência na medicina não foi menor do que na química e, para essas duas ciências, ele prestou serviços imortais. Limito-me a registrar aqui que até seus menores escritos repletos de grandes enfoques são, ao mesmo tempo, ricos de observações particulares muito preciosas. A grande obra, na qual se encontra exposta sua teoria geral, está sujeita a falsas interpretações por causa da imprecisão da mensagem principal, que lança sua obscuridade sobre todas as explicações acessórias e consecutivas. Imprecisão na qual o autor acreditou dever envolver-se para evitar perseguições.

Os fenômenos da vida dependem de uma causa ou, para falar mais precisamente, são a sequência e a consequência de um outro fato anterior que conhecemos somente pelos fatos subsequentes que estão a ele ligados, quer dizer, pelos próprios fenômenos. Essa causa recebeu diferentes nomes, nas diferentes épocas da medicina e da filosofia. Hipócrates a chamava *natureza impulsiva*. Depois, ela foi denominada, sucessivamente, como *alma*, *sensibilidade*, *sólido vivo*, *força nervosa*, *princípio vital* etc.

Quando se estabeleceu de maneira formal e dogmática a distinção entre espírito e matéria, a *alma* era o espírito, e os filósofos, como os teólogos, passaram a vê-la como imaterial. O corpo foi então separado dela pelo próprio fato de ser corpo. Para explicar as funções de seus diferentes órgãos, admitem-se, segundo o país e a época, diferentes causas (ou forças) materiais como ele, porém submetidas à alma, seu superior comum, por conexões desconhecidas. Opiniões mais dogmáticas estabeleceram que o pensamento é uma função exclusiva da alma, essencial à sua existência e cujo exercício ininterrupto, durante toda a vida, só cessa verdadeiramente com a dissolução do corpo. A partir desse momento, a palavra *alma* não podia mais limitar-se a designar a causa primeira ou a abstração dos fenômenos vitais. Ela passou a significar o princípio do pensamento, o próprio pensamento. Na linguagem comum, essa palavra servia para expressar o ser moral ou o conjunto das ideias e dos sentimentos.

Dentre todos os nomes que se apresentavam para designar o princípio motor dos corpos animados, Stahl escolheu a palavra *alma*. Eis o porquê da sua escolha. Segundo ele, esse princípio é único. Ele se exerce também sobre todos os órgãos, e as diferenças que são observadas em suas operações, ou nos produtos dessas operações, dependem da estrutura das partes que de alguma maneira modifica o próprio princípio, fazendo-o experimentar os diversos apetites ou levando-o a diversas determinações que são da alçada de cada um dos órgãos. Digere no estômago, respira no pulmão, filtra a bile no fígado, pensa na cabeça e nas principais partes do sistema cerebral. Essa foi a doutrina de vários filósofos antigos, como também de alguns dos primeiros padres da Igreja e, principalmente, de Santo

Agostinho. Ele a expõe de maneira clara e engenhosa em seu pequeno escrito, *De quantitate animæ*. Essa doutrina não explica a natureza e a essência primeira do princípio da vida, que recusa qualquer explicação. De acordo com os devaneios dos seguidores de Platão, não precisamos recorrer a essa *alma*, dupla ou tripla. Na suposição de sua imaterialidade, admite-se sempre sua ação sobre o corpo, em todos os movimentos que o pensamento e a vontade determinam. Não é tão difícil conceber que a alma age também sobre o corpo, em todas as funções nas quais o pensamento e a vontade não têm nenhuma participação. Como pensava Santo Agostinho, isso ocorre segundo leis essenciais, com a união da matéria e do espírito que, segundo ele, constitui o homem vivo. Os escolásticos modernos, com sua ignorância e má-fé, não podiam consentir em discutir suas próprias opiniões, que eles próprios não entendiam. Era mais cômodo, e infelizmente talvez o seja por muito tempo ainda, excomungar e perseguir.

Se Stahl tivesse se servido, portanto, de outro termo que não *alma*, ao qual ele evitava cuidadosamente atribuir um sentido muito preciso, dificilmente teria escapado às censuras de impiedade e materialismo e, também, à perseguição implacável de opressores tão poderosos. Uma palavra é suficiente para lhe preservar a ortodoxia e o repouso. Chega de tentar desculpar essa ambiguidade de expressão, embora ela se tenha tornado a causa de muitos mal-entendidos em relação à teoria e até de alguns erros de prática cometidos por alguns seguidores entusiastas de Stahl. Embora fosse muito fácil provar que a unidade do princípio vital concorda também com todas as ideias que se pode ter sobre sua natureza, parece que Stahl não contava muito com a lógica e a boa-fé dos teólogos de seu tempo.

Para conhecer bem a visão desse médico, em nossa opinião o maior desde Hipócrates, seria necessário, repito, entrar na exposição detalhada não somente dos seus princípios gerais, mas, também, da grande quantidade de pensamentos particulares que os esclarecem e confirmam. Pessoas que acreditam frequentemente no que foi dito, sem sequer ler, e outros que julgam a partir do que foi dito, mesmo após terem lido, veem Stahl somente como um autor de teorias brilhantes, das quais não se pode extrair nenhuma luz verdadeira para a prática. Eu, ao contrário, estou convencido, por minha experiência, que nenhum outro escritor é tão capaz de ensinar a observar a natureza e sugerir recursos adequados para o doente. Sua teoria das afecções crônicas abdominais, fechada nos limites que ele certamente não pretendeu estender, é de uma aplicação diária e fecunda. Além disso, seu tratado sobre os fluxos hemorrágicos é, sem exceção, a parte mais preciosa da medicina prática moderna.

Após ter falado sobre Stahl, devemos dizer uma palavra sobre Van Helmont. Ele não merece, sem dúvida, ser colocado no mesmo nível de Stahl e nem mesmo lhe ser comparado, sob nenhum aspecto. Mas um e outro, com forças desiguais e caminhos diferentes, chegaram a resultados que se aproximam e que, talvez, difiram somente pela linguagem que os enunciou. Além disso, suas opiniões foram desenvolvidas e fundidas por homens geniais, cujo julgamento, firme o bastante para resistir à tirania das opiniões dominantes, salvou esses dois médicos originais do esquecimento que parecia ameaçá-los. Foi nesse estado, por assim dizer, de associação que suas teorias reapareceram em nossas escolas. Foi sob a pluma desses distintos escritores que elas obtiveram, pelo menos entre nós, uma glória que não foi inútil para os verdadeiros progressos da arte.

Van Helmont foi nutrido pela leitura de seus adeptos. Dotado de uma imaginação ardente, ele a exaltou na convivência assídua com seus seguidores. O fogo de suas fornalhas incendiara sua mente. Entretanto, do meio dessa fumaça alquímica e supersticiosa, na qual frequentemente suas ideias se perdiam, jorravam em intervalos traços de uma luz brilhante. Foi por meio dos erros que ele fez belas descobertas. Foi pela língua dos charlatões que ele anunciou brilhantes verdades.

Van Helmont foi um dos mais implacáveis inimigos do galenismo e das escolas de seu tempo. Não deixava escapar nenhuma ocasião para atacar essas escolas, e o fez frequentemente com muita justeza e sagacidade. Sem dúvida, sua medicina nada tinha a ver com o que se ensinava naquele momento. Entretanto, a necessidade de pensar sempre diferente do resto dos homens não é um meio seguro para se ter sempre razão.

Van Helmont foi o primeiro a mostrar o sistema das forças epigástricas. Sobre esse sistema, já se podiam encontrar alguns vestígios em Hipócrates, mas o pai da medicina tratou desse assunto somente para restringir a influência dessas forças, limitando-as mais estreitamente. Depois dele, ninguém mais se preocupou com isso. Van Helmont reconheceu a ação poderosa do estômago sobre os outros órgãos e a ação da digestão sobre suas funções particulares e respectivas. Viu também que o diafragma colocado, ao mesmo tempo, como ponto de separação e como meio de comunicação entre o peito e o baixo ventre, por suas relações e pela vizinhança com as vísceras mais importantes, tornava-se um centro principal na economia do corpo vivo.

Numerosos fatos vêm ao encontro dessa opinião. Os médicos da Escola de Montpellier recolheram os mais surpreendentes e os apresentaram em diferentes escritos, com muito mais método e clareza que Van Helmont.

Cada órgão tem seu tipo de sensibilidade própria, embora esteja estreitamente subordinado ao conjunto do sistema. Qualidades e funções particulares o distinguem dos outros órgãos e certas funções lhe são exclusivamente atribuídas. Van Helmont supôs que as diferenças características das diversas partes dependem das causas que as animam. Ele supõe que em cada uma reside um princípio encarregado de seu domínio. Um princípio supremo, ao qual o autor deu o nome de *arché*, dirige todos os outros. Da combinação entre eles, da sua conspiração sistemática, resulta o princípio geral das forças vitais, da mesma forma que o próprio corpo resulta da união de todos os membros. O grande *arché* reside no orifício superior do estômago. De seu trono, envia ordens aos pequenos *archés*, estabelecidos em suas diversas jurisdições. Eles, obrigados a satisfazer os caprichos do grande *arché*, dão tudo de si, para o bem ou para o mal. De todas essas operações combinadas é que se compõem as funções regulares do estado sadio e os fenômenos irregulares do estado doentio.

A arte do médico consiste, pois, em estudar o caráter do princípio central comum, assim como o caráter dos outros princípios inferiores. Consiste também em saber quando é preciso excitar sua negligência, reprimir seu arrebatamento, e quais os meios para controlar suas paixões ou corrigir suas variações.

Tudo isso traduz, em linguagem comum, que existe nos corpos animados uma causa geral dos movimentos vitais e que os diferentes órgãos, embora dependam sempre dessa causa, têm maneiras de ser afetados e de agir que lhes são próprias e que são a continuação de sua estrutura particular. A medicina é a ciência das leis pelas quais essa causa exerce sua ação e das modificações que podem exercer sua influência sobre as diferentes partes ou em diversas circunstâncias. Seus meios de agir sobre todo o sistema de forças, ou sobre um órgão em particular, mantêm ou restabelecem a regularidade de suas funções.

Essa doutrina é confirmada pela observação da natureza. Sobre ela, Van Helmont fundamentou suas concepções de prática. Infelizmente, ele imaginou que a genialidade poderia substituir os fatos. Desdenhando das observações recolhidas por seus antecessores, corajosamente adotou planos de cura inteiramente novos. Até ousou, como Paracelso, aspirar a prolongar a vida humana, gabando-se de ter encontrado esse segredo. Anunciou essa descoberta com imensa confiança. E, como seu mestre, abreviou seus dias por causa dessas belas descobertas que deveriam tornar os homens imortais.

Entre suas obras, de pura e verdadeira prática, seus próprios adversários distinguiram, com razão, o *Tratado da pedra*. Ali, sua teoria torna-se muito mais luminosa, podendo ainda ser lida no original. Pode-se também encontrar, em diversos lugares de suas outras obras, vários pensamentos úteis sobre as febres, as afecções catarrais e, particularmente, as relações da asma com a epilepsia, das quais o autor deduziu um plano terapêutico mais aceito.

Como químico, Van Helmont merece um lugar mais distinto. Várias experiências curiosas e mesmo várias descobertas que contribuíram para o progresso posterior da ciência lhe conferiram para sempre a estima e o reconhecimento dos justos apreciadores de seus trabalhos. Ele foi o primeiro a tomar conhecimento dos fluidos aeriformes, dando-lhes o nome de *gás*, como são designados até hoje.

XII
Sydenham

Quando Sydenham surgiu na Inglaterra, a medicina era completamente escolástica. Os progressos das outras ciências tiveram sobre ela somente uma influência errônea. O verdadeiro espírito de observação era quase totalmente desconhecido. Sydenham, após estudos medíocres, com pouca leitura, mas guiado pelo impulso de sua genialidade, engajou-se em trazer de volta a prática para a experiência. Ele conhecia imperfeitamente as teorias que reinavam naquele momento. Talvez essa circunstância tenha sido mais útil para seus trabalhos, e jamais um embaraço para seu amor-próprio. Ele não teve grandes problemas em abrir caminho seguindo os passos da natureza. O ilustre Locke – a quem devemos, se não os primeiros princípios do método filosófico, pelo menos a primeira demonstração das verdades fundamentais sobre as quais eles repousam – era seu amigo. Uma amizade como essa indica suficientemente a presença de espírito daquele que a cultiva, dando, por assim dizer, sua medida. Não podemos duvidar que os conselhos do filósofo tenham contribuído muito para o sucesso do médico, que o reconheceu com candura.[31]

Sydenham atacou, com a arma invencível da experiência, vários preconceitos funestos que reinavam na época. Os químicos haviam introduzido na medicina o uso inconsequente de tônicos e destilados ou voláteis. Abusava-se sobretudo desses remédios no tratamento das doenças agudas. Sydenham

31 No *Tratado das doenças agudas*, ele dá como prova da qualidade de seu método a aprovação recebida de seu ilustre amigo.

demonstrou que, nesses casos, eles eram quase sempre prejudiciais, particularmente no início das doenças. Tratava-se a varíola menor e outras erupções cutâneas agudas somente com sudoríficos. Sydenham provou que esse método fora mais fatal para a humanidade do que uma série de guerras sangrentas. Há concordância geral em considerar seu *Tratado sobre a gota* uma obra-prima de descrição. De fato, é ainda o que temos de mais perfeito sobre essa doença. Não que ela se apresente sempre da maneira como ele a pinta, mas não se pode imaginar nada de mais exato e engenhoso que o plano de observação que ele traça a esse respeito.

Hipócrates esboçara, em seu *Epidemias*, os primeiros traços de uma medicina tão vasta quanto nova (a das epidemias). Durante vários séculos, suas ideias permaneceram de algum modo adormecidas em germe. Baillou, professor em Paris no século XVI, apoderou-se de suas ideias e as estendeu, não como um gênio, pois ele não o era, mas como observador atento, como sábio praticante. Ele fora mesmo levado a considerá-las a partir de alguns pontos de vista novos.

Sydenham, sem conhecer Baillou e talvez sem ter lido bem Hipócrates, foi reconduzido nesse mesmo caminho somente pela observação. Ele seguiu essa rota com mais êxito ainda: é a mais bela parte de sua glória. Somente a partir dele pôde-se conhecer bem essas variações gerais às quais estão sujeitas, ano após ano, as constituições epidêmicas; suas relações e seu encadeamento com os diversos estados aparentes da atmosfera ou sua independência, frequentemente muito evidente, em relação a esses mesmos estados; a espécie de domínio que exercem sobre as doenças esporádicas ou particulares; enfim, a maneira pela qual se revezam em sua sucessão, embora a ordem não esteja ainda submetida a regras fixas, com as quais se possa contar integralmente.

A prática de Sydenham produziu uma verdadeira revolução na medicina. Foi o triunfo, não de um gênio transcendente que tudo renova por meio de abordagens gerais e ousadas, mas de um observador que penetra com sagacidade, investiga com sabedoria e se apoia sempre sobre um método seguro. As teorias de Sydenham eram, é preciso confessá-lo, mesquinhas ou até falsas, e, com exceção do seu empirismo, no qual um instinto precioso cumpriu seu papel, suas ideias eram geralmente estreitas. Entretanto, nenhum médico jamais teve uma influência mais útil sobre a parte da arte que é objetivo de todas as outras: a prática. Nesse aspecto, ninguém merece mais do que ele o título de regenerador.

XIII
A descoberta da circulação do sangue

A genialidade de Bacon e de Descartes imprimiu grande movimento no espírito humano. Descartes agitou a Europa com suas ideias inovadoras; já Bacon somente foi compreendido muito mais tarde. A dúvida metódica e os procedimentos desconhecidos, empregados na busca da verdade, pareciam dever mudar a face da filosofia racional. A aplicação da álgebra na geometria das curvas e, além disso, um sistema de mundo que procurava as leis de seus fenômenos nas próprias leis do movimento deviam operar a mesma revolução nas ciências físicas. Desde então, essas ciências foram cultivadas com muito mais cuidado. A arte experimental, tão recomendada por Bacon, fora introduzida por Galileu, seu contemporâneo, e pelos discípulos da escola florentina. Pesquisas foram realizadas de acordo com procedimentos mais regulares e mais seguros. Enfim, a geometria (dita impropriamente do infinito), pressentida e indicada por Fermat, Descartes, Pascal e outros, foi descoberta logo depois por Leibniz e por Newton.[32] Ela abriu uma nova carreira ao gênio, fornecendo-lhe meios para percorrê-la. Desde então, pôde-se conceber esperanças seguras para muitas descobertas posteriores que, anteriormente, seriam vistas como tentativas absurdas. O novo instrumento, comparado aos que se possuía até então, seguindo a expressão de Leibniz, era a clava de Hércules comparada às fracas armas de um guerreiro mortal.

Em meio a esse impulso geral do espírito, a medicina não permaneceu imóvel. Uma circunstância, sobre a qual eu deveria ter falado antes, preparara a medicina para todas as inovações, abalando mais uma vez o crédito dos antigos, desvelando efetivamente alguns erros fisiológicos. Quero falar da descoberta da circulação, pressentida pelo azarado Servet, tocada de mais perto, caso se pudesse assim dizer, por Varole e Columbus, exposta com exatidão e bastante detalhes em relação ao coração e aos grandes vasos por Cesalpino, mas cuja demonstração se deve aos trabalhos de Harvey,[33] cuja glória permanece até hoje.

Essa nova luz, lançada sobre a economia animal, não fez, se me permitem dizer, senão redobrar a fúria dos sistemas. Só se pensava em fazer circular livremente o sangue, destruir sua vis-

---

32 Parece comprovado hoje que a glória dessa descoberta se deve exclusivamente a Newton.

33 William Harvey [1578-1657], médico britânico. Equivocadamente, Cabanis grafa Harvée. (N. R. T.)

cosidade, tirar do corpo aquilo que se supunha corrompido, refazendo-o, corrigindo-o, renovando-o e mantendo os vasos relaxados e permeáveis. Daí essas torrentes de bebidas aquosas e diluentes, com as quais Bontodoë e seus parceiros inundavam seus doentes; daí esse furor sanguinário com que os parceiros de Botal se acreditavam bem mais justificados para utilizar no tratamento de todas as doenças; furor que, tantas vezes cansado, por assim dizer, de assassinatos metódicos, só descansa de vez em quando e reaparece de tempos em tempos nas escolas. Enfim, daí esse miserável delírio da transfusão de sangue, cuja prática custou quase sempre a vida ou a razão àqueles que não temiam submeter-se a essa operação temerária.

Assim, uma das mais belas descobertas da medicina moderna, bem longe de iluminar a prática da arte, como motivo de orgulho, fez somente desgovernar as imaginações fracas, ofuscadas por sua luz. E pode-se mesmo duvidar de modo razoável que sua aplicação ao conhecimento e à cura das doenças internas tenha sido de utilidade real. Nos casos cirúrgicos, onde se é levado a olhá-la como uma luz necessária, não seria a observação quase sempre mais proveitosa? Não seria preciso limitar sua importância ao esclarecimento de um ponto da anatomia e da fisiologia? Sem dúvida, ponto muito curioso, mas que, se não fosse interessante, indiretamente, para outras questões importantes relativas à economia animal, teria talvez contribuído fracamente para a compreensão de suas verdadeiras leis.

De resto, desse único ponto de vista, a descoberta da circulação prestou serviços que terminaram sendo aproveitados pela prática. A glória de seus autores poderia ser contestada somente pela inveja mais ridícula ou pelo mais imprudente gosto do paradoxo.

Vimos a medicina submetida alternadamente às opiniões de Heráclito, Pitágoras, Epicuro, Aristóteles etc. Quando a filosofia de Descartes, após ter sido proscrita como uma heresia, começou a angariar todos os favores da moda e se transformou em um tipo de superstição, a medicina foi levada por essa torrente, tornando-se cartesiana.

As teorias químicas sobre os ácidos e os álcalis, transportadas nos humores vivos; as teorias puramente geométricas, pelas quais homens medíocres em sua maioria, como médicos e como geômetras, pretendiam explicar as funções dos órgãos; as teorias hidráulicas que foram consequência disso e que serviram de base a tantos falsos cálculos sobre o curso do sangue e dos outros líquidos; enfim, os enfoques físicos sobre as leis do movimento geral dos corpos, sobre sua influência nos fenômenos da vida ou sobre a utilidade que pode tornar seu conhecimento a explicação desses fenômenos, tudo isso começou a desempenhar um grande papel quando apareceu um novo professor que faria uma verdadeira revolução.

XIV
Boerhaave

A medicina não esteve presente nos primeiros anos da juventude de Boerhaave. Destinado inicialmente à teologia, logo depois seduzido pelo gosto das ciências matemáticas e físicas, lecionou durante algum tempo essas duas matérias para sobreviver. Bem mais tarde, e munido de conhecimentos muito profundos e vastos em todas as áreas de seus primeiros estudos, ingressou na carreira médica. Seu espírito já ganhara muito em força, em extensão, em hábito de duras discussões, em tenacidade de atenção, mas seu tato, exercido, pela primeira vez, sobre novos objetos, em uma época da vida em que as impressões externas começam a se enfraquecer por certa diminuição da sensibilidade, ou a tornar-se mais confusas por sua própria multiplicidade, por isso, seu tato talvez jamais tenha alcançado esse grau de perfeição que pode, sozinho, valorizar todas as riquezas do saber e toda a potência da razão, à cabeceira de um doente. Além disso, como renunciar ao desejo tão natural de aplicar ao que se aprende tudo o que já se sabe? Alimentado pela escolástica do seu tempo, como evitar seus métodos, fórmulas e hipóteses? Cheio de confiança nos procedimentos rigorosos e seguros da geometria, como não querer trazê-los algumas vezes para essa ciência, que sem dúvida seria tão gloriosa se perdesse seu caráter móvel e tão frequentemente incerto?

Observamos antes que Boerhaave sabia muito e quis aplicar todos os conhecimentos nos seus sistemas de medicina. Lera os escritores de todas as seitas e de todas as épocas; ele os havia extraído, analisado, comentado, desenvolvido. Todos os trabalhos desses homens lhe eram conhecidos, todas as suas opiniões, familiares. Ele se apoderou desses trabalhos, modificou-os e os combinou; lançou sobre o todo a ordem luminosa que o caracteriza. Logo, saem de suas mãos, de suas instituições médicas e de seus aforismos de prática, os dois quadros ao mesmo tempo mais vastos e mais precisos que se pôde ver nas ciências e que, pela universalidade dos objetos e dos pontos de vista, perdiam apenas para o grande Bacon. Seria ótimo se a química que, ademais, deve a ele descobertas muito importantes, se as pretensas e diversas acrimônias e suas neutralizações, enfim, se hipóteses puramente mecânicas e hidráulicas não tivessem estragado tão belo trabalho! Seria ótimo ainda se, mais fiel nas suas exposições, na ordem natural da formação das ideias, ele tivesse começado a recolher e classificar os fatos ou os dados, em vez de entrar constantemente no assunto pelos resultados! Os escritos desse homem extraordinário teriam sido modelos da maneira de filosofar e ensinar, pois já são obras-primas de erudição, de crítica, de clareza, de ordem e de precisão.

Boerhaave publicou diferentes escritos particulares sobre várias partes da medicina. Em todos eles, encontra-se o mesmo vigor de pensamento. Sua obra sobre os males dos nervos, suas consultas e sua carta a Gorter provam que Boerhaave, já em idade mais avançada e após diversas visitas aos leitos dos doentes, começou a dar muito menos importância a seus sistemas. Além disso, reprovava, cada vez mais, as ideias de Hipócrates e de todos os verdadeiros médicos. Suas duas obras, já citadas anteriormente, contêm a substância de sua doutrina. Seu plano de ensino foi muito bem conhecido, pois essas obras eram destinadas a servir de texto para suas aulas.

A escola médica de Leyde, célebre por seus muitos sábios professores quando Boerhaave foi ali recebido, agora é reconhecida quase somente por sua causa. A glória dos professores ficou, por assim dizer, encoberta pela de Boerhaave. Após reinar durante sua vida sobre a medicina da Europa, seu nome conservou o mesmo brilho por muito tempo após sua morte. O talento de seus discípulos, espalhados por todos os países, também o fizeram ser admirado e respeitado. Sem dúvida, esse nome, com justiça ilustre, viverá na posteridade, se não como o de um gênio eminente e verdadeiramente filosófico, pelo menos como o de um professor muito laborioso, muito hábil e um escritor muito elegante.

XV
Hoffmann, Baglivi, novos solidistas de Edimburgo, escola de Montpellier

Naquele mesmo tempo, Hoffmann, professor na Universidade de Hall,[34] fundamentou sua prática e suas aulas em um novo sistema, ao qual se deu o nome de *solidismo*. Era a doutrina metódica[35] modificada pelos pensamentos de Hipócrates e pelas descobertas da química e da filosofia moderna.

O eloquente Baglivi, arrancado da ciência por uma morte prematura, já havia traçado um esboço dessa doutrina em Roma, em seus cursos, cuja notoriedade fazia vir alunos de toda a Europa, e em seu tratado sobre *fibra motriz e morbosa*.

Esses dois médicos,[36] rejeitando ou limitando as opiniões dos humoristas segundo os quais os fluidos exercem uma influência essencial e direta sobre o estado são e doentio, restituíram esse importante papel aos sólidos. Eles estabeleceram que as modificações sentidas pelos fluidos eram somente o seguimento e o efeito das modificações que os sólidos experimentaram. Em resumo, de acordo com sua hipótese, a vida se exerce e todas as suas revoluções se passam no *sólido*. Por essa razão, Hoffmann nomeia *solidum vivens*. O que distingue os solidistas dos metodistas é que, com Hipócrates, os primeiros reconhecem uma força vital cujas leis só podem ser conhecidas

---

34 Cabanis equivocadamente grafa o nome da Halle Universität como *université de Hall*, cujo curso médico foi inaugurado por Friedrich Hoffmann [1660-1742] e Stahl. (N. R. T.)

35 Prosper Alpin já havia tentado rejuvenescê-la.

36 Hoffmann se aproximou muito mais de Baglivi do que de Prosper Alpin.

pela observação dos fenômenos próprios ao corpo vivo. Esses fenômenos resultam, para eles, de sua ação sobre as fibras, distribuída pela natureza, a fim de animá-las com certa soma de energia e movimento.

Os princípios de Hoffmann se encontram disseminados em suas volumosas obras, sem dúvida plenas de saber e de boas observações práticas. Ele os resumiu e apresentou, com todas as comprovações, em seu último escrito, intitulado *Medicina rationalis systematica*.

Esses princípios parecem ter sido a fonte de tudo o que ainda hoje se ensina na escola de Edimburgo, justamente renomada pela singular reunião e sucessão ininterrupta de professores célebres em vários gêneros diferentes.

Deu-se o nome de animistas aos discípulos imediatos de Stahl, como Alberti, Junker, Nenter etc. Aqueles que depois associaram suas concepções às dos solidistas, dos químicos ou até dos mecânicos (como Gorter, Gaubius, Sauvage, Robert-Whytt) receberam o nome de *semianimistas*.

Enfim, com as opiniões de Stahl e de Van Helmont e também do solidismo extenso, modificado e corrigido, formou-se uma nova doutrina, à qual Bordeu, Venel, Lamurre e quase toda a escola de Montpellier trouxeram muito brilho e seguidores. Ela foi ampliada, desde esses mestres célebres, pelos vastos trabalhos de Barthez, fortalecida por seus alunos e sucessores, no que as descobertas modernas e o progresso das ciências colaterais lhe podiam fornecer de novas comprovações. Aperfeiçoada pela aplicação de métodos filosóficos que os bons espíritos começaram enfim a trazer para todos os objetos de nossos estudos, ela se aproxima cada vez mais da verdade. Logo, ela não será mais uma doutrina particular. Aproveitando-se de descobertas reais, dispersas nas obras de todas as seitas, despojando-se desse espírito exclusivo que sufoca a verdadeira emulação e que provocou somente debates ridículos, ela se tornará a única teoria incontestável na medicina, já que será o laço natural e necessário de todos os conhecimentos reunidos em nossa arte até hoje.

XVI
Situação do ensino

Em todos os séculos, as escolas quase sempre se deixaram levar pelos sistemas dominantes: tinha de ser assim. Mas, por uma fatalidade singular, quase todas partilharam todos os erros, pouco se beneficiando das novas verdades que em geral produziram as primeiras ideias ou as visões úteis que os mais absurdos desses sistemas podiam sugerir aos bons espíritos. Os erros se aliavam às doutrinas recebidas que, com mais facilidade, eram adotadas. Tudo o que se distanciava dessas doutrinas impactava menos os olhos preocupados; sua apropriação era rejeitada ou negligenciada. O ensino era confiado, desde o renascimento das letras, a corpos lentos, obstinados em seus princípios e que, além disso, tinham interesse, por vaidade ou por política, a repelir as novas ideias. O ensino esteve quase sempre atrasado em relação às luzes de cada século. Entre os árabes, as universidades foram colocadas nas mãos de uma classe particular de homens que, sem se apegarem, como ocorre entre nós, à hierarquia sacerdotal, formavam verdadeiras corporações independentes que regulavam a conduta e as opiniões. Entre os gregos, na verdade, os filósofos estavam à frente das escolas, mas o espírito sectário talvez em nenhum país tenha sido levado ao mesmo grau de paixão. Por mais perfeitas que tenham sido as escolas antigas de medicina, seu sucesso se devia, bem mais do que nos tempos modernos, à capacidade dos mestres e bem menos ao caráter das instituições. Deviam, portanto, experimentar variações mais frequentes e mais completas. Além disso, a maior parte dos conhecimentos humanos, necessariamente ligados à medicina, estavam dando ainda seus primeiros passos. Essa organização do mundo acadêmico, que hoje permite que os sucessos de cada parte concorram com o êxito de todas as outras, ainda não existia, nem poderia existir!

Seria talvez necessário acrescentar uma última observação (mas isso se aplica a todos os tempos): os professores mais hábeis nem sempre eram os melhores observadores e as mentes mais expansivas. Pois é preciso confessar que não é totalmente equivocado que todas as funções, para as quais a facilidade da palavra logo se torna um mérito eminente, têm a reputação de estragar mais cabeças do que podem formar. Eles se inebriavam com o sucesso da cátedra doutoral tanto quanto com a tribuna das arengas. Se é tão difícil não persistir em opiniões que tantas vezes aplaudimos, é talvez ainda mais difícil não rejeitar aquelas que lhes são contrárias e não procurar desviar, de seu sentido natural, os fatos capazes de perturbar o pacífico gozo de certos preconceitos que há muito tempo combatemos.

A escola de Cós, ou melhor, a de Hipócrates, ensinou a medicina conforme os melhores princípios. O espírito filosófico, e não os sistemas, dirigia o ensino. A observação, a experiência atenta, a cultura dos sentidos, a arte de raciocinar, esses eram seus fundamentos. Vimos que os alunos estavam permanentemente envolvidos com seus objetos de trabalho, livros,[37] instrumentos, remédios e, sobretudo, doentes, sem a presença dos quais é bem surpreendente que as grandes nações, aliás esclarecidas, tenham por tanto tempo acreditado ser possível formar médicos.

Todavia, no século de Hipócrates e em muitos séculos ainda depois dele, a anatomia permaneceu em seu estado infantil; a anatomia, principalmente do homem, apenas existia. A cirurgia não tinha regras fixas em relação a várias importantes operações. A matéria médica limitava-se a alguns remédios de grande eficácia, mas muito violentos para serem manipulados sem risco. A arte de prepará-los era quase totalmente desconhecida. Enfim, a mineralogia, a química, a física e todas as partes das ciências naturais que estavam mais ou menos ligadas à arte de curar tinham tão somente recolhido os primeiros fatos ou perdiam-se em teorias falsas e ridículas.

Aquela época não pôde, portanto, ver nascer um plano de ensino completo, embora fosse bastante correto o que era praticado. Foi somente pela maneira de encarar a natureza viva e pela maneira de observar e descrever os fenômenos das doenças que a escola de Hipócrates nos deixou modelos dignos de serem ainda imitados.

Estou atravessando um longo período de tempo em que o estado das escolas, em geral, só pode entristecer o observador, e no qual o da educação é a imagem fiel do caos.

---

37 Uma passagem de Xenofonte nos ensina que existia nessa época um grande número de livros (*Faits et dits mém.* de Socr.).
[Essa citação incompleta de Cabanis provavelmente se refere à obra *Mémbrables*, escrita por Xenofonte sobre a vida de Sócrates, seu antigo mestre. (N. R. T.)]

No final do século XVI, e também no século XVII, o progresso da ciência fora importante e rápido, mas o progresso do ensino quase nulo. É sobretudo aqui que se percebe uma grande distância entre a doutrina dos bons livros e a das escolas, entre a sábia ousadia, o passo mais firme e exato, o estilo mais independente dos escritores e a rotina cega, a lenga-lenga escolástica, os preconceitos servis da maior parte dos professores.[38]

Foi no século XVIII que o ensino fez verdadeiros progressos. Ao jargão escolástico sucedeu uma língua mais precisa e mais pura. O perfeccionismo dos métodos matemáticos, os procedimentos mais seguros empregados nas observações de física e de história natural, o tom filosófico que se generalizou, a elegância e o gosto, cujas obras-primas multiplicadas das letras ou das artes tornaram-se de algum modo uma necessidade para as classes cultas em todas as nações, enfim, tudo isso forçou as escolas a sacudirem sua poeira bárbara. A razão as sitiava e cercava por todos os lados, deslizava entre suas cadeiras. É preciso fazer-lhes justiça, as escolas combateram valentemente o senso comum. Podemos mesmo dizer que seus restos impotentes estariam prontos a renovar esse combate, mas a desrazão foi forçada a ceder e, de todo modo, para sempre. A duração e a obstinação dessa luta escandalosa são precisamente o que tornou impossível o retorno às antigas rotinas e, sobretudo, aos antigos erros, em favor dos quais apenas as rotinas têm um preço aos olhos de alguns. Sem dúvida, aqueles que se dedicam a permanecer fiéis à verdade serão

---

38 Os jesuítas prestaram serviços nessa área, mas foram os senhores de Port-Royal que ofereceram o primeiro exemplo de um ensino filosófico.

sempre ultrajados pela ignorância e perseguidos pelo charlatanismo, mas o triunfo de sua causa estará doravante assegurado. Várias partes dos conhecimentos humanos atingiram um tipo de perfeição; ricos materiais foram reunidos. Não se trata mais de aplicar igualmente em todas as áreas os únicos verdadeiros métodos; trata-se sobretudo de aplicá-los com o mesmo rigor a todos os ramos do ensino.

Se for somente da alçada do filósofo delimitar esses métodos, então cabe ao legislador transportar o espírito desses métodos para a própria organização dos estabelecimentos públicos de instrução.

Sem dúvida, há muitos trabalhos que o governo deve somente limitar-se a proteger. Quando o interesse particular fala mais alto, é preciso nele confiar. A intervenção do poder público normalmente apenas o perturba e incomoda. Assim, muitas belas e grandes empresas, das quais toda uma nação recolhe os frutos, trabalham bem melhor quando os governantes não se metem. Estabelecimentos acima do poder dos próprios soberanos viabilizam-se facilmente pela reunião e concertação de interesses individuais que lhes são relacionados.

Pode-se esperar que um dia ocorrerá o mesmo com a instrução. Ela será tão diretamente necessária para a existência e felicidade dos cidadãos que eles irão procurá-la por toda parte, ansiosamente. Daí, ela se tornará, para os homens que estiverem em condições de propagá-la, um ramo da indústria igualmente honroso e útil. Daí, os governos poderão concentrar-se nesses interesses mútuos, no progresso da ciência e no aperfeiçoamento gradual da opinião.

Hoje, trata-se de prevenir as consequências do banditismo, da desrazão e da fúria, que se reproduzem sob todas as formas.

Hoje, os charlatões, prontos a se apoderar da opinião instável, devem ser mais do que nunca contidos pelas leis e desmascarados pelos conhecimentos. Hoje, que o lugar dos antigos erros não foi ainda completamente ocupado por verdades reconhecidas, o governo deve indicar o objetivo e pôr em movimento os espíritos. Deve, ainda, equilibrar o ensino e a legislação, a fim de que possam ajudar-se mutuamente, esperando que possam corrigir-se ou aperfeiçoar-se. Enfim, deve também ajudar os verdadeiros médicos, para que sua arte seja totalmente reformada, já que, por sua natureza, exige ao mesmo tempo mais vigilância e mais encorajamento.[39]

---

39 O governo da República fez muito nesse tema, consolidando as escolas atuais de medicina e, sobretudo, as escolas de Paris e de Montpellier.

Capítulo III
Visão geral sobre o ensino da arte de curar

I
Faculdades do homem, fonte de seus erros, invenções dos métodos filosóficos

Em virtude de sua organização, o homem é dotado não somente da faculdade de sentir e transformar suas sensações em pensamentos, em raciocínio, em séries de afecções morais, mas é dotado também da faculdade de partilhar as ideias e os sentimentos de outrem, de identificar-se com o que lhe é transmitido, de repetir e apropriar-se de operações ou de narrativas que a ele se assemelham. Pode tirar proveito dos trabalhos de seus predecessores como dos de seus contemporâneos. Ele se enriquece com a experiência dos séculos. E se os meios que possui para comunicar-se com seus semelhantes fossem suficientemente aperfeiçoados, um indivíduo poderia viver no passado, no presente e até no futuro. Ele coexistiria de alguma maneira com todo o gênero humano.

Pelos sentidos recebidos da natureza, ou pela sensibilidade que faz que todos os órgãos contribuam na ação de seu cérebro, o homem aprende a conhecer os objetos. Suas sensações são a causa ocasional direta e seus órgãos, por serem sensíveis, são os instrumentos imediatos de sua instrução. Apressado pelas necessidades ou pela ávida curiosidade que sempre o estimula, o homem no estado social não demora a criar outros instrumentos para si, produtos artificiais de suas tentativas e meditações que podem aumentar muito a energia ou o poder de ação de seus órgãos. Esses novos instrumentos são aplicados diretamente aos próprios sentidos ou ampliam e facilitam as operações da inteligência. Às vezes, até parecem que fazem eclodir, por assim dizer, faculdades totalmente novas como eles mesmos. Esses diversos instrumentos são igualmente suscetíveis de aperfeiçoamento pela cultura, pela experiência e pela reflexão. É de seu aperfeiçoamento sucessivo que depende o aperfeiçoamento do gênero humano.

Sem dúvida, na ordem natural das coisas, as impressões são justas e conformes à maneira pela qual devemos sentir. Se não o fossem, nenhum artifício poderia ajudar. As ideias criadas pelas impressões devem, então, ter o mesmo caráter de retidão, quando nada de estranho as altera, seja em sua própria fonte, seja na sequência das operações orgânicas que ajudam na sua formação. Sendo assim, o homem pensa e raciocina naturalmente.

Entretanto, uma triste experiência nos ensina que o erro é mais familiar do que a verdade. Em todos os países e em todos os tempos, vemos o homem abraçar quimeras. Por toda parte, ele é o joguete dos preconceitos mais vergonhosos. Ele os cultiva, ele os estima, ele os desafia e os adora. Visto que não se pode desconhecer que essa disposição funesta é comum a toda a espécie, é preciso que sua causa se encontre também na natureza.

O que coloca o homem no topo dos animais é sua eminente sensibilidade e, também, a faculdade de receber um maior número de impressões diversas e de recebê-las mais vivas. Ora, sensações vivas ocasionam determinações rápidas, sensações múltiplas são mais dificilmente distinguidas e apreciadas. Nas duas circunstâncias, os atos delas deduzidos pela vontade estarão igualmente sujeitos a serem somente conclusões falsas.

É verdade que em todos os casos nos quais o castigo segue imediatamente o erro, esse não pode ser de longa duração. O hábito de fazer julgamentos falsos acarreta, então, uma sequência de impressões dolorosas. A primeira de todas as necessidades nos leva necessariamente a evitar as causas das quais elas dependem. Assim, cada um logo corrige por si só esses falsos julgamentos. Entretanto, os objetos, relativamente aos quais as coisas acontecem dessa maneira, ficam muito limitados no estado social. Quase todos eles se relacionam às necessidades naturais e diretas, as quais representam um pequeno papel nas relações entre os homens. E a desrazão não perde quase nada.

Normalmente, seria preciso muito tempo e muita calma para examinar, com a atenção necessária, os motivos de uma opinião que se adota ou de um partido que se abraça. Entretanto, as circunstâncias nos apressam, sendo necessário optar imediatamente. A necessidade de decidir prontamente é assim uma poderosa causa de erro. Ela se confunde com o falso instinto ou com os hábitos de precipitação que o tornam falso, ainda que tivéssemos tempo de refletir.

Impressões profundas podem também apoderar-se do julgamento. Podem alterar a natureza dos objetos ou, pelo menos, impedir de serem examinados de todos os ângulos. Enfim, o hábito vicioso de sentir e de julgar, contraído pela imitação, ou um hábito mais universal, e mais vicioso ainda, de dar às suas próprias ideias ou às de outrem sinais que não são nem uniformes nem bem determinados, aumentam ainda mais, ambos, a dificuldade de evitar o erro. Todas essas causas dependem, sem dúvida, de maneira mais ou menos imediata da própria natureza de nossas faculdades e de nossas relações com os objetos de nossos julgamentos.

Assim, o homem, feito para raciocinar constantemente bem, acaba raciocinando quase sempre mal. A ordem dessa mesma natureza que lhe torna a verdade necessária e que traçou sua rota envolve-o também com armadilhas e falsas indicações. Então, as próprias qualidades que devem fazê-lo descobrir e reconhecer a verdade se tornam facilmente a causa de mil erros grosseiros. Esses erros são, por assim dizer, seu estado habitual. O bom senso, de certo modo, não é mais do que uma exceção.

A arte de conduzir seu espírito é, pois, necessariamente, objeto de um estudo penoso. É uma arte cuja teoria exige todas as forças da atenção, e a prática, todos os escrúpulos da experiência. É preciso aprender não somente a combinar, a balancear, a concluir, mas é preciso também aprender a ver, a ouvir, a tocar, enfim, a sentir.

Logo que os filósofos observaram o mundo e a si mesmos, viram facilmente o que poderíamos ser e o que não éramos. Eles procuraram a causa de nossos erros e seu remédio. Mas essa causa, agindo ainda sobre eles no momento em que se ocupavam em combatê-la, torna o remédio mais difícil de ser encontrado. Entretanto, cada um fez sua hipótese e indicou seu método. Não foram muitos os que nos ensinaram, realmente, a conduzir as operações de nossa inteligência. Mesmo seus trabalhos, até o momento, deixam muito a desejar.

Hipócrates, Aristóteles e Epicuro parecem ter sido os únicos entre os antigos que sentiram que, nesse tipo de busca, é preciso começar observando o que se passa conosco, quando sentimos e julgamos. Somente eles reconheceram que as sensações são os verdadeiros materiais de nossos julgamentos. A esse respeito, não nos resta nada no corpo da doutrina de Hipócrates e ainda menos no de Epicuro. E embora Aristóteles nos tenha deixado uma análise engenhosa do raciocínio, podemos reduzir o que há de verdadeiro nos seus escritos ideológicos ao célebre axioma citado tantas vezes, e que nem sequer é encontrado em termos precisos, em lugar algum.

Desde Aristóteles até Bacon, os métodos filosóficos não fizeram absolutamente nenhum progresso real. O erro, reduzido em sistema, tornou-se cada vez mais difícil de desenraizar-se.

Bacon, ao lançar um rápido olhar[1] sobre todas as ciências, reconheceu a fonte das vãs hipóteses que as desfiguravam e dos falsos resultados com os quais elas estavam infectadas. Ele não se contentou em traçar o plano de reforma das ciências; quis refazer o próprio instrumento, por meio do qual nós adquirimos todos os nossos conhecimentos. É verdadeiramente com ele que começa a época de regeneração da ciência.

A partir dessa época, os progressos foram rápidos. Hobbes, Locke, Bonnet e Condillac, sucessivamente, aperfeiçoaram o pensamento de Bacon e tornaram os procedimentos da análise filosófica mais simples e seguros. Fundaram as regras que

1 No original, *coup d'oeil*. (N. R. T.)

a dirigem sobre um conhecimento mais exato das faculdades e das operações do espírito humano.[2]

Essas faculdades e essas operações, descritas e delimitadas com um grau de exatidão surpreendente, oferecem-nos, na história natural do entendimento, o modelo do verdadeiro e único método aplicável a todas as ciências. Somente por meio dele é possível observar nitidamente os objetos, classificá-los e encadeá-los em conjuntos que não sejam vãs hipóteses. É unicamente com sua ajuda que se pode estudá-los, ensiná-los e difundi-los. Enfim, esse método não só simplifica e facilita a aquisição de objetos, mas, apresentando-os em sua ordem mais natural, deixa marcas mais profundas e mais fáceis de serem encontradas na lembrança.

II
Aplicação da análise na arte de curar

Retorno à arte de curar. O emprego do verdadeiro método não será menos fecundo em úteis resultados.

O homem, assim como os outros animais, é capaz de ter impressões dolorosas, como também impressões agradáveis. Ele é muito mais suscetível a ambas do que qualquer outra espécie conhecida. A razão é simples: suas sensações repousam sobre uma maior quantidade de objetos; sua imaginação, cuja ativi-

2 Não falo aqui dos sucessores de Condillac, alguns dos quais me parecem ter acrescentado à precisão da análise, talvez até abrindo-lhe novos caminhos, e fornecendo bases mais sólidas a seus princípios, ainda vivos. Somente o tempo poderá testemunhar, definitivamente, o mérito de seus trabalhos.

dade é alimentada pelas sensações, reage por sua vez sobre elas e lhes dá um grau de força ou direcionamento extraordinários.

As impressões dolorosas constituem a doença, como as impressões agradáveis constituem o bem-estar e a saúde.

É fácil perceber que as dores morais e a felicidade dependem, mais ou menos, imediatamente desses dois estados físicos. Elas são, estritamente falando, apenas esses dois estados considerados de outros pontos de vista ou em certas relações particulares.

Enfim, não é disso que se trata agora.

Uma sensação penosa não pode ser vista como uma doença. Quando ela é passageira, a própria natureza a remedeia e o esquecimento logo a apaga. Se a dor ou o mal-estar se prolonga, somente assim existe uma doença verdadeira. Nesse caso, a natureza não fica ociosa. Ela determina, secretamente, uma série de novos movimentos, dirigidos para o restabelecimento do bem-estar ou da saúde. Ao mesmo tempo, uma voz interna, muito poderosa, ordena ao homem procurar socorro nos objetos externos. Quando a experiência o faz ver que vários desses objetos podem efetivamente responder às suas diferentes necessidades, ele os testa sucessivamente em todos os casos em que essa voz se faz ouvir.

Todas as sensações podem, sem dúvida, ser compreendidas sob os dois títulos gerais de *prazer* e *dor*. Entretanto, variam infinitamente, por assim dizer, ou seja, tanto quanto as próprias coisas que as determinam. As coisas agem sobre os corpos animados de maneira muito diferente. Os efeitos mais ou menos duráveis que as sucedem não são menos diversos do que as impressões imediatas que elas produziram.

Essa observação impressiona o homem, à primeira vista.[3] Sua importância e sua repetição diária não permitem negligenciá-la.

Não há, frequentemente, uma relação entre a sensação imediata e o efeito durável. O que agrada pode prejudicar. O que desagrada pode tornar-se vantajoso.

Segunda observação menos direta, que demanda mais atenção: alguns objetos não ocasionam inicialmente nenhuma sensação particular. Eles parecem não ter nenhuma ação muito distinta, mas os vemos na sequência produzindo efeitos importantes, seja pela lembrança, seja por um longo uso.

Terceira observação que só fazemos muito mais tarde, que se confirma somente com um grande número de exemplos e que, por consequência, somente influi sobre a conduta quando os erros que o homem comete repetidamente, negligenciando-a, foram, para ele, a fonte de impressões penosas repetitivas.

Antes de chegar até aí, o homem já recolheu muitas observações particulares sobre a diversidade das causas que podem produzir nele o sentimento de mal-estar, ou suavizá-lo e fazê-lo cessar. O mero desejo de afastar impressões dolorosas, ou simplesmente penosas, inspira muitas tentativas. Dessas tentativas repetidas nasce um sistema de observações, sem dúvida por muito tempo sem forma, para o uso das famílias, dos povos, das nações.

Os benefícios do acaso, as lições dos outros animais, os apetites dos doentes aumentam, a cada dia, essas primeiras riquezas. O número de experiências cresce rapidamente e, com isso,

---

3 No original, *coup d'oeil*. (N. R. T.)

tornam-se mais ousadas, mais bem pensadas, mais aplicáveis às necessidades que as circunstâncias trazem também a cada dia.

Condillac observou que os homens analisam naturalmente, quer dizer, naturalmente observam, comparam e julgam. Nada é mais verdadeiro. Mas ele tem razão unicamente no que se refere a objetos simples, cujas faces podem ser vistas ao mesmo tempo. Isso diz respeito aos fatos, cujas relações mútuas ou sua identidade são fáceis de serem reconhecidas, e aos dados constantes, ou pouco móveis, limitados em seu número e fáceis de serem reunidos, fixados e comparados em todas as relações.

Infelizmente, essas circunstâncias favoráveis não se encontram no estudo de muitos objetos, os quais devem fazer parte de nosso conhecimento. Por exemplo, os objetos que pertencem à medicina e à moral apresentam muito mais dificuldades. A medicina e as ciências morais devem, então, permanecer mais tempo no estado infantil ou, pelo menos, seus princípios devem necessariamente adquirir, mais tarde, evidência e solidez, sem as quais os espíritos severos terão dificuldade em vê-los como corpos científicos verdadeiros. Ao contrário, as áreas dos nossos estudos que têm como objeto propriedades mais simples e mais fixas, como as dos números ou as da extensão, progredirão rapidamente nas mãos de homens hábeis. Com isso, o espírito humano poderá glorificar-se com razão e, a cada novo passo, poderá sempre verificar a certeza e mesmo apreciar, com exatidão, sua importância.

À medida que os conhecimentos se estendem, é necessário classificá-los para que não se confundam. As classificações são absolutamente necessárias para ajudar a memória e para ordenar as operações do espírito. Se se limitassem a isso, sem dúvida, só teriam vantagens. Os homens imaginam, quase sempre, que a própria natureza deve depender da ordem traçada por eles e ousam tirar consequências práticas para todos os casos que poderão se apresentar. Ordem cuja realidade frequentemente só existe nos quadros criados por sua imaginação.

É aqui que os métodos começam a tornar-se uma nova causa de confusão. Deixando a natureza de lado, o espírito substitui as coisas verdadeiramente existentes por suas próprias ficções, quer dizer, por fantasmas. As abstrações mais infiéis, visto que seus elementos podem mudar a cada nova aplicação, tornam-se a base de julgamentos e determinações práticas que podem ser da mais alta importância. Algumas vezes, esses julgamentos e essas determinações não têm fundamento em nenhum objeto real.

III
Dificuldades encontradas ao aplicar a análise na observação e no tratamento das doenças

Entre os diferentes objetos que o homem se vê forçado a estudar com atenção e constância por causa de suas necessidades, poucos reúnem, no mesmo patamar que os da medicina, todas as dificuldades ligadas ao caráter móvel e variável do qual falamos. Existem poucos objetos para os quais o uso inconsiderado das classificações pode trazer mais graves inconvenientes.

Por exemplo, a dor lateral, a tosse, o escarro de sangue, acompanhados de febre aguda, estão frequentemente juntos. A observação não tarda a perceber isso. Consequentemente, habituamo-nos a considerar esse conjunto de sintomas como um ser particular. Damos-lhe o nome de *pleurisia*, nome tirado da dor lateral que, sentida constantemente pelo doente, é para ele o sintoma dominante.

Em vários casos, nos quais esses diferentes fenômenos ocorrem, hemorragias naturais abundantes os atenuam, sangrias artificiais produzem também o mesmo efeito. Os doentes, atormentados pela sede, desejam bebidas mornas e diluídas. Essas bebidas fazem suar facilmente, aumentando o bem-estar; a expectoração se estabelece. Outras bebidas energéticas apressam essa evacuação. Enfim, após um esforço mais ou menos marcante por parte da natureza, os sintomas se dissipam e a saúde retorna.

No quadro dos remédios que correspondem a cada doença, ao lado da palavra *Pleurisia*, encontramos primeiramente *sangria, bebidas diluídas*, em seguida, *bebidas energéticas*, *remédios expectorantes*, em último lugar, *sudoríficos leves*.

Vê-se que, aqui, tomo a hipótese mais favorável: aquela em que os sintomas foram bem reconhecidos e os efeitos dos remédios foram surpreendentes e bem compreendidos. Eis, então, um axioma, uma regra de prática: sua dedução nos indica a maneira pela qual todas as outras regras podem ser deduzidas nos casos em que princípios seguros e procedimentos sábios presidem sua formação.

Suponhamos que os sintomas expressos pela palavra abstrata *pleurisia* se apresentem sozinhos e que a natureza, o tempo e a ordem na administração dos meios curativos tenham sido bem observados. Nesse caso, sem dúvida, esta palavra *pleurisia* corresponde nada mais, nada menos, ao próprio conjunto da doença. O sucesso dos remédios será constatado por um número suficiente de exemplos. Então, digo que as regras traçadas para o emprego desses remédios se encontram verdadeiramente deduzidas dos fatos e seguem um método seguro de raciocínio.

Em outros casos, aos quais se aplica também a palavra *pleurisia* por causa da presença dos principais fenômenos que já trazem esse nome genérico, a sangria é prejudicial, as bebidas diluídas agravam a doença, os energéticos cansam ou não produzem nenhum efeito. Em compensação, às vezes vômitos copiosos, espontâneos ou provocados pela arte, às vezes vermífugos dados mais ou menos em grandes doses, às vezes purgativos e sudoríficos empregados imediatamente, às vezes, enfim, amplos vesicatórios trazem, abruptamente e como por encanto, ou gradativamente e por meio de crises parciais, a dor lateral, a tosse, o escarro de sangue etc.

Esses casos tão diferentes, visto que são curados somente com tratamentos variados e próprios a cada um deles, são, é verdade, caracterizados por sinais acessórios diretos ou por circunstâncias que os desvelam indiretamente. Antes que observadores atentos os tivessem reconhecido, descrito e distinguido, os sinais foram por muito tempo confundidos sob a máscara enganadora de uma denominação comum.

IV
Mesmas dificuldades e mesmos perigos na classificação dos remédios

Se passarmos para as classificações de remédios, encontraremos aí frequentemente os mesmos vícios, e esses vícios têm a mesma causa.

Um remédio provoca suor, nós o classificamos como sudorífico. Um outro regula a menstruação, iremos colocá-lo entre os *emenagogos*. Essas propriedades, que experiências incompletas lhes atribuem e, na avaliação das quais comumente pouco levamos em conta as diversas circunstâncias da doença e da administração do remédio, são com frequência totalmente ilusórias, a menos que tenhamos tido a sorte de utilizar esses remédios em casos absolutamente iguais, em todos os aspectos, àqueles que forneceram as observações. Percebe-se, logo, que os remédios chamados de sudoríficos podem impedir ou suprimir o suor, ou que aqueles qualificados de *emenagogos*, aumentando o espasmo ou a inércia da matriz,[4] podem agravar o mal cuja potência de curar lhe é atribuída.

O mesmo deve ser dito de todos os remédios dotados de uma ação verdadeira. Conforme os casos nos quais são empregados, os remédios podem produzir efeitos absolutamente contrários ou, pelo menos, bem diferentes.

Abram os livros de matéria médica. Vereis vários remédios organizados, sucessivamente, em quase todas as classes. Poderíamos acreditar que produzem os mesmos efeitos. Observações primitivas, que atribuíram essas qualidades tão diversas aos remédios, são em geral inteiramente perdidas. Somente com muito trabalho e sagacidade é possível se reconhecer no meio desse caos. Eis o que torna a leitura imprudente desses livros tão perigosa, mesmo para um grande número de médicos; eis o que força aqueles, dentre os que respeitam a vida dos doentes e que querem analisar com seriedade seu próprio julgamento, a ir diretamente às fontes e buscar nos observadores o segredo dessas contradições aparentes. Eles se sentem também forçados a repetir as experiências, esquecendo o que

4 Designação antiga do útero. (N. T.)

encontraram nos livros, para aprender novamente com a natureza. Eis aí, talvez, a principal causa desse pirronismo teimoso que a medicina inspira a muitos bons espíritos.

O leitor não terá dificuldade em conceber que, se as circunstâncias mudassem, as impressões e seus efeitos sobre o conjunto da economia animal não seriam mais os mesmos. Ora, as circunstâncias nas quais se encontram os corpos vivos são tão variadas quanto podem sê-lo as combinações de todas as causas externas ou internas capazes de agir sobre eles. As circunstâncias não diferem dessas causas e de suas combinações. Como a sensibilidade ágil e móvel da máquina humana a entrega à influência de uma quantidade enorme de agentes diversos, é unicamente com a ajuda da observação mais atenta que se pode chegar a aplicar os remédios precisamente, nas circunstâncias indicadas. Temos então o direito de esperar certos efeitos determinados.

V
Tentativas para aperfeiçoar as classificações médicas

Aristóteles já reconhecera, na sua época, que o abuso do método é tão prejudicial para o progresso da ciência quanto sua ausência absoluta. Acabamos de ver a prova disso. Esse filósofo poderia fornecer mais de um exemplo, em apoio àqueles que acabamos de citar. Talvez encontre-se aí a armadilha, se for permitido falar assim, mais sutil e mais perigosa que a natureza já colocou no caminho do espírito humano.

Em uma prática diária, que os força a recolocar sempre as classificações ao lado da natureza, os pensadores percebem rapidamente a infidelidade desses quadros. Eles veem a natureza brincando com um orgulho pueril que pensa poder compensar a justeza das opiniões pelo aparato dos esforços, e que parece querer deslumbrar-se com um tipo de brilho científico. Sentem necessidade de voltar a observar os fatos particulares e circunscrever o valor dos sinais gerais. Daí a ideia das definições. Esse é o primeiro passo a ser dado quando nos ocupamos da reforma dos métodos.

Quando se trata somente de concepções puramente racionais ou quando se quer examinar os objetos somente em relação a certas propriedades particulares e simples, com efeito, a definição é suficiente. A partir daí, nós nos compreendemos e podemos raciocinar melhor.

Mas não é bem assim quando queremos aplicar nossos conhecimentos a objetos usuais. Não agimos mais sobre valores abstratos, em que o certo é permanecer sempre no estado no qual foram fixados. Não se trata mais do círculo ou do triângulo geométrico, das relações de números incapazes de mudar, nem dessa pleurisia, definida por uma frase que nos faz lembrar a tosse, o ponto lateral, a expectoração de sangue. São conjuntos de fenômenos sempre diferentes, sempre individuais e específicos que se oferecem aos nossos olhos. Quanto mais estamos preparados a ver, menos encontraremos essas pretensas identidades de doenças que existem somente no cérebro de observadores imprudentes ou desatentos.

Resumindo, acabamos reconhecendo somente indivíduos na realidade das coisas. Como dizia Leibniz, não há duas folhas iguais em todos os aspectos.

Assim, os erros inevitáveis que o sentido incompleto e vago das palavras provoca na classificação fazem logo sentir a necessidade de levar as ideias gerais a seus elementos, quer dizer, aos objetos ou aos fatos individuais dos quais elas foram tiradas, assegurar-se de que esses objetos ou fatos estão exatamente contidos nessas ideias e se elas não trarão outras que não aquelas fornecidas pela observação. Enfim, fixar nitidamente suas relações mútuas e o valor preciso dos termos que se emprega para designá-las. Para isso, recorremos primeiramente às definições. Entretanto, não demoramos a perceber que esse meio é totalmente insuficiente, que ele tem vários inconvenientes ligados às classificações e que a definição, para ser exata, para não deixar muita imprecisão no espírito, deve aproximar-se cada vez mais da descrição circunstanciada e acaba sendo, por si só, uma verdadeira descrição.

VI
Novas dificuldades

Os homens são, assim, levados ao mesmo ponto de onde haviam partido. Eles se encontram mergulhados de volta no mesmo caos, ao qual a multiplicidade e variedade dos objetos os tinha lançado inicialmente. Após terem reconhecido os abusos do método, sentem, com mais amargura, a impotência absoluta que nos traz a privação desse socorro artificial. É preciso resolver essas dificuldades ou flutuar, eternamente, entre a ignorância e o erro.

Esses obstáculos ao aperfeiçoamento do quadro de nossos conhecimentos e esses inconvenientes, que se manifestam sobretudo quando se trata de aplicá-los nas necessidades usuais da vida, não são de forma alguma os únicos. O estudo dos diferentes objetos oferece graus diferentes de dificuldades. Esses objetos não têm a mesma facilidade, ou dificuldade, para serem fixados e bem compreendidos. A utilidade que podemos extrair deles, única relação sob a qual nos importa conhecê-los, é mais ou menos extensa, mais ou menos direta e mais ou menos surpreendente. Os objetos que seriam os mais úteis de conhecer nem sempre são aqueles mais fáceis de serem estudados. Para dar um exemplo do nosso assunto, quanto hábito de observação, quanta sagacidade é preciso ter para desvendar em uma doença os fenômenos realmente essenciais e fundamentais que a constituem, fenômenos dos quais todos os outros são somente acessórios ou consequências! Quanto tato e precisão para avaliar a influência, maior ou menor, que eles têm no contexto da doença e as modificações que trazem, mesmo permanecendo a ele subordinados! Quanta leveza de espírito e atenção para acompanhar todos os movimentos, a fim de não ser seduzido pelas diversas aparências que a doença pode ter em suas diferentes épocas, pelas metamorfoses que seu próprio caráter, suas complicações e todas as circunstâncias externas lhe podem fazer sofrer!

O exame das causas, próximas ou distantes, não pode deixar de aumentar o embaraço de um verdadeiro observador.

Permitam-me voltar a algumas ideias que já expus em outro lugar. Além de não poder perdê-las de vista, poderemos saber o que se faz quando se raciocina sobre uma sequência de observações.

A palavra *causa* não deve nos fazer olhar os fenômenos da natureza como se estivessem contidos uns nos outros, gerados e geradores, sucessivamente. Na verdade, existem para nós somente fatos que se apresentam simultaneamente ou em uma ordem sucessiva. Tudo o que a observação fundamentada pode fazer é estabelecer, entre eles, relações de analogia ou de diferença, de independência recíproca ou de subordinação e encadeamento. Dois fatos se assemelham ou diferem, parecem estar sempre juntos ou ocorrem frequentemente isolados. Se virmos um fato acontecer constantemente após outro fato, diremos que o primeiro é o efeito e o outro é a causa. Entretanto, esses nomes não lhes dão novas qualidades, expressam somente a ordem de sua sucessão. Essa ordem não é menos importante de ser conhecida, visto que a aparição do primeiro fato nos anuncia, com certeza, a chegada do fato subsequente. Sem esse conhecimento, toda história será somente uma vã sequência de quadros, desprovidos de ligação. Sem ele, a história das diferentes doenças, incompleta e ridícula como descrição, torna-se inútil, e mesmo perigosa, como objeto de comparação aplicável à prática.

É muito difícil determinar essa ordem dos fenômenos quando ela é apresentada pela natureza, entregue a si mesma, ou pelo curso mais ordinário das coisas. A ordem dos fenômenos que se pode chamar de artificiais (quando é a arte que os produz por meio do emprego racional de diversas impressões insólitas) é, sem dúvida, bem mais difícil de ser reconhecida e fixada com exatidão.

Um homem sente dores, após um grande número de circunstâncias que podem tê-las ocasionado. Se essas dores cessarem naturalmente, em meio a muitas outras circunstâncias que se misturam e se confundem, a ignorância e a irreflexão podem achar que é fácil desvendar a verdadeira causa do mal e da cura. Se a mudança favorável chegar após o emprego de certos remédios, que a analogia nos fez julgar úteis, essa conjectura, segundo a qual afirmamos que eles foram realmente úteis, terá tanto menos peso quanto os exemplos em casos semelhantes forem menos numerosos. Somente com o tempo e pelas observações repetidas em diversas circunstâncias, ela poderá atingir um alto grau de probabilidade.

Pareceu-me conveniente expor esses primeiros obstáculos que tornam tão difícil e incerta a marcha do espírito no estudo da medicina e, sobretudo, na aplicação de seus princípios ou de suas visões gerais na prática. Pensei que poderia ser útil reconhecer essas diferentes fontes de nossos erros, fontes infelizmente muito fecundas. Elas estão ligadas à própria natureza dos objetos ou dos instrumentos que podemos usar para estudá-los ou para nos apropriar do seu conhecimento para nossas necessidades.

VII
Volta-se sempre necessariamente ao método. Ele não prejudica jamais por si mesmo. Como ele deve ser aplicado na medicina

Observemos, por um lado, que a falta de método não pode ser perigosa por muito tempo. A natureza nos obriga imperiosamente a pedir ajuda. Por outro lado, o abuso do método vem sempre não dele mesmo, mas da maneira imperfeita como as regras foram elaboradas. Não nos perdemos porque temos métodos demais, mas porque o método que usamos não é bom. À medida que ele se aperfeiçoa, vemos desaparecer, gradativamente, todos os vícios e inconvenientes que se acreditava inseparáveis. As regras gerais tiradas das semelhanças são corrigidas por outras regras tiradas das diferenças. Descemos até os fatos individuais; as distinções e as próprias exceções se classificam; formam-se, a partir daí, outros sistemas sempre mais parciais;

desse conjunto de operações sucessivas, cujos efeitos se retificam ou se compensam mutuamente, tiram-se resultados que se tornam mais exatos e mais completos.

Enfim, na aplicação dos conhecimentos teóricos aos hábitos da vida, na satisfação de nossas necessidades diárias, nas operações de nosso espírito em que os menores vícios de raciocínio podem ter as consequências mais funestas, temos ainda um método experimental e prático, fruto da observação contínua dos objetos e do emprego repetido dos instrumentos. Um instinto feliz, mais do que o saber, encontra as primeiras regras desse método. Ele as segue, como um guia seguro, muito tempo antes que se possam traçar regras verdadeiras. Logo depois, o saber as esclarece e as amplia, o espírito filosófico as encadeia e coordena. Ele aperfeiçoa, sobretudo, sua aplicação. Enriquecido por observações constantes e conduzido por pensamentos ao mesmo tempo mais gerais e mais seguros, esse método prático chega a retificar, com o tempo, o que os outros métodos, exclusivamente fechados na teoria, apresentam de mais absoluto e rigoroso. Submetido ele próprio a certas modificações que as circunstâncias indicam e exigem, o método se confunde com o talento, do qual ele é a obra, mas que, entretanto, não o substitui jamais.

No estudo da parte terapêutica da medicina, quer dizer, aquela cujo aperfeiçoamento todas as outras têm como objetivo definitivo, as regras só podem ser desenvolvidas na cabeceira do doente. Sua aplicação só poderá ser bem compreendida depois de uma longa sequência de exemplos, pois eles devem, por assim dizer, esgotar todas as combinações possíveis. É preciso, pelo menos, que eles exponham diversas vezes os seus elementos. É preciso, sobretudo, que deixem na memória imagens indeléveis que servem depois para reconhecer, no primeiro olhar,[5] as características distintivas de cada doença, dentre todas as complicações que podem mascará-la.

É desse modo que se formam, sob o comando de mestres hábeis, médicos capazes de curar. É preciso confessar que esses mestres constatarão frequentemente que não podem partilhar, com seus ouvintes, certas sensações finas e fugidias. São tipos de raciocínio inexprimíveis em termos precisos, julgamentos que parecem confundir-se com as impressões diretas. O médico, em cuja mente os motivos de suas determinações chegam por meio de uma verdadeira simpatia, infinitamente rápida, não pode transmiti-los senão a homens igualmente bem organizados. Receber essas sensações, construir esses raciocínios e julgamentos, conceber essas determinações, tudo isso é atributo exclusivo do talento.

VIII
Grande influência das línguas sobre as ciências. Sua reforma

Dentre as causas diversas que podem apressar o progresso das ciências, a mais poderosa é, sem dúvida, as línguas. É uma verdade tão reconhecida hoje que não preciso novamente expô-la e prová-la aqui. As línguas, primeiro laço dos homens dispersos, doce fruto das primeiras relações fraternais, após terem feito e selado todas as convenções dos povos nascentes, confundiram cada vez mais os interesses e os esforços dos indivíduos, dirigindo-os por um impulso logo independente

5 No original, *coup d'oeil*. (N. R. T.)

deles mesmos. Misturando-se a todos os detalhes da vida privada e pública, exerceram a mais forte influência sobre todas as instituições e todos os hábitos das sociedades. Onde as línguas, sobretudo as escritas, já estavam bem estabelecidas, os progressos do estado social foram rápidos e seguros. Em compensação, onde as circunstâncias que parecem impossíveis de determinar com exatidão fizeram adotar um sistema ruim de linguagem e de signos fixos ou de escrita, os povos estagnaram na ignorância ou gemeram sob a opressão.

As vantagens das línguas, quando bem-feitas, e seus inconvenientes, quando viciosos, se fizeram sentir principalmente nas ciências e, mais em particular ainda, naquelas cujos objetos são bastante móveis e, por consequência, frequentemente mal determinados.

As palavras apreendem, por assim dizer, as sensações. Elas as resumem e fixam. Traçando-as no espírito, elas nos fornecem os meios para considerá-las de todos os ângulos, compará-las entre si e formar, a partir daí, as ideias mais simples que são o resultado direto dessa primeira comparação. As ideias mais simples desempenham, de algum modo, o mesmo papel que as sensações diretas. Elas se fixam, delimitam-se e também se comparam, com a ajuda das palavras e assim por diante. Daí se vê que, por esse meio artificial, não somente ideias mais complicadas e mais extensas se expressam quando são formadas, mas se formam e se desenvolvem. Deve-se, então, considerar a exatidão e o bom emprego das palavras, ou mais geralmente dos signos, como o *criterium* da verdade. É ao caráter vago e à maneira incerta e confusa como as empregamos que é preciso atribuir as noções imperfeitas, os preconceitos, os erros e todos os hábitos viciosos do espírito.

Em quase todos os domínios da medicina, a língua é mal elaborada. Ela foi sendo alterada, pela falsa aplicação das palavras emprestadas das outras ciências e, também, por certo jargão, insignificante e ridículo, que o respeito culposo dos preconceitos populares fez que os clínicos o adotassem com demasiada frequência.

Foram os gregos e os árabes que nos deram as primeiras ideias da medicina. Foi, sobretudo, em Hipócrates e em Galeno que os professores modernos extraíram a matéria de suas primeiras lições. As doenças, descritas pelos antigos, preservaram os nomes que haviam recebido. As preparações, os instrumentos, os remédios, descobertos ou imaginados pelos árabes, nos foram passados com as palavras que seus inventores designaram. Quando os franceses começaram a saber escrever, o latim era a língua dos sábios. Nossos primeiros livros de medicina foram escritos em latim. Falando francês, a medicina manteve suas próprias palavras. A única mudança foi em relação às terminações latinas. Além disso, a barbárie das escolas foi levada aos extremos: falava-se de uma maneira, ao mesmo tempo, afetada e burlesca, escrevia-se com um estilo obscuro e trivial, grosseiro e pomposo. Desse estado de espírito e de coisas, como poderia nascer uma língua médica reconhecida pelo bom gosto e pela razão?

Vou dar um exemplo: a anatomia, muito frequentemente cultivada por dissecadores mais do que por espíritos dignos de considerá-la de seus verdadeiros pontos de vista, talvez seja, mais do que qualquer outra área da medicina, a mais obstruída e obscurecida por esse vício de palavras que, com o tempo, desnatura as próprias coisas. É inútil citar provas, elas são incontáveis. Essa triste verdade pode ser duvidosa somente para aqueles que não estão em condições de examiná-la. Algumas opiniões isoladas sobre a necessidade de reformar a linguagem anatômica se encontram espalhadas em diferentes obras. Vicq-d'Azyr, morto no ano dois, vítima de seu ardor pelo trabalho e por seu zelo em socorrer os pobres com seu saber, registrou em sua obra anatômica um discurso sobre o espírito que deve guiar essa reforma. Meu respeito pela memória de um homem que recebeu o mérito das ciências não me impedirá de observar que essa parte de seu trabalho é pouco digna do assunto e do autor. Ocorreu com Vicq-d'Azyr (como com outros sábios ou eruditos) acreditar que estava seguindo o método analítico pelo fato de empregar seus signos ou expressões. Entretanto, ao aplicar esse método a novos objetos, é necessário apropriá-lo à natureza e ao caráter particular deles. Faz-se também necessário pesquisar e reconhecer as regras que devem dirigir seu emprego. Antes de tudo, é preciso defender-se da confusão de termos que esse método se destina especialmente a banir.

Dois outros célebres anatomistas e fisiologistas publicaram planos para uma nova nomenclatura. Esses planos são dignos de seus autores, isso diz tudo. Eles foram inspirados por um verdadeiro espírito filosófico. Entretanto, penso que devo fazer algumas observações gerais sobre a própria matéria.

Uma língua é destinada a transmitir e traçar as ideias ou as imagens de todos os objetos que se oferecem a nossos sentidos. Essas ideias devem, inicialmente, ser claras e precisas. Assim, o primeiro vício das palavras de uma língua é o de serem confusas, vagas ou suscetíveis de vários sentidos. Em segundo lugar, as ideias devem ser encadeadas em uma ordem natural e classificadas de modo a fazer sentir, distintamente e sem esforço, as relações que as ligam entre si. O segundo vício de uma língua é, pois, que suas palavras não foram formadas segundo o plano da própria formação das ideias, que foram transportadas de um objeto a outro, que foram modificadas ou combinadas sem regra fixa, que o uso constante da regra não elimina toda a incerteza em relação a suas transformações de sentido e não mostra, nas analogias ou nas relações gramaticais das palavras, aquelas próprias dos objetos. A terceira qualidade das ideias é a de despertar e ser facilmente transmitida. O terceiro vício de uma língua é a dificuldade de aprender e apreender. Enfim, essa pintura falada de nossas sensações, ou antes, das ideias que elas fazem nascer em nós, deve ser capaz de traduzir os diferentes caracteres dessas ideias por meio da harmonia, da cor, da elegância, da força e da vivacidade da expressão. Ela deve poder acompanhar todos os movimentos das ideias, fazer sentir todas as suas nuances e ir, com o mesmo sucesso, em direção à razão, à imaginação e à sensibilidade. Não é somente o desejo de agradar, ou a necessidade de estar emocionado, que impõe esta última condição. A nitidez, a rapidez, a energia e a duração das impressões o exigem. É somente assim que o interesse e a atenção poderão ser sempre sustentados. As línguas que são totalmente exatas e brilhantes reagem sobre os espíritos, imprimindo-lhes uma atividade nova, tornando-se, assim, a causa direta de muitas ideias que não teriam sido produzidas sem esse novo gênero de impressões. Poder-se-ia crer que a língua das ciências deve limitar-se à exatidão, à precisão e à clareza; essas qualidades são, sem dúvida, as mais essenciais. Mas as ciências não somente têm seu gênero de elegância e atrativo, elas têm também sua eloquência. Têm sua maneira de agitar a imaginação e, algumas vezes, podem, sem sair dos limites traçados por um gosto severo, falar à sensibilidade do leitor.

Seria inútil explicar o que se deve entender por *uma palavra precisa*. Assim, basta que essa palavra designe claramente um objeto determinado e que não possa, de forma alguma, despertar a ideia de um objeto diferente.

A necessidade de seguir, na formação das línguas, a mesma rota que a natureza segue na estruturação das ideias continua sendo reconhecida hoje pelos homens esclarecidos. Entretanto, penso que cometemos alguns erros a esse respeito. Talvez não seja inútil procurar a razão disso.

O espírito humano tem apenas uma maneira de proceder: ele vai sempre do conhecido ao desconhecido. Conforme a natureza dos objetos, esse método pode parecer seguir, às vezes, uma ordem inversa. Na formação de grande número de nossas ideias, a análise vai diretamente do simples ao composto. Na formação de algumas outras, a análise parte do composto para chegar ao simples. Assim, na formação primitiva de nossas ideias e de nossos sentimentos morais, no primeiro exame, na primeira classificação feita, a análise natural partiu dos dados mais simples. Em seguida, ela os combinou, compôs e recompôs, de certa forma ao infinito, sem jamais chegar ao fim dessas composições e dessas combinações. Ao contrário, no estudo dos objetos da natureza, dos quais queremos conhecer as semelhanças e as relações por meio das determinações de seus elementos; na química, por exemplo, cujo objetivo é, primeiramente, separar umas das outras todas as suas partes constitutivas, os objetos compostos são os primeiros que se oferecem aos nossos olhos. Os mais simples, ou aqueles que nós vemos dessa maneira por não poder decompô-los são sempre, necessariamente, por assim dizer, os últimos a serem conhecidos.

Assim, as primeiras ideias da moral e as primeiras palavras que emprega estão encerradas em si mesmas; elas são menos suscetíveis de decomposição. Por exemplo, na primeira fase do estado social, a ideia de *virtude* era somente a ideia de *força*. O valor dessa palavra não ia além de seu sentido direto. Pouco a pouco, a ideia de *virtude* compreende a ideia de várias outras qualidades ou disposições. A significação da palavra se estende e se complica cada vez mais.

Na química, ao contrário, os primeiros objetos de nossas pesquisas são os corpos mais compostos. À medida que fazemos novas descobertas, a análise resolve esses corpos em princípios elementares, cada vez mais simples. O grau dessa simplificação poderia ser visto como a medida exata dos progressos da ciência.

Nesses dois exemplos, o espírito sempre caminhou do *conhecido* para o *desconhecido*, mas nem sempre do *simples* ao *composto*.

Naturalmente, isso não nos leva a fazer algumas observações sobre a nova nomenclatura química? Tenho grande admiração por seus autores, cujos trabalhos deram grande impulso e uma direção mais segura para as ciências naturais. E digo mais, meu apego particular por todos aqueles que ainda estão vivos não permite pensar, de forma alguma, que eu queira diminuir a importância do serviço que eles prestaram à reforma da língua mais bárbara e mais absurda. Como os verdadeiros sábios de todos os países se apressaram a adotar a nova nomenclatura e como seu uso oferece várias vantagens essenciais, não se trata mais de discuti-la em si mesma. Mas como cedemos, de forma talvez absoluta, ao modelo de várias outras reformas do mesmo gênero, exigidas em diversas partes da ciência, algumas observações sobre os princípios que conduziram seus autores, creio, não podem parecer fora de propósito.

Na química, os verdadeiros radicais não são os corpos simples, mas, ao contrário, os compostos. São os primeiros a serem conhecidos, os primeiros que recebem nomes. Os nomes dos outros, em boa análise, não devem ser tirados dos compostos? A primeira palavra de uma boa linguagem química deveria ser aquela pela qual se expressa seu último resultado? Essa palavra não pode, então, ser o produto de opiniões hipotéticas? Nesse caso, o sentido vicioso pelo qual ela seria afetada não deveria distorcer o sentido de todas as outras palavras às quais estaria associado em novas combinações? Enfim, não se seguiria daí a necessidade de criar uma nova língua no momento em que experiências mais extensas, ou mais precisas, tivessem perturbado a hipótese ou, apenas, feito recuar os limites da ciência?

Vamos supor que Stahl, após ter reunido em seu *Tratado do enxofre* um daqueles que provam sua habilidade na arte experimental e sua rara sagacidade na maneira de raciocinar de acordo com os fatos, suponhamos, como disse, que Stahl tivesse então se comprometido a reformar a língua bárbara da química. Sua justa confiança, deve-se admitir, na exatidão dos trabalhos que acabava de executar, na admiração de um pequeno número de juízes competentes que ele tinha na Europa, na necessidade, bem real a partir desse momento, e que ele podia ter reconhecido, de carregar os signos dos objetos com a mesma exatidão dada aos procedimentos das operações, tudo isso teria justificado tal empreendimento de sua parte. Ora, se nessa reforma ele não tivesse respeitado a ordem da formação das ideias, quer dizer, se ele tivesse negligenciado, na formação de suas palavras, de começar por aquelas dos corpos compostos, tais como se oferecem inicialmente aos nossos olhos, tirando daí gradativamente as palavras dos produtos de sua decomposição, sua nova língua não teria durado mais tempo que seu sistema, sobre o qual ela teria sido necessariamente fundada. Se, ao contrário, ele acompanhasse a verdadeira marcha da natureza, talvez tivesse tornado absolutamente inútil a reforma que se operou em nossos dias. Teria sido suficiente acrescentar os nomes dos objetos, recentemente descobertos, àqueles que já eram conhecidos. Bastaria tirar esses novos nomes dos antigos, pelo menos quando a ordem de sua geração tivesse sido a mesma das ideias. Bastaria combiná-los em um encadeamento, segundo as relações sempre simples e naturais. Vê-se, então, que a nomenclatura teria tido a mesma coordenação que as ideias. Os novos signos se teriam organizado, assim como as novas ideias, em um quadro traçado sobre o mesmo plano. Se é da natureza de um método sábio deixar sempre, na classificação das ciências, um lugar para as descobertas futuras, é igualmente da natureza de uma língua bem-feita oferecer, se posso assim me expressar, dentilhões[6] para as palavras novas, exigidas por essas descobertas.

Quanto às reformas propostas pela linguagem anatômica, um nome deve ser a descrição ou a definição do objeto que expressa? Não penso assim. As palavras simples, cujo sentido é direto, são seguramente arbitrárias.[7] Visto que sua aceitação se encontra determinada com exatidão, já que não são desagradá-

---

6 Cabanis utiliza a expressão *pierres d'attente*, oriunda da arquitetura; em português, equivale a dentilhão. (N. R. T.)

7 Esta é, posto que é preciso dizê-lo, uma das maiores vantagens das línguas e, em geral, de todos os signos artificiais.

veis aos ouvidos, pelos sons que a voz produz ao pronunciá-las, ou à imaginação, pelas ideias que podem lembrar; então, pouco importa que as palavras tenham sido formadas segundo um sistema qualquer. É somente para as palavras mais compostas que surgem delas, ou para aquelas que têm um sentido figurado, que se deve ter o maior cuidado em seguir as analogias naturais. É preciso cuidado, também, em reproduzir as sensações pelas quais os próprios objetos se manifestam para nós. Uma *perna* e um *braço* poderiam muito bem ser designados por duas outras palavras, se estivéssemos de acordo com a acepção dessas palavras arbitrárias, visto que não podem jamais ter uma acepção diferente. A linguagem seria mais ou menos harmoniosa, mais ou menos elegante, mas seria sempre exata e clara. O *azedo* e o *doce*, que são qualidades simples, pelo menos em relação às impressões que deixam sobre nossos sentidos, poderiam ser designados, indiferentemente, por quaisquer outros termos. Não perderíamos nada, nem para a precisão do sentido, nem para a facilidade da concepção, nem para a lembrança das ideias, através da operação da memória. Quando pronunciamos *braço*, *perna*, não descrevemos nem fazemos conhecer por meio dessas palavras as propriedades dos objetos que elas delimitam. Quando se diz *azedo*, *doce*, não estamos contando a história das substâncias ácidas e doces, nem mesmo a história das sensações que elas causam. Entretanto, se desviarmos o sentido dessas palavras, aplicando-as a outros objetos, se quisermos combiná-las com outras palavras para expressar ideias complexas, então não será mais possível tomar e seguir um caminho arbitrário. Se, por exemplo, aplicamos a palavra *braço* para certas partes de uma pinça ou de uma poltrona; a palavra *perna*, para outras partes de uma mesa ou de uma estrutura; seremos forçados a seguir regras constantes de analogia, para sermos claros e para não nos ridicularizarmos. Se compomos uma palavra para expressar uma sensação complexa, por exemplo, *doce-azedo*, então somos forçados a respeitar outras regras fixas que são determinadas pelo caráter e objetivo da combinação das ideias e da composição das palavras.

Isso posto, percebe-se que é preciso pensar no problema que alguns nomencladores enfrentam para encerrar as qualidades de um objeto no próprio nome que o designa. Sendo diferentes essas qualidades, segundo o ponto de vista sob o qual a consideramos, vê-se com facilidade que os nomes podem ser infinitamente diversos. Caímos, assim, em outra arbitrariedade, privada de todas as vantagens da brevidade, da simplicidade e da unidade, pois o mesmo objeto exige tantas palavras diferentes que é preciso oferecer pontos de vista à observação.

Voltemos com alguns exemplos. Uma das piores nomenclaturas é, sem dúvida, a da miologia, ou da descrição dos músculos. Foi por sua reforma que se acreditou ter que começar a reforma da linguagem anatômica. Mas a censura mais importante que se tem a lhe fazer não é de estar sobrecarregada com palavras cuja origem é desconhecida para a maioria dos alunos; não é de não poder ajudá-los a aliviar a memória, em relação às palavras derivadas de palavras primitivas ou radicais, e a outras derivadas de palavras de sentido simples ou direto, cujo sentido é complexo ou figurado; é sobretudo querer representar as propriedades dos objetos ou as circunstâncias que os caracterizam na própria formação ou na associação das palavras.

Nada é mais variável, a esse respeito, que o plano e a escolha dos antigos nomencladores. Às vezes, eles se limitaram à figura do músculo, como o *trapézio*, os *esplênios*, o *complexus*, a *fáscia lata*, o *deltoide* etc. Às vezes, eles o caracterizaram por suas funções reais ou presumidas, como o *obturador*, o *flexor*, o *levantador*, o *esfíncter* etc. Outras vezes, o músculo foi designado pelo lugar que ocupava, tais como: o *tênar*, os *lombares*, os *espinhais*, o *crotafita* etc. Já, em outras vezes, a palavra que o designa se relacionava com a disposição de sua parte carnuda, como o *digástrico*. Enfim, o local, a quantidade ou a direção dos ligamentos, tudo isso forneceu o nome de vários deles. Foi nessa linguagem miológica, sobretudo, que o pedantismo parece ter reunido todos os seus esforços, e seguramente não sem sucesso.

É preciso fazer justiça aos novos nomencladores: toda essa miscelânea desapareceu em seu sistema. Suas denominações são formadas em um plano único. O nome de cada músculo indica os pontos de seus ligamentos, pois eles se limitaram a essa única característica, dando mais unidade à sua linguagem. Entretanto, é possível, e mesmo adequado, considerar os músculos sob várias outras relações, a fim de conhecer melhor sua estrutura. Aliás, como há com frequência ligamentos mais ou menos múltiplos, é preciso então, necessariamente, de duas, uma: ou que o nome os exprima incompletamente ou que seja composto de várias palavras, colocadas uma após a outra. Ora, nesse último caso, torna-se muitas vezes pedante, até ridículo e quase sempre difícil, fixá-los na memória, e seu uso passa a ser também incômodo.

Como já disse, uma palavra não é uma descrição, nem deve ser uma definição. Basta-lhe designar claramente, e sem equívoco, o objeto que ela lembra. Descrever esse objeto e dar a conhecer suas qualidades ou suas funções não é nomeá-lo, mas, sim, contar sua história, demonstrar os elementos dos quais se compõe, traçar sua análise e oferecer seus resultados.

Penso que a importância da matéria deve perdoar esses detalhes, nos quais senti necessidade de adentrar. Sem dúvida, não me foi permitido tratá-la aqui com a extensão que merecia. As observações anteriores farão pelo menos entender suficientemente que ideia eu tenho sobre as palavras, a *língua bem-feita* e a *reforma analítica das línguas*. Era meu único interesse nesse momento.

IX
Falsa aplicação das outras ciências na medicina. Hipóteses dos mecânicos e antigos químicos

É impossível não lembrar uma outra causa, já várias vezes assinalada, dos erros sistemáticos da medicina. Erros que, passando quase sempre à prática, ao tentarem simplificá-la, frequentemente tornaram a medicina mais prejudicial do que útil aos desafortunados doentes. Quero falar da falsa aplicação que os médicos fizeram, na sua arte, das teorias gerais ou das abordagens particulares próprias às outras ciências. Bacon, em seu tempo, já observara esse abuso e pressentira todas as suas funestas consequências. Ele o considerou, com muita razão, como a causa de todos esses desvios singulares que cada novo sistema em voga trouxe para a medicina. Foi também a esse abuso que ele atribuiu particularmente os passos incertos dessa ciência e os poucos frutos que ela colheu, até o presente, das descobertas mais belas feitas nas outras ciências ou nas outras artes, com as quais ela tem verdadeiras relações. Assim, deve-se começar a separar a medicina das ciências que lhe são estranhas. É preciso que seus dogmas sejam tirados unicamente dos fatos que lhes são próprios, quer dizer, das observações e das experiências feitas sobre o corpo vivo, sadio e enfermo. Se, um dia, pudermos aproximá-los dos dogmas pertencentes às outras ciências, isso deverá ser feito somente após tê-los verificado separadamente uns de outros. Essa era, creio, a opinião de Bacon.

Um médico cheio de talento, que já citei com estima, mas sem entusiasmo, Baglivi, renovou essa ideia em seus escritos e em suas aulas. Esse trabalho rendeu-lhe, sem dúvida, grande parte de seu sucesso. Pode-se dizer que, algumas vezes, ele se perdeu somente por não ter sido suficientemente fiel a esse trabalho. Enfim, Barthez também desenvolveu essa ideia e a sustentou com todas as provas possíveis, em uma obra plena de grandes concepções médicas, tanto quanto de filosofia e erudição.

Desde o tempo de Hipócrates, a medicina já se encontrava, como vimos na primeira parte desta obra, alterada pela mistura dos sistemas filosóficos e cosmogônicos. Hipócrates reconheceu, com muita sagacidade, os inconvenientes que resultavam dessa mistura. Esse observador assíduo viu, claramente, que a natureza em geral não leva em conta devaneios pelos quais se pretende explicá-la e que a natureza viva, em particular, tem seu fascínio próprio que é preciso estudar, baseando-se nos fatos, e não fazendo adivinhações por meio de vãs conjecturas e ainda mais vãos cálculos. Ele atacou fortemente, portanto, esse abuso. O respeito pela verdade, que sempre deve vir antes do respeito pelos homens, não importa qual seja a sua genialidade e seus serviços, o respeito pela verdade não nos permite dissimular o fato de que, mais de uma vez, ele próprio tenha cedido à inclinação talvez mais geral do espírito humano. No lugar de certas doutrinas, envelhecidas e contestadas por suas próprias observações, Hipócrates introduziu doutrinas novas, mais aproximadas dos fatos, sem dúvida, mas que continuavam sendo ainda puras hipóteses. É a ele que devemos esse sistema dos elementos, que desempenha um papel tão grande nos escritos dos antigos, tanto quanto nos de seus modernos abreviadores e compiladores. Sistema que logo deu nascimento ao sistema dos temperamentos, tal como estavam organizados em sua primeira classificação. Hipócrates foi ainda mais longe: ele indicara essa aplicação, feita mais metodicamente depois dele, às qualidades dos humores principais e ao caráter médico das estações, em que cada uma comporta o caráter de um dos elementos que passa a presidir uma qualidade dos humores.

Com efeito, embora o sistema de Galeno tenha talvez derrubado as opiniões dominantes, que lhe eram precedentes, mais do que destacou a verdadeira medicina hipocrática, seu autor não fez senão desenvolver, de modo clássico, diferentes perspectivas, mais ou menos exitosas, que se encontravam difundidas nas obras do médico de Cós ou naquelas que seus discípulos lhe haviam atribuído.

O leitor já sabe que esse sistema reinou despoticamente nas escolas, durante vários séculos. Atacado ao mesmo tempo pelos admiradores de Hipócrates, pelos químicos, pelos empíricos observadores, ele resistiu por muito tempo a repetidos golpes. A prática se ressente ainda dessa longa tirania, mesmo nesse momento no qual nenhum homem, realmente esclarecido, ousaria declarar-se adepto de Galeno.

Já vimos que Asclépio fundou sua medicina sobre a filosofia corpuscular. O temperamento dos romanos era, de alguma forma, mais forte do que a medicina poderia ser errônea, e resistiu à medicina de Asclépio, como havia, anteriormente, resistido à de Catão, o antigo.

Os metodistas substituíram Asclépio: nova teoria, novos planos de tratamento.

Os primeiros químicos tinham razão contra as escolas. Eles haviam esmagado o galenismo com a ajuda do raciocínio e dos fatos. Descobriram vários grandes remédios. Com a ajuda deles, souberam produzir milagres, quer dizer, imponentes curas e efeitos, até então desconhecidos. Esses mesmos remédios fazem ainda hoje a fortuna dos charlatões que os manipulam com mais audácia do que os homens esclarecidos. Esses remédios sem dúvida matam com frequência, mas curam de vez em quando, e isso basta. Paracelso, por meio do ópio e de diferentes preparações à base de mercúrio, tinha sempre a pose de um Deus que comanda a natureza.

Logo, o que acontecia nos balões e nos alambiques tornou-se, para esses audaciosos experimentadores, a imagem fiel do que se passava nos corpos vivos. As funções vitais e os movimentos orgânicos de todos os tipos eram somente fermentações, neutralizações e sublimações. Se o coração e as artérias têm a faculdade de contrair-se, se os músculos têm a faculdade de mover os membros, todos os efeitos que se relacionam a essas propriedades gerais se devem a efervescências e explosões particulares. A produção de espíritos animais era, para eles, uma verdadeira sublimação, na qual o crânio desempenha o papel de capitel de alambique. Os ácidos e os álcalis, às vezes se batendo com força, às vezes se neutralizando de forma pacífica, determinam ou modificam a maior parte das funções orgânicas. O suco ácido do pâncreas combina-se com a bile alcalina para completar a grande fermentação digestiva. A mistura do ácido do quilo com os sais ou o enxofre do sangue produz o calor animal etc. etc.

Levado a contragosto por essas repetições, devo evitar pelo menos multiplicá-las. Terminarei, então, lembrando que um desses químicos, Tachénius, chegou ao delírio de atribuir aos ácidos dispersos pelo corpo, que ele via como a causa de todas as doenças, uma espécie de prudência, ou julgamento, em virtude da qual eles escolhem com precisão, entre os álcalis, alimentos ou remédios, aqueles que são mais apropriados para neutralizá-los.

Antes que a experiência racional dissipasse tão lamentáveis quimeras, sua aplicação sistemática ao tratamento das doenças já fizera muitos estragos. O espírito filosófico é dubitativo, ele anda a passos lentos. O espírito de convicção e de certeza, próprio dos entusiastas, é tão ágil quanto decisivo. As desordens e as infelicidades se multiplicavam a cada dia, os espíritos pareciam se perder cada vez mais. Entretanto, certa ousadia parecia sacudir as opiniões consagradas. Certa inquietude que, mesmo não conduzindo direto à verdade, deve necessariamente impedir de seguir, por muito tempo, o caminho do erro, podendo ainda, no meio de tantos objetos entristecedores para o filósofo e para o verdadeiro médico observador, inspirar-lhes justas esperanças para o futuro. Não pareceria isso próprio efetivamente dos erros químicos introduzidos na medicina em diversas épocas? Eles quase sempre se perderam, sem dúvida, mas talvez nunca tenham atrasado verdadeiramente seus progressos. A prática deve a suas tentativas mais arriscadas vários remédios poderosos.

Durante o século XVII, a geometria e a álgebra foram cultivadas com muito ardor e sucesso. Pode-se dizer que elas se tornaram uma espécie de moda. Por volta da metade do século XVIII, o entusiasmo pareceu renovar-se. Fontenelle e Maupertuis, que viviam muito pelo mundo, contribuíram talvez ainda mais com suas conversas do que com suas obras.

Maupertuis, com sua imaginação ardente e suas concepções audaciosas e frequentemente gigantescas, estimulava as imaginações ociosas, sempre ávidas por novas impressões. Fontenelle tinha uma visão mais fina, por sua maneira de simplificar os objetos mais complicados, de aproximar os mais distantes e de traduzir em língua vulgar as verdades mais afastadas das ideias recebidas, fazendo crer a seus ouvintes e leitores que eles entendiam e sabiam o que ele havia passado de modo rápido, mas nítido, diante de seus olhos.

Como já vimos, a filosofia de Descartes reinava quase exclusivamente nessa época. Aplicando um novo instrumento às partes importantes e difíceis da ciência da extensão, Descartes fez disso uma ciência de algum modo completamente nova. Um novo cálculo, mais audaz em suas abordagens, mais potente em seus efeitos, parecia colocar, bem mais verdadeiramente ainda, a geometria no topo das ciências. Acreditou-se ver, em fórmulas rigorosas, a pedra de toque de todas as verdades.

Como poderiam os médicos permanecer como espectadores tranquilos do entusiasmo geral? Eles viam a maioria dos grandes fenômenos da natureza serem submetidos ao cálculo. Para ser suscetíveis de aplicação, não basta que seus fenômenos sigam uma ordem regular, que seu surgimento, seus retornos e suas mudanças ofereçam pontos de vista constantes, a partir dos quais possamos considerá-los com calma? As funções da economia pareciam apresentar tais características.[8] A geome-

---

8 Sem dúvida, os fenômenos da vida podem, de alguns pontos de vista, submeter-se ao cálculo. Entretanto, esses pontos de vista são em geral pouco importantes e seu exame mais aprofundado não lança quase nenhuma luz sobre os verdadeiros problemas fisiológicos e médicos.

tria e a álgebra lhes foram, então, aplicadas com confiança. Os médicos pensaram que a segurança do instrumento seria transmitida aos resultados.

A Europa dos sábios acreditou nisso e os resultados publicados, com tom de certeza, passaram muito tempo por oráculos.

Assim, Borelli, o geômetra clássico da medicina, a partir da suposição de que os alimentos, comprimidos pela ação dos músculos do baixo ventre, do diafragma e das túnicas do estômago, são aí triturados ou moídos durante a digestão, calcula a força que esses músculos empregam para produzir tal efeito. Ele descobre que essa força é igual ao peso de 261.186 libras. Já Wrainwright a avalia em 260 mil, Fracassini em 117.088 libras e Pitcarn em 12.900. Ora, hoje está provado que a digestão é feita por outros meios, que não há trituração no estômago e que o movimento dessa víscera, assim como o dos intestinos, é quase despercebido no estado normal, mesmo após a refeição mais copiosa.

Segundo Borelli, a força reunida dos dois ventrículos e das duas aurículas do coração é de 180 mil libras, Hales a calculou em 51 e Keil a reduziu a uma libra. Essa enorme diferença nos resultados do cálculo, que deveriam ser sempre os mesmos se os dados tivessem alguma precisão, demonstra a falsidade de todos eles.

Antes que as injeções de Swammerdam e de Ruisch tivessem tornado sensíveis aos olhos as séries sempre decrescentes dos vasos condutores dos diferentes humores animais, a hidráulica, ainda pouco aperfeiçoada, desempenhava somente um pequeno papel na medicina. Mas, desde essa época, aliás tão memorável por belas descobertas, os tubos, as válvulas e os pistões excitaram a nomenclatura médica. As leis do equilíbrio – aquelas dos atritos e das resistências –, as modificações trazidas pela ação das forças impulsivas, o número, o diâmetro ou a direção dos tubos entraram como dados indispensáveis na explicação dos fenômenos da vida. Quase todas as seitas adotaram, pelo menos em alguns aspectos, várias dessas explicações. Logo, a própria prática considerou o corpo humano somente como um conjunto sistemático de canais que se comunicavam entre si e nos quais se fazia circular, livre e facilmente, os humores.

Traçando esse quadro, vejo-me forçado a voltar a alguns assuntos que já havia submetido aos olhos dos leitores. Sinto mais uma vez a necessidade de abreviar essas repetições.

Seria necessário expor todas as consequências exageradas, ou ridículas, que as diferentes seitas dos solidistas modernos extraíram de algumas observações justas em si mesmas? Será necessário lembrar que funções gerais, e muito essenciais, foram atribuídas a certos órgãos que, na realidade, eram somente secundários e limitados? E que foram estabelecidas entre órgãos ou fenômenos importantes relações que, na verdade, não existem?

Essa profusão de opiniões incoerentes, contestadas umas pelas outras, são quase o único fruto produzido até esse momento pelas comunicações prematuras que o orgulho científico queria estabelecer entre a medicina e as outras ciências. O exame de todas as outras hipóteses, nascidas do mesmo espírito, oferece sempre o mesmo quadro.

Quantos erros tivemos que lastimar, para os quais os clínicos só abriram os olhos depois que fizeram perecer um grande número de vítimas! Nas ciências que não têm sua aplicação diretamente ligada às nossas primeiras necessidades, ou cujas faltas podem ser facilmente reparadas, os erros das teorias vão sempre chocar os bons espíritos, pois eles veem, em um único mau raciocínio, o princípio de falsas e perigosas consequências que podem delas sair como um germe pernicioso; mas, normalmente, esses erros não têm importância imediata e grave. O sistema do mundo de Ptolomeu comprovou e provavelmente também prolongou a infância da astronomia, mas não tinha, na prática, nenhum efeito perigoso. Ele era suficiente para as operações usuais. A teoria do flogístico de Stahl não matou ninguém, que eu saiba, e mesmo os progressos da química não parecem ter sido atrasados por essa teoria.

Em medicina, não é a mesma coisa. A aplicação das regras traçadas é direta; não se pode errar impunemente em sua escolha. A mínima concepção equivocada acarreta consequências, e trata-se aí da vida dos homens. Quantas mortes cruéis e prematuras, quantas existências debilitadas e valetudinárias pagaram pelas loucuras dos teóricos! Essas loucuras são sempre sedutoras. O estudo de um sistema é mais fácil do que o estudo da natureza; na prática, ele parece aplainar todas as dificuldades. O espírito repousa sobre princípios que acredita poder colocar no lugar da observação. Quando um assentimento um pouco geral se torna um tipo de símbolo para espíritos fracos e imitadores e, consequentemente, a infelicidade se acumula e as vítimas perecem em quantidade por causa dessa falsa novidade, associada pela destruição à morte, então, iremos procurar a razão desse infortúnio em circunstâncias frívolas. Ficamos tentados a acusar as leis eternas, sem imaginar que elas nunca podem errar conosco.

X
A medicina tende a hipóteses, pela própria natureza do objeto ao qual ela se aplica

Duas questões se apresentam aqui naturalmente ao espírito:

1) Como tantos homens esclarecidos, que sempre tinham os quadros de doenças e de tratamentos sob seus olhos, puderam ser seduzidos por ideias que podiam ser desmentidas imediatamente por esses mesmos quadros?
2) Como os autores das mais lastimáveis teorias puderam ser, algumas vezes, sábios médicos e práticos bem-aventurados?

A resposta à primeira pergunta será fácil.

A natureza parece ter imprimido falsos traços de semelhança a suas diversas obras. Ou, para falar com mais precisão, podemos ver relações quiméricas entre elas. Frequentemente podemos também descobrir relações reais, porém estranhas ao objetivo atual de nossas pesquisas. Quanto mais os objetos são importantes ou se distanciam de nossas primeiras noções, mais essas relações diversamente infiéis os desfiguram aos nossos olhos.

No meio dessa imensa variedade de produções e fenômenos, nosso espírito se apressa em classificá-los e a procurar, entre eles, analogias que os aproximem. Ora, é de algum modo impossível não encontrar características comuns, mesmo nos objetos que diferem essencialmente uns dos outros. Mais ainda, devemos reencontrar essas características nos objetos que apresentam alguns traços de semelhança verdadeira, mas que entretanto se aproximam apenas em certos aspectos de pouca importância ou são totalmente estranhos ao tipo de considerações pelas quais queremos reuni-los.

Os diferentes corpos oferecidos à nossa observação são regidos por leis próprias que nos servem para distingui-los e classificá-los.

Aqueles que não apresentam nenhum traço de organização, nenhum sinal de movimento automático determinado por sua estrutura, são levados pelo movimento geral do universo e submetidos à lei comum das massas, que parece agir sozinha sobre eles.

Outros corpos, também inertes em aparência, encontram-se, contudo, reunidos numa ordem regular que não se observa, sem espanto, mas que a ciência reduz agora ao cálculo, e a arte imita e reproduz. Temos, como exemplo, os cristais, os sais e muitas substâncias minerais que não são comumente compreendidas por nenhuma dessas denominações. Nesse estado dos corpos, que podemos considerar como um segundo grau de existência, as leis particulares que os regem imprimem neles caracteres distintos e constantes.

Sobre esta Terra em que habitamos, crescem ao nosso lado, como para suprir as nossas necessidades, incontáveis famílias de vegetais, cujo aspecto encanta os olhos e cujos produtos diversos nos fornecem moradia, alimento, roupas, meios rápidos para usar o fogo e, por meio dele, concedem-nos diversos e novos prazeres. Examinadas com cuidado, suas formas e propriedades as distinguem sem dúvida infinitamente, porém certas qualidades comuns e certos modos de existência gerais as unem. As descrições abreviadas que expressam essas qualidades e esses modos de existir formam o caráter do que denominamos *reino vegetal*. Terceiro grau da existência.

Uma organização mais ou menos perfeita e uma sensibilidade mais ou menos refinada distinguem os animais entre si, mas todos sentem e todos são organizados para sentir, como convém à sua destinação. Uns permanecem fixados no lugar que o acaso lhes atribuiu. Eles são apenas vegetais vivos. Os outros receberam e partilham o movimento progressivo. Eles podem desenvolver sua atividade, satisfazer suas necessidades em diferentes pontos da terra ou das águas. Eles são, de alguma forma, mais animais, pois só essa circunstância já multiplica seus apetites e os meios de satisfazê-los.

Todos esses seres tão diversos são dotados de uma faculdade comum que pode tornar-se mais e mais delicada à medida que se exerce por órgãos menos rudimentares e se estende sem cessar, à medida que os apetites da espécie ou do indivíduo se dirigirem para outros objetos. Entretanto, essa mesma faculdade estabelece uma relação geral entre todos os seres sensíveis e os separa de todos os seres que não sentem, por meio de uma linha de demarcação bem distinta.

Eis aqui o quarto e último grau da existência, pelo menos para nós que não vemos e, consequentemente, não podemos imaginar nenhum sistema de organização mais complicado, de onde possam nascer qualidades novas. Além disso, somos reduzidos a emprestar as qualidades dos seres que nos são conhecidos pela observação aos seres que nossa imaginação pode pintar, jogados em outros mundos, semelhantes ao nosso, ou espalhados, como uma força vivificante, na imensidão do universo.

A essas diferentes classes de lei que regem todos os seres de que o homem tem conhecimento, é preciso acrescentar as leis da decomposição dos corpos, quer a natureza a opere por si mesma, quer a arte a imite, ou enfim que ele invente os meios de produzi-la. Leis que, sem dúvida, englobam todas aquelas que podem seguir, em suas modificações variadas e em suas novas combinações, os resultados ou os novos seres obtidos por essa decomposição.

Não é improvável que os seres e as propriedades que se desenvolvem nesses últimos fenômenos, a partir do movimento eterno dos corpos, encontrarão seu lugar em um dos quatro graus precedentes. Esperamos, algum dia, poder trazê-los de volta. Para isso, várias questões importantes deverão ter sido resolvidas e, talvez, alguma grande descoberta deverá fornecer-nos novos meios de análise química, antes que se possa trazer, para as leis da física geral, os fenômenos da combinação e da decomposição dos corpos.

Assim, da matéria morta até a matéria viva; da massa inerte, que dorme no seio da terra, até o ser que sente e que se torna suscetível de afecções e pensamentos, tudo isso sem dúvida se liga e se encadeia. Linhas de separação parecem ter sido traçadas pela própria natureza e o método, ao fixá-las, consagrou distinções reais, posto que as observamos entre o maior número de objetos que elas separam, sobretudo os mais importantes.

É preciso apenas observar que as leis características de cada classe se encontram, em alguns aspectos, na classe que lhe é anterior ou posterior. Assim, as substâncias cristalizáveis nos oferecem fenômenos que lhes são próprios e que são absolutamente distintos dos fenômenos das massas confusas. Ao mesmo tempo, elas estão submetidas às leis da física geral, por causa de suas propriedades de corpos extensos, pesados etc. Os vegetais parecem, por sua vez, ainda pertencer, por meio de alguns fenômenos, à classe das substâncias cristalizáveis e, por outro lado, aproximam-se dos seres sensíveis e vivos. Esses, aproximando--se gradativamente dos mais perfeitos de sua própria classe, confundem-se, através de suas espécies inferiores, com algumas espécies da classe dos vegetais.

Na classe dos animais e, sobretudo, na espécie humana que anda por seus próprios pés, podemos observar séries de fatos comuns a todas as outras classes.

Alguns fenômenos da economia animal pertencem, pelo menos de alguns pontos de vista, à simples mecânica. Outros são uma consequência direta da estrutura dos órgãos e de suas relações mútuas. Daí, resultam leis às quais está submetido o curso dos fluidos em um aparelho tubular qualquer. Uns são puramente químicos, outros se devem exclusivamente à ação da sensibilidade.

No movimento progressivo, e em todos os esforços que o produzem, o poder dos músculos se exerce da mesma maneira, seguindo as mesmas leis das diferentes alavancas, que podem ser assimilados em distintos aspectos. Sua ação é avaliada como a ação de toda força motriz, sempre que as circunstâncias dessa ação, a natureza da resistência e o peso do corpo em movimento forem bem conhecidos. A formação dos ossos e de algumas concreções morbíficas parecem relacionar-se à cristalização, considerando essa palavra em seu sentido mais geral e amplo.

Não foi à toa que os observadores mais atentos deram o nome de vegetação carnuda à germinação de certas partes animais, desprovidas de sensibilidade, que parecem nascer e desenvolver-se nos corpos vivos, como as plantas parasitas. Viu-se como uma espécie de vegetação, a formação e a própria existência do animal no ventre da mãe, onde ele vive dos sucos bombeados por *suas raízes* ou pelos vasos venosos da placenta, antes que necessidades mais amplas e mais variadas tenham desenvolvido seus apetites, seus gostos e suas paixões. Poderíamos dizer que ele só se torna verdadeiramente animal quando sente desejos distintamente percebidos e está pronto para combinar as sensações que dependem desses desejos ou dos meios de satisfazê-los, quando julga, escolhe e concebe vontades. Até aí, toda sua existência se limita ao instinto, que necessita da aplicação dos sucos nutritivos. Embora eu tenha me alongado por muito tempo nessas analogias, não foi totalmente sem propósito fazer algumas conjecturas sobre esse primeiro estado dos corpos animados que se aproxima em muitos aspectos do estado constante dos vegetais.

Enfim, certas decomposições que operam diariamente na economia animal; a liberação ou a formação de certos fluidos aeriformes; a neutralização de certas substâncias e as efervescências que a acompanham; a maneira pela qual se comportam os alimentos ou os remédios diversamente associados, penso que todos esses fenômenos pertencem realmente à química. Embora não aconteçam somente no estômago, no canal intestinal ou em certas partes que recebem, natural ou acidentalmente, somente uma pequena influência vital, os fenômenos não puderam fornecer (pelo menos ainda) uma base sólida aos dogmas de uma medicina química, mas entrar como elementos nas combinações dos práticos.

Essas observações respondem à primeira pergunta que nos fizemos. Os caracteres diversos, confundidos na maior parte dos fenômenos da economia animal, bastam para explicar, e talvez desculpar em determinados aspectos, o reinado de tantas hipóteses que podem sempre invocar, a seu favor, o testemunho de alguns fatos.[9] Pois os homens não se extraviaram tão frequentemente, e de forma tão funesta, sem serem capazes de colorir seus erros com certos motivos plausíveis. Em geral, as opiniões mais absurdas devem sua origem ao abuso de algumas observações incontestáveis. Os erros mais grosseiros são o resultado de certas verdades reconhecidas, às quais se dá uma extensão forçada, ou das quais se faz uma má aplicação.

Quanto à segunda questão, que consiste em investigar como é possível que teóricos tão insensatos tenham sido, mais de uma vez, sábios clínicos. A resposta pode ser extraída igualmente da natureza dos objetos que a medicina abraça e da maneira de proceder mais familiar ao nosso espírito. Talvez esse fenômeno singular se deva a hábitos filosóficos que os médicos dotados de algum senso são, por assim dizer, forçados a adquirir na prática de sua arte. Hábitos que também observamos em homens muito medíocres, e que ainda são sentidos, de forma útil, mesmo por aqueles cuja imaginação foi mais equivocada.

Como seria possível considerar a natureza viva, sob todos os aspectos; assistir à produção de tantos fenômenos; acompanhar a existência do ser físico e moral em suas passagens da saúde à doença e da doença à saúde, da vida à morte; como tudo isso seria possível sem se ter ideias mais justas sobre o homem, suas faculdades, o emprego delas e do verdadeiro objetivo de sua existência? Vigiando todos os traços que caracterizam seus diversos estados, quantas observações posteriormente impediram que preconceitos surgissem! Quantos objetos interessan-

---

9 Eis o que fez os antigos dizerem que o corpo humano é um pequeno mundo que apresenta, de alguma maneira, amostras ou modelos de tudo o que acontece no grande mundo.

tes foram oferecidos à curiosidade e cuja contemplação a aguça e regula ao mesmo tempo! Quantos quadros desvelam homens e coisas, mesmo aos olhares menos penetrantes!

Primeiramente, toda doença reduzida aos termos de um problema para o qual se procura uma solução, ou a um enigma do qual se procura a palavra, encerra nela mesma os dados de seu tratamento. Esses dados estão no caráter, no número e na influência recíproca de seus fenômenos. Desde então, para ser mais seguro, mais fácil e mais rápido, esse tratamento deve estar relacionado com exatidão a esses fenômenos. Porém, não podemos acreditar que exista somente um método que pode curar.[10] Provavelmente, em cada caso particular, existe um melhor do que todos os outros. O talento do verdadeiro médico consiste em aproximar-se dele tanto quanto o permitem a natureza das coisas e a natureza de nossa própria inteligência. Entretanto, métodos diferentes, ou mesmo contrários, pelo menos segundo a opinião comum, podem conduzir-nos ao mesmo objetivo: a cura. Como é quase sempre impossível avaliar os perigos do método que se seguiu, com êxito, o médico e o doente são persuadidos a pensar que ele é o mais perfeito. Já disse que não há, nessa maneira de sentir e de concluir, tantos inconvenientes quanto se poderia imaginar.

Em segundo lugar, embora guiados por teorias ruins, alguns clínicos hábeis tiveram, como Sydenham, a sabedoria de não fazer nenhuma aplicação arriscada. Eles não saíram apoiando-se cegamente nelas, depois que lhes tinham sido fornecidas. Em seus tratamentos, evitaram olhá-las como regras seguras para os novos casos. Sendo assim, seus erros sistemáticos não

10 Ver a obra intitulada *Du Degré de certitude de la médecine*.

tinham, para eles, quase nenhuma má consequência prática. Eles se conduziram, mais ou menos, como teriam podido fazê-lo se não houvessem adotado uma hipótese sobre os princípios da arte.

De fato, pode-se dizer que a diferença é quase nula entre o empírico racional, que não se afasta dos raciocínios imediatos extraídos da observação, e o teórico, que aplicaria sua teoria somente a fenômenos idênticos àqueles que fundamentaram sua análise precisa. Um e outro, em circunstâncias semelhantes, tomariam exatamente o mesmo partido, quer dizer, aquele que a experiência os fez reconhecer como útil. Se os tratamentos diferem, não é por causa da teoria adotada por um dos médicos e rejeitada pelo outro, é somente por causa da diversidade dos métodos curativos que conduziram suas experiências. Assim, os erros do teórico, que permaneceriam dentro de limites seguros, seriam erros somente para as pessoas que os quisessem adotar. Essas últimas, não tendo os mesmos quadros em sua memória, como poderiam restringir a aplicação, em seus justos limites, dos princípios que são o seu fundamento? Os sectários, mais do que os próprios inventores, não estariam sempre mais dispostos a levar as ideias sistemáticas ao extremo e até às mais loucas consequências? Junto de seus amigos íntimos, Leibniz zombava das mônadas e da harmonia preestabelecida. Wolff estava longe de rir disso. Stahl zombava livremente das aplicações indiscretas que vários de seus discípulos faziam de seu sistema. Admirava-os por serem mais stahlianos do que ele. Para eles, nada era mais penoso do que as zombarias de seu mestre. A fé desses discípulos não era de forma alguma abalada, mas amedrontada como se fosse um escândalo, e se esforçavam piedosamente para esconder as zombarias de Stahl, como os filhos de Noé ao tentar ocultar sua nudez.

XI
A aplicação de uma filosofia mais rigorosa para a medicina a teria privado de riquezas verdadeiras?

Esse é o ponto ao qual a medicina filosófica chegou. Ela derrubou a maioria das teorias e ridicularizou as outras. As observações ou os fatos relativos a cada ramo da arte são quase tudo que flutua em meio a essa espécie de naufrágio universal.

Reduzindo a medicina a esse elemento positivo, aparentemente tão limitado, não teriam os métodos filosóficos atacado a própria ciência? Não teriam eles censurado por orgulho, rejeitado por desdém e destruído por repugnância? Essa grande revolução, como a maioria daquelas que a precederam, não estaria ligada unicamente ao desejo inquieto da novidade, à triste necessidade de aniquilar os trabalhos de nossos predecessores, a essa atividade turbulenta que, sem cessar, encoraja alguns homens a tudo recomeçar em novos níveis?

Primeiramente, seria uma ideia muito singular ver a revisão da ciência como um ataque dirigido contra ela, e a rejeição das hipóteses como uma inversão de todo o princípio. As concepções gerais devem ser deduzidas dos fatos. Se decorrerem realmente dos fatos, então, nós as perceberemos tão bem quanto aqueles que as deduziram e estaremos, assim, mais certos de sua exatidão. Sendo assim, nenhum interesse particular nos ligará mais a uma do que a outra e também estaremos mais dispostos a receber aquelas que podem apresentar-se, e que nós ainda não conhecemos, com a mesma ânsia com que recebemos aquelas transmitidas pelos antigos. Hoje, já não é na defesa de uma determinada opinião que os eruditos depositam sua glória, mas sim para fazer prova de um bom espírito, procurando sinceramente a verdade e reconhecendo seus próprios erros. Ter chegado a esse ponto significa ter dado um grande passo.

Ocupados em multiplicar os conhecimentos reais e, sobretudo, constatá-los, os verdadeiros filósofos são, antecipada e perfeitamente, indiferentes aos resultados de suas pesquisas. Que esses resultados estejam, ou não, de acordo com qualquer opinião recebida, o que importa? A única questão para eles é assegurar que sejam exatos. Essa disposição de espírito é ainda fortalecida pelo caráter dos métodos atuais que, longe de aguçar a vaidade, deixam-na cada vez menos segura, levando a procedimentos, por assim dizer, mecânicos a maior parte dos trabalhos com os quais a sociedade consegue mais glória e frutos.

Descartes, ao propor a reforma das ideias, exigiu, como condição preliminar indispensável, considerar nulas todas as ideias que já tivéssemos pensado. Ele queria que um novo exame fizesse reconhecer a solidez dessa reforma. Queria mesmo que fôssemos ainda mais duros nesse exame, porque o hábito de acreditar equivale, quase sempre, para nós, à demonstração. Os espíritos fracos ficaram muito assustados com esse plano de reforma, pois acreditavam que se tratava nada menos do que sacudir a base das certezas humanas. Que alarmes vãos! Como se a discussão pudesse ser temida por outra coisa que não pelo erro! Como se a verdade não saísse sempre dessa luta mais pura e mais brilhante! Somente os exames incompletos confundem as ideias, fazem que o espírito flutue entre o dogmatismo e o ceticismo. A boa análise nos desvia, é verdade, de várias pesquisas inúteis. Sob sua luz, não temos problema em reconhecer quais objetos estamos, para sempre, proibidos de esclarecer. Entretanto, ela dá mais evidência a todas as verdades.

Ela nos une mais fortemente a essas verdades. Somente ela nos indica os meios para fazer e verificar todas as descobertas que nos são reservadas para o futuro.

Ocorre com a medicina o mesmo que com os outros objetos de nossos estudos. Repetindo o exame dos fatos e das opiniões, não só não corremos o risco de perder nenhuma das verdades descobertas, mas devemos, por esse mesmo processo, descobrir necessariamente muitas outras que estão contidas nas observações, e de cuja existência nem sequer suspeitamos. As reais riquezas das ciências encontram-se nas verdades constantes e reconhecidas, e não no aparato dos sistemas. Elas são medidas pela exatidão e não pelo número ou pela aparente grandeza das ideias. Mesmo quando os métodos de exame são perfeitamente seguros, deve-se reiterar diversas vezes sua aplicação aos mesmos objetos. É assim que os conhecimentos apuram-se cada vez mais. Sem dúvida, nada seria mais vantajoso do que fazer, de tempos em tempos, uma severa revisão dos conhecimentos, mesmo que não trouxessem nenhum motivo de incerteza ao espírito.

XII
O que resta fazer para a reforma da medicina?

Como deve ser feita na medicina essa revisão de nossos conhecimentos? Ou melhor (pois ela é supostamente feita no momento em que todas as hipóteses se encontram descartadas sem retorno), como reorganizar essa massa de observações e de experiências que foram sucessivamente o centro de união ou o ponto de apoio e que permanecem esparsas e sem ligação comum?

Todas as ciências de observação se compõem de fatos. Cada uma delas existe no conjunto dos fatos que lhe são próprios. A indústria humana os observa, constata e, algumas vezes, os produz artificialmente. O raciocínio os encadeia, conforme a ordem na qual os fatos se manifestam, ou conforme a ordem que pareça melhor para indicar as relações. Ele os classifica, aproxima-os ou os coloca em oposição. Fixa as relações gerais ou particulares em razão de sua importância direta ou da importância dos resultados que essas relações acarretam, e das concepções posteriores que indicam.

Tal é a marcha do espírito, quando seguimos uma boa rota, e essa é a rota que devemos nos esforçar em seguir sempre. A parte teórica de uma ciência deve, então, ser o simples enunciado do encadeamento, da classificação e das relações de todos os fatos que compõem essa ciência. Ela deve ser, por assim dizer, sua expressão sumária. Se a teoria não se restringir demasiadamente a esses limites estreitos, não serão mais quadros metódicos de objetos reais que apresentará, e sim conjuntos de resultados estranhos aos fatos, fantasmas vãos é o que ela produzirá.

Quando olhamos toda a massa de fatos da medicina que os séculos recolheram, o espírito se encontra perdido em sua quantidade e em sua diversidade. O que fazer então? O que faz um homem colocado ao lado de um monte de objetos misturados, encarregado de distingui-los e classificá-los, indicando, na própria ordem da sua distribuição, as relações que podem ser observadas entre eles.

Primeiramente, esse homem se deterá nas grandes diferenças, naquelas que são mais incontestáveis e, ao mesmo tempo, mais fáceis de apreender. Ele vai tirar daí seus primeiros meios de divisão. Em seguida, voltará a cada uma dessas classes gerais. Considerando, com mais atenção, os objetos que elas encerram, ele reconhecerá as diferenças menos gritantes, contudo sensíveis, que lhe servirão para traçar divisões secundárias. Assim, pouco a pouco, vai classificando, dividindo e subdividindo, até que todos os objetos tenham encontrado o lugar que melhor lhes convém.

É preciso observar que esse lugar pode ser muito diferente, segundo a natureza da meta proposta na classificação. Os objetos não são considerados do mesmo ponto de vista em todas as ciências. Em cada uma delas, podem ter, ou têm efetivamente, relações específicas e particulares e, por consequência, ainda que o método geral das classificações seja sempre o mesmo, cada classificação pode e deve oferecer diferenças na ordem e no encadeamento dos objetos.

Dar conta dessa ordem e desse encadeamento, expor e desenvolver os motivos, mostrar todas as relações dos objetos ou dos fatos organizados em um quadro, tirar dessas relações todas as consequências que podem ser deduzidas imediatamente, eis o que os melhores espíritos fizeram em algumas partes do conhecimento humano, eis o que resta a ser feito na medicina. Assim, a ciência ou, pelo menos, as obras destinadas a apresentar seu quadro mais fiel se reduziriam, por um lado, a coletâneas de observações completas e bem ordenadas; por outro lado, elas se reduziriam a curtas exposições teóricas, em que se considerariam: 1) com que espírito essas coletâneas são e devem ser formadas; 2) os resultados mais diretos que podem ser extraídos dessas diferentes observações.

Pringle dizia que a medicina, desde os gregos até agora, era uma ciência na qual se raciocinava muito sobre poucos fatos.

Para ele, era necessário, no futuro, fazer o contrário: raciocinar menos sobre muitos fatos. Nessa maneira de "elementar"[11] a arte de curar, a única à qual ele ainda seria suscetível, o desejo desse respeitável empírico seria satisfeito. Não seriam mais necessárias concepções hipotéticas nem sistemas vãos. As ideias teóricas, que não são a consequência evidente e incontestável das observações e das experiências, poderiam sustentar-se ao lado do quadro racional dessas experiências e observações? Não seria também uma forma de trazer a paz e estabelecê-la solidamente entre as duas grandes seitas que dividem a medicina desde seu nascimento, ou seja, os dogmáticos e os empíricos? Os espíritos mais sábios de cada um desses partidos não encontrariam nesses quadros tudo sobre o que estão de acordo em desejar para um bom sistema e nada do que reprovam mutuamente?

Que não se diga que isso significaria cortar as asas do gênio e reduzi-lo ao emprego servil de copista ou de criador de tabelas áridas! Inicialmente, ignoro se, nas ciências que demandam antes de tudo atenção e exatidão, é tão necessário dar o que se chama *asas ao gênio*. Ou se, como diz um homem[12] que dificilmente se acusaria de ter sido tímido, seria melhor pôr chumbo nos seus pés.

Além disso, tenhamos certeza de que o gênio e o zelo terão ainda muito para exercer nessa grande reforma, ou melhor, a carreira que se abre diante deles é inteiramente nova e, por assim dizer, ilimitada. A partir de então, quase não poderíamos

---

11 Aqui, Cabanis utiliza o verbo *élémenter*, aparentemente um neologismo inspirado na alquimia. (N. R. T.)

12 Bacon.

mais dar passos em falso, realmente perigosos. Hoje, 25 ou 30 anos seriam suficientes para verificar todas as observações (exceto aquelas que se relacionam às constituições epidêmicas). O mesmo espaço de tempo bastaria para repetir todas as experiências e constatar seus resultados.

Terminado esse primeiro trabalho, seria preciso somente aperfeiçoar os métodos práticos. Eles já teriam recebido importantes melhorias das observações e das próprias experiências. Com a ajuda do tempo, o espírito filosófico lhes daria toda a segurança de que precisam. Todos os problemas seriam, enfim, resolvidos. A medicina estaria no nível das outras ciências por causa de sua certeza, como talvez esteja acima pelos objetos dos seus estudos e pela elevada importância dos diferentes objetivos que deve propor.

XIII
Exposição mais detalhada dos procedimentos da análise filosófica aplicada à medicina

A maneira de aplicar a análise filosófica a objetos tão numerosos e variados que a medicina abraça não é suficientemente explicada por essa indicação geral. É necessário ainda entrar em alguns detalhes.

Em qualquer objeto que ela seja aplicada, a análise é, no fundo, sempre a mesma. Entretanto, podemos considerar os objetos de diferentes ângulos e, consequentemente, procurar relações de distintos gêneros. Os procedimentos pelos quais reconhecemos essas relações oferecem certas diferenças relativas à natureza das pesquisas, ao objetivo que se propõe e ao caráter das ideias nascentes no espírito. Assim, por exemplo, podemos olhar um corpo do simples ponto de vista de sua grandeza, de sua forma, das relações de suas partes entre si, de sua situação em relação a um ou vários outros corpos, das semelhanças ou diferenças que a natureza colocou entre eles. O que faz então a análise? Ela *descreve* exatamente esse corpo, atribui o lugar que ocupa em relação àqueles que se considera conjuntamente com ele. É, pois, o que se pode chamar *análise de descrição*.

Se as pesquisas não se limitam a essas qualidades externas, a essas relações de situação; se quisermos conhecer os elementos que compõem um corpo, quer dizer, as partes da matéria cuja íntima combinação o constitui; e se separarmos essas diversas partes para examinar a natureza de cada uma delas, ou pelo menos as características pelas quais elas se manifestam para nós, o resultado da análise não será mais uma simples descrição desse corpo. Para estudá-lo desse ponto de vista, é necessário decompô-lo. Se chegarmos a recompô-lo, combinando novamente suas partes constitutivas que inicialmente havíamos isolado, a análise será perfeita. É por isso que os químicos modernos operaram tantas maravilhas. Foi essa análise que garantiu a exatidão e a glória de seus trabalhos. Podemos chamá-la *análise de decomposição e recomposição*.

Porém, os objetos de nossas pesquisas nem sempre se oferecem simultaneamente ao nosso olhar. Nem sempre são corpos suscetíveis de serem fixados sob nossos olhos, mas são fenômenos que se sucedem e que podem tanto ser independentes entre si ou encadear-se numa ordem que a observação nos faz apreender. Algumas vezes, quando se trata do estudo de certos corpos, são pelas mudanças que eles sofrem sob o olhar do observador que se os estuda, é o quadro explicativo das mudanças anteriores que podem ter sofrido que se tem como objetivo traçar. No estudo desses fenômenos, queremos descobrir se têm relações entre si ou verificar se realmente não as têm. No quadro dessas mudanças, procura-se reconhecer todas as propriedades com as quais os corpos foram dotados pela natureza. Quando as observações e as experiências necessárias para completar um ou outro gênero de trabalho são verdadeiramente reunidas, temos como resultado histórias explicativas, nas quais a sucessão dos fatos relativos aos objetos de nossas pesquisas se desenvolve na ordem natural. É o que denominaremos *análise histórica*.

Enfim, podemos considerar não os próprios objetos, mas as ideias que foram desenvolvidas. Essas ideias podem comportar-se em nosso cérebro como sensações imediatas. Em outras palavras, podemos, depois de tê-las percebido distintamente, compará-las, determinar suas relações, reconhecer quais são as novas ideias que cada uma delas contém e deduzir, assim, longas séries de verdades que nascem umas das outras.

Penso que não são mais os objetos diretos e materiais de nossas sensações que se tornam o tema de nossas pesquisas. Operamos sobre produtos de nosso entendimento, ou melhor, sobre seus signos, único meio pelo qual podemos representá-los e submeter ao exame. Quando eles expressam claramente e circunscrevem com precisão as ideias, podemos sempre confirmar se cada uma delas contém, de fato, uma ou várias outras. Seguimos, sem problema, a ordem de seu encadeamento. Vamos, de consequência em consequência, com total certeza. Também podemos, a cada instante, tornar sensível a demonstração de todos os resultados. Esse conjunto de operações de nossa inteligência pode ser chamado *análise de dedução*.

Dissemos que o método filosófico é, no fundo, sempre o mesmo nessas diferentes aplicações. Seria fácil nos convencermos disso por um exame mais atento e detalhado.

Condillac, querendo dar uma ideia clara do que entende por análise, imagina um homem chegando de noite a uma casa de campo, da qual ele não conhece as imediações. No dia seguinte, as janelas do cômodo ocupado por esse homem se abrem repentinamente; ele descobre um belo campo, cujo aspecto lhe apresenta vários pontos de vista variados. Logo, as janelas se fecham e ei-lo mergulhado na escuridão mais profunda. Ele apreendeu, num relance,[13] todo esse campo tão rico e brilhante. Teria ele, em seu espírito, um quadro fiel do que viu? Claro que não. Porém, se a janela se abrir uma segunda vez e permanecer aberta por certo tempo, então, nosso contemplador recomeçará o exame dessa paisagem. Após receber a primeira impressão do conjunto, seu olho distingue as partes, ele as examina separadamente, as compara, tenta fixar suas relações, em seguida, reunindo-as de novo em um olhar que abraça todas elas ao mesmo tempo, recompõe esse quadro total, do qual teria tido sem dúvida somente uma ideia muito vaga se não o tivesse submetido a esse tipo de dissecação. Quem não vê que, nessas operações sucessivas, cujo objetivo e resultado são fornecer a exata descrição da paisagem, existe a *decomposição e recomposição* do objeto, que nos julgamentos feitos sobre a relação das diversas partes há deduções de ideias e consequências tiradas dessas deduções, que, enfim, se o exame da paisagem dura tempo suficiente para que cada uma das suas partes seja iluminada de várias maneiras diferentes pelo sol, observa-se uma sequência

13 No original, *coup d'oeil*. (N. R. T.)

de mudanças ou de fenômenos relativos a seu estado externo, e cuja exposição parece pertencer à *análise histórica*?

As análises histórica e dedutiva não oferecem, cada uma em sua operação, circunstâncias perfeitamente análogas ou mesmo semelhantes àquelas que são mais particularmente próprias a todas as outras espécies de análise? Pois não somente na análise de dedução encontram-se descrições de objetos, decomposições e recomposições de ideias, ela opera frequentemente sobre resultados que podem ser fornecidos apenas pela *análise histórica*. E não somente também essa última apresenta descrições e deduções, mas, além disso, decompõe e recompõe os objetos ou os fenômenos e as mudanças, que ela tem por objetivo encadear em sua ordem natural ou investigar em seus quadros fiéis.

Em outro momento de sua obra, Condillac representa de outra forma os procedimentos da análise. Um homem quer estudar a estrutura de uma máquina, por exemplo, um relógio. O que ele deve fazer para isso? O mais certo, como o mais simples de todos os meios, não seria desmontá-lo peça por peça, observar bem a forma e as outras propriedades sensíveis de cada engrenagem e de cada parte; em seguida, recolocar essas diferentes peças em seu lugar natural após ter reconhecido suficientemente seus pontos de união, ou de contato, e ter determinado suas relações mútuas? Quando se fez, cuidadosamente, todas essas operações para se ter no espírito a imagem nítida de cada parte e do conjunto da máquina, conhece-se de verdade a estrutura e pode-se, assim, apreciar e mesmo predizer seus movimentos.

O leitor verá sem problema que essa é verdadeiramente a análise dos químicos, aquela da *decomposição e recomposição*. Trata-se, na verdade, somente de engrenagens ou peças mecânicas, e não de elementos íntimos, partes integrantes e constitutivas. Mas quem não percebe que os elementos de uma máquina ou as partes que a constituem são as peças, cuja estrutura e união a tornam capaz de produzir certa sequência de movimentos, como as verdadeiras engrenagens de um corpo quimicamente considerado, isto é, as causas que determinam suas propriedades específicas e que produzem os diversos fenômenos que o corpo pode oferecer quando está em contato com outros corpos, são os elementos que entram em sua composição, em suas partes constitutivas, ou os corpos simples que sua análise nos faz descobrir?

Enfim, em vários de seus escritos e, principalmente, na linguagem dos cálculos, Condillac estabelece que a *análise* é somente uma sequência de traduções, de ideias ou proposições, sobre as quais se desenvolvem nossas pesquisas. Essas traduções nos fazem passar de *identidade* em *identidade*. Quando fazemos uma descoberta, nós a extraímos necessariamente daquelas que já foram feitas. O que ignoramos está encerrado no que já sabemos. Segundo Condillac, a identidade perfeita das proposições ou das ideias conserva-se em cada tradução e permanece a mesma, tanto na última tradução quanto na primeira. Esse espírito tão consequente é conduzido a colocar em princípio que o *desconhecido* e o *conhecido* são uma única e mesma coisa. Esse resultado é extraordinário, sem dúvida, mas não pode ser rejeitado por aqueles que admitem a *identidade*[14] completa nas transformações analíticas ou nas traduções sucessivas das proposições.

---

14 O que não está correto.

Essa última análise é aquela que chamamos de *dedução*. Seu método deve encontrar-se e manifestar-se em toda língua, de modo geral. As línguas só serão bem-feitas quando o método presidir sua formação. Elas só terão uso seguro na busca das verdades quando o método dirigir incessantemente seu emprego. A análise algébrica é somente uma aplicação particular da língua, mas os signos e a sintaxe dela são tão perfeitos e as operações executadas por seu meio tão seguras que o método encara os objetos somente de um único ponto de vista muito simples. Ele considera somente um gênero de relações, cujos elementos são sempre invariavelmente determinados. Segundo a maneira pela qual Condillac se expressa a esse respeito, na linguagem dos cálculos, pode-se pensar que ele tenha reduzido todo o artifício do raciocínio à *análise de dedução*, quer dizer, a essa forma particular de raciocínio que os antigos lógicos denominavam *sorites*. Se coubesse entrar aqui no exame dos seus motivos, não seria difícil provar que sua opinião está longe de ser desprovida de fundamento.

XIV
Aplicação das quatro espécies de análise aos diferentes objetos dos trabalhos da medicina

Quando se tenta determinar ou reconstituir as formas de um vegetal, de sua haste, de suas folhas, de suas flores, de suas sementes, de suas raízes e, também, a grandeza e a situação respectivas de suas partes, a cor de cada uma delas, enfim, todas as circunstâncias externas que o caracterizam, faz-se uma *análise de descrição*. A união de várias dessas análises e a comparação dos diferentes vegetais, cujas características elas fixam, fazem-nos sempre descobrir relações entre eles, em virtude das quais podemos organizá-los e classificá-los numa ordem mais do que em outra. Daí resulta um quadro metódico no qual todos os indivíduos, que nele se encontram, recebem de alguma forma uma existência comum e se inscrevem juntos na memória, servindo-se mutuamente de ponto de apoio. Qualquer que seja seu número, esse quadro é somente o produto de uma *análise de descrição*.

Não podemos deixar de observar que, para ser completa, a descrição botânica de um vegetal deve levar em conta diversas mudanças ou diversos fenômenos, apresentados em diferentes épocas de sua vida. Consequentemente, a análise histórica entra nessa descrição. A análise descritiva entra, por sua vez, nos procedimentos da análise histórica, quando se trata de anotar os fatos de onde se deduzem as propriedades de uma planta, e naqueles da análise química quando se trata de reconhecer os elementos que a compõem. Sirvo-me aqui da expressão análise química, mas em um sentido incompleto, pois estou falando tanto dos vegetais como dos animais; nós os decompomos, mas não os recompomos. Não podemos nem mesmo recompor suas partes menos importantes. Isso prova que, em sua formação, entra algum elemento desconhecido ou que ela depende de certos procedimentos da natureza que a observação não pôde apreender e que, sobretudo, a arte não saberia imitar.

Um quadro que nos apresenta a forma, a cor, a situação de um órgão, suas relações de proximidade ou distanciamento, de semelhança ou diferença com outras partes, esse quadro é, insisto em dizer, o produto de uma *análise de descrição*. Os senhores indicam o lugar de um músculo, determinam seu volume e a extensão do espaço que ele ocupa, a direção de seus feixes, os ligamentos de suas extremidades tendinosas; os senhores desfazem a estrutura do coração e seguem, em seu curso, os vasos dos quais ele é o centro; os senhores mostram o cérebro, a medula alongada, a medula espinhal; a partir daí, como de um reservatório comum, veem o ponto de partida de todos os nervos que marcam seu trajeto até as partes em que suas incontáveis ramificações vão trazer a vida e o sentimento; é ainda uma simples descrição o que os senhores fazem. Ao fazê-la, os senhores se assemelham ao geógrafo que se contenta em pintar os lugares, sem reconstituir todas as mudanças físicas que podem ter experimentado no decorrer das eras, sem lembrar os acontecimentos políticos do qual o lugar pode ter sido o teatro, e as revoluções sucessivas que podem ter agitado seus habitantes.

Entretanto, se fizermos uma exposição das funções desse mesmo órgão ou se procurarmos determinar os movimentos que esse mesmo músculo executa ou aqueles para os quais ele contribui, então se faz ou se reconstitui uma análise histórica. É a partir desses resultados que deve ser formado um novo quadro. Caso se quisesse reconhecer quais são os corpos simples, já conhecidos, que entram na composição da parte submetida às pesquisas, somente se poderia atingir tal objetivo pela análise química. A conclusão à qual se é conduzido só poderia ser justa se fosse a consequência imediata e necessária dos fatos constatados e representados pela análise, e os produtos de suas operações seriam aí sumariamente expressos.

Uma boa análise histórica deve percorrer, com atenção e escrúpulo, toda a cadeia de mudanças que sofreu ou os fenômenos que o corpo ou o objeto examinado apresenta. Essa análise os expõe em sua ordem de sucessão, pinta-os com todas as características que os distinguem, procura desvendar o gênero ou o grau de influência que eles exercem uns sobre os outros, esforça-se para determinar a qual fenômeno todos os demais se relacionam e que podemos ver como sua fonte ou seu laço comum.

Para se fazer um quadro fiel das funções do estômago, é preciso ter observado primeiramente que o órgão recebe os alimentos em sua cavidade, que esses alimentos mudam de natureza quando estão ainda no estômago, quer dizer, os alimentos quando saem, depois de certo tempo, manifestam novas características e novas propriedades; essas mudanças trazem o nome de digestão estomacal. Essa digestão é, portanto, a função própria do estômago. Se reconhecemos as condições necessárias para sua execução, as circunstâncias que a perturbam ou a favorecem e, também, o agente ou os agentes que a natureza parece ter particularmente encarregado, teremos uma ideia mais exata das funções desse órgão cuja observação terá apreendido mais fielmente todos os fenômenos principais.

Entretanto, alguma obscuridade que apresente o estudo dessa sequência de movimentos que compõem a vida dos seres animados não é menos obscura, difícil e arriscada do que o estudo das mudanças que determinam a doença nesses seres. Os erros que podemos cometer por causa dessas mudanças, quer dizer, por causa do fenômeno principal do qual dependem todos os outros, ou que os modifica por sua influência, enfim, esses erros quase nunca permanecem fechados na teoria, mas fornecem falsas perspectivas para os tratamentos, trazem para a prática as desordens mais perigosas. Esses erros são bem mais graves, sem dúvida, do que aqueles que se relacionam às funções orgânicas. Essas últimas se limitam a dar ridículas explicações ou, pelo menos, indicações que nos permitimos delas extrair repetidas vezes, sendo em geral mais fáceis de verificar.

A análise histórica de uma doença deve ser feita com a maior exatidão. Não saberíamos como nos despojar, com o maior cuidado, de toda prevenção, de toda visão conjectural, de toda ideia estranha aos próprios fatos que temos sob os olhos. É preciso ver o que é, e não o que se imagina. Ao reproduzir esse quadro, é necessário pintar o que se viu, sem misturar no próprio corpo da narrativa nenhuma das consequências ou das presunções que se acreditou poder deduzir. Quanto mais simples e fiel for a narrativa, mais a ordem, a intensidade, a duração e as outras características dos fenômenos serão mais bem delimitadas. Quanto mais perfeita for a análise, mais sólidos e puros serão os resultados ou as induções fornecidas por ela, seja direta e por ela mesma, seja indiretamente e pela comparação com outras análises traçadas sobre o mesmo modelo.

Tais são efetivamente essas admiráveis histórias de doenças individuais que Hipócrates nos deixou e que os antigos chamavam, com razão, a *mais casta contemplação da natureza*. Desses quadros particulares, tão verdadeiros, cujas circunstâncias se apresentam tão nitidamente aos olhos do leitor, o gênio de Hipócrates não teve dificuldades em extrair vastas e belas generalidades sobre a influência das estações, as variações da atmosfera, seus efeitos, as diferentes constituições epidêmicas, enfim, leis que regulam o curso das doenças particulares, todas organizadas em gêneros ou espécies. Observamos certas características externas ou certas sequências de fenômenos constantes nas diferentes espécies de animais e vegetais. Temos, ainda, algumas histórias de doenças, descritas pelos modernos, com menos perfeição, em minha opinião, quanto à sua exatidão e, sobretudo, quanto à maneira de apreender na natureza os traços mais característicos e mais finos. Entretanto, sua leitura é muito instrutiva, em alguns aspectos, graças aos sábios detalhes de tratamentos que elas contêm. Reconheçamos (e ninguém pode contestá-lo) que essas histórias, nas quais os alunos buscam mais solidamente sua instrução, são as mesmas das quais os autores se aproximaram mais do método de Hipócrates, na exata e fiel pintura dos fenômenos observados. Mesmo que o hábito de ver doentes pouco se relacione com o hábito de ler com reflexão, reconhece-se logo que os quadros da natureza nem sempre são como a imaginação os organiza. É preciso desconfiar daqueles cuja ordenação parece inicialmente muito regular, e que aqueles cuja exatidão e fidelidade podem ser menos postas em dúvida oferecem todos eles certas lacunas no encadeamento dos objetos ou dos fenômenos. Talvez não exista nenhum quadro, segundo a maneira de ver própria ao espírito humano, em que a harmonia não seja alterada por alguma irregularidade.

A análise química pode ser aplicada a todos os corpos da natureza. Quaisquer que sejam suas características e suas propriedades, de qualquer ponto de vista com que os consideremos, podemos querer conhecer os elementos cuja combinação, mais ou menos íntima, os formou. Quando essa análise, depois de ter decomposto um corpo, pode recompô-lo com todas as suas peças, reunindo seus produtos, colocando-os nas circunstâncias favoráveis para sua recomposição, podemos afirmar que a análise está completa. Conhecemos os elementos desse corpo e sabemos quais são os corpos que não foram decompostos até o momento, pois ele mesmo é uma combinação desses últimos. A viva luz que esse poderoso instrumento, manipulado de maneira tão segura e tão delicada pelos químicos franceses, já lançou sobre as operações da natureza, e essa luz mais brilhante ainda que tudo parece prometer, num futuro um pouco distante, serão mais temidas pelos charlatões do que todas as discussões dos pensadores e todos os gracejos de observadores espertos.

Entretanto, a análise química nem sempre chega a esse último grau de demonstração. Muitas vezes, após ter operado a decomposição de um corpo, mesmo tomando todo o cuidado em recolher e conservar todos os seus produtos, ela faz em vão esforços para recompô-lo. Isso ocorre não somente com seres orgânicos e substâncias animais ou vegetais, mas também com corpos ou matérias nos quais a vida não imprimiu seu caráter particular. Nessas diversas e pouco favoráveis circunstâncias, as conclusões da análise terão como apoio probabilidades mais ou menos fortes; embora, em vários casos, essas probabilidades possam equivaler, por assim dizer, à certeza, é preciso, na maior parte dos outros, que o tempo e as múltiplas experiências tenham confirmado a solidez das induções. Isso é verdadeiro sobretudo quando essas induções são aplicadas aos fenômenos da vida, em todos os seus níveis, e quando sugerem o emprego de certos meios para agir sobre os corpos ou sobre os órgãos vivos.

A análise de decomposição e recomposição é, frequentemente, dirigida pela análise de descrição ou, pelo menos, ela costuma tomar emprestado seus materiais. Ela pode ser esclarecida e colocada na direção de novas descobertas pela análise histórica. Por sua vez, ela é um guia indispensável para essa análise. Enfim, oferece à análise de dedução pontos de partida mais bem determinados e objetos de raciocínio mais fáceis de representar por meio de sinais claros, simples e precisos.

A análise de dedução pode tomar emprestado de cada uma das outras espécies de análise os objetos sobre os quais opera. Ela mesma, por sua vez, se mistura às diversas operações das outras. Como essa análise é exercida sobre as ideias, ou melhor, sobre os signos que as representam, todas as vezes que esses signos são bem elaborados e extraídas as consequências teóricas, ela caminha com total certeza. Isso deve acontecer necessariamente, pois os signos das ideias representam somente as ideias que foram ali colocadas. Quando são exatos e regulares, eles delimitam claramente as ideias e as circunscrevem com precisão.

Essa análise tem por objetivo descobrir se uma ideia está contida em uma outra e chegar, por uma sequência de transformações ou raciocínios, a conclusões cuja primeira ideia ou sua primeira forma não nos permitiu verificar ou sequer nos permitiu suspeitar. Os ideólogos comparam, com razão, essa sequência de evolução de ideias ao jogo de pequenas caixas contidas umas nas outras. O primeiro elo dos raciocínios seria a caixa principal que contém todas as outras. Abra esta, dela extraia a segunda, da segunda a terceira, e assim por diante, até que a pequenez das últimas não permita mais distingui-las com clareza. Condillac já se servira da mesma comparação, o que prova que, considerando a análise como um único e mesmo método, ele a pintava em diversas imagens, ou de acordo com os objetos aos quais ela se aplica, ou de acordo com os pontos de vista pelos quais podem ser considerados.

Acabamos de dizer que a análise de dedução pode andar por caminhos perfeitamente seguros e dar total certeza a suas conclusões se sua linguagem for exata e regular e não se desviar da teoria. Essa certeza remete somente à acepção da primeira ideia, que serve de ponto de partida, ou dos signos que a representam e que formam o primeiro elo dos raciocínios. Pois se o conteúdo dessa ideia se encontra incompleto ou vagamente representado, a sequência dos raciocínios pode ser perfeita, mas as conclusões a seu respeito serão ilusórias. Eis porque as análises de dedução que são exercidas sobre quantidades ou grandezas, sempre suscetíveis de serem reduzidas a quantidades, são absolutamente isentas de erros. Os signos que elas empregam têm uma tal precisão que é impossível haver qualquer confusão de termos. As ideias que esses signos representam se relacionam a objetos simples que oferecem somente um único ponto de vista. Consequentemente, é preciso fazer um quadro justo ou não se faz absolutamente nada. Enfim, os objetos dessas ideias são unicamente obra do espírito, eles se confundem com as ideias e com os signos que os delimitam e que fixam suas relações. Quando conseguimos circunscrever, com a mesma exatidão, os outros objetos de nossas pesquisas e dar à linguagem empregada nesse estudo ou na exposição das ideias que ela forneceu o mesmo grau de precisão e de clareza, a certeza das conclusões será a mesma que nas análises que tratam das propriedades dos números ou das grandezas.

Entretanto, pela própria natureza de nossa inteligência, pela natureza de nossas necessidades e das relações que nossa maneira de sentir estabelece entre nós e as coisas externas, essa certeza completa pode existir para nós apenas no que se refere à pura teoria. No momento em que entramos nas aplicações práticas, iremos nos conduzir somente de acordo com certas conjecturas, fundadas sobre motivos mais ou menos sólidos. Faremos apenas cálculos de probabilidades.

Os cálculos de probabilidades são, geralmente, de duas espécies diferentes. Na primeira, às vezes, a verdade flutua entre dois limites conhecidos, podendo ser colocada em todos os pontos do intervalo que os separa, mas se encontrará necessariamente presa nesse espaço. Poderemos nos aproximar mais dela por meio de alguns métodos que diminuem muito o campo da incerteza, embora seja impossível chegar a resultados totalmente precisos. O cálculo reúne, em favor de uma opinião ou de uma conclusão, motivos mais ou menos numerosos, mais ou menos sérios. Se a avaliação desses motivos for rigorosa, seremos autorizados a acreditar que essa conclusão, ou essa opinião, é a verdade.

Quando Arquimedes, querendo determinar a relação do diâmetro do círculo à sua circunferência, chegou à razão de 7 para 22, sabia muito bem que esse valor era apenas aproximado. Métius, estimando-a entre 113 e 355, diminuiu consideravelmente o intervalo no qual a proporção flutuava incerta. Enfim, Wolf e Rudolphe de Ceulen chegaram a um limite mais rigoroso e outros poderão se aproximar mais ainda, sem que ninguém jamais o atinja. Eis um exemplo da primeira espécie de cálculo.

Veremos agora um exemplo da segunda. Não temos certeza alguma da demonstração de que o sol nascerá amanhã e que a próxima noite será, como as anteriores, substituída pelo dia. Entretanto, ninguém pode ter dúvida a esse respeito. Esperamos o dia de amanhã com tamanha certeza que todos os arranjos da vida se organizam de acordo com essa expectativa. Em que baseamos essa certeza, tão firme em nosso espírito? Não é somente na experiência? Nessa imensidão de fatos que nos atestam que certa ordem reina no curso dos astros e que os fenômenos há tanto tempo reproduzidos no passado não podem deixar de se reproduzir no futuro? Cada ano, cada mês, cada novo dia aumenta essa certeza de probabilidade. Sem dúvida, o homem que visse o sol nascer pela primeira vez e não tivesse nenhuma noção particular da trajetória desse astro, teria poucos motivos para pensar que ele se elevaria no alto do céu. Quando ele visse a tarde desaparecer no mar, não iria mais esperar seu retorno no dia seguinte. Mas quando a experiência dos séculos nos provou que essa ordem é constante, quando todos os monumentos e narrativas nos atestam que essa ordem nunca foi alterada, então não temos mais nenhuma dúvida sobre sua continuidade futura. Quanto mais os fatos formadores das provas dessa ordem se multiplicam, mais a experiência terá peso e as conclusões deduzidas adquirirão certeza aos nossos olhos.

O primeiro desses cálculos trata de objetos mais simples, seus dados são fixos e precisos; ele pertence à pura teoria. Já o segundo trata de um evento fácil de ser observado, rodeado por um pequeno número de circunstâncias pouco variáveis e relativamente ao qual suas conclusões não apresentam nenhuma ambiguidade em seus motivos. Frequentemente, sobretudo quando se trata de aplicações práticas, os dados do cálculo são multiplicados ou móveis. Temos muita dificuldade em reunir e fixar todos esses dados, quer dizer, expressá-los em valores fixos. Temos, principalmente, muita dificuldade em nos assegurar que preenchemos realmente essa condição. Assim, o intervalo que nos pode separar da verdade torna-se então mais considerável ou a probabilidade torna-se mais fraca.

Tomemos alguns exemplos na própria medicina. Vamos tomá-los em sua parte prática, na qual os objetos são, ao mesmo tempo, mais multiplicados e mais variáveis, na qual, consequentemente, temos as maiores dificuldade em recolher e determinar, com precisão, os diferentes dados do cálculo.

Quando se observa, pela primeira vez, que a quinquina curava a febre intermitente, esse efeito bem constatado sobre certo número de indivíduos foi, sem dúvida, uma luz. Tivemos razão em pensar que a medicina acabava de fazer uma útil aquisição. Entretanto, em cada novo caso que parecia indicar seu uso, um médico prudente tinha que pesar bem as circunstâncias que podiam contraindicá-la ou cuja influência podia pelo menos modificar muito sua ação. A idade, o temperamento, as disposições anteriores dos doentes, a estação do ano e o caráter da constituição reinante tornavam mais incertos os motivos que determinavam o uso desse remédio e a esperança que se podia estabelecer sobre sua poderosa eficácia. Foram necessários diversos exemplos e observações para reconhecer, com certeza suficiente, em quais circunstâncias ele era útil ou prejudicial, e quais eram as combinações com outros remédios ou as modificações que seu uso demandava. Quando todas essas questões foram esclarecidas e todas as dificuldades resolvidas, o emprego da quinquina, em cada caso particular, teve que ser conduzido por um cálculo sábio e rápido. Esse cálculo deve considerar todos os resultados importantes das observações e dos testes anteriores e, da comparação desses resultados com todas as circunstâncias que o estado do doente apresentava, traçar a justa indicação do remédio e o método de sua aplicação.

A ipecacuanha faz vomitar e a jalapa faz purgar. Podemos atribuir-lhes essas virtudes, pois tivemos várias ocasiões para observar seus efeitos. Temos poucos motivos para duvidar que um purga e o outro faz vomitar, pois os novos casos oferecem poucas particularidades semelhantes àquelas que, a partir de certo número de exemplos anteriores bem constatados, devem ser reconhecidas como capazes de impedir a ação desses dois remédios.

Quando se trata de determinar a dosagem dos remédios que são indicados pelo caráter da doença, e de determinar, por exemplo, a quantidade de sangue que convém retirar em uma afecção inflamatória, a idade, a constituição física, as forças do doente, o local ou a gravidade da inflamação, a estação do ano, a tendência geral das doenças que reinam e que terminam por um tipo de crise, todas essas circunstâncias, pesadas e comparadas, devem dar como resultado essa quantidade pesquisada, à qual não se chega, entretanto, senão por aproximação. Quando se trata de fixar a dosagem de um vomitivo ou de um purgativo, é entre dois limites extremos, para mais ou para menos, que essa dosagem deve ser encontrada. O limite mínimo indicará o ponto abaixo do qual o remédio não terá nenhuma ação, e o limite máximo, se for ultrapassado, trará inconvenientes. Nessa latitude, encontra-se, necessariamente, o termo procurado. Chegaremos ainda mais perto dela se todas as causas particulares que podem fazê-la variar no caso atual tiverem sido avaliadas com mais cuidado e rigor.

Não levarei mais longe o exame dessas importantes questões, indico os princípios gerais. Não tenho o objetivo de delimitar um método completo para o estudo da medicina. Esse tema, sem dúvida, seria digno das meditações de nossos maiores mestres; ninguém pode tratá-lo de maneira rápida e ocasional. Sobretudo, é preciso ter cuidado ao acreditar tê-lo apreendido, e mesmo compreendido toda sua importância e extensão, quando consideramos esse método como um catálogo sistemático de livros, como aquele que devemos à erudição de Boerhaave e de seu sucessor, Haller.

XV
Ensino analítico da medicina

Sem dúvida, as abordagens a partir das quais a medicina deve ser reformada são as mesmas que devem dirigir seu ensino. Somente elas podem fornecer um bom planejamento escolar e um bom sistema de aulas para cada área. Um dos pontos mais importantes é o de sempre apresentar aos alunos os objetos na ordem mais natural, quer dizer, começar pelos objetos mais conhecidos ou pelos mais fáceis de conhecer e, com a ajuda deles, passar, sucessiva e gradualmente, àqueles que demandam uma observação mais profunda, sentidos mais aguçados ou mesmo novos instrumentos. É preciso se aplicar a desenvolver as ideias na ordem de sua geração. Ora, essa ordem é a mesma em que os objetos inteiros e suas partes em detalhe apresentam-se a nós. Depois de termos compreendido a cadeia que os liga, devemos percorrê-la desde o primeiro até o último elo, evitando saltar qualquer intermediário que o espírito não corrija de imediato e, por assim dizer, necessariamente.

Como a verdadeira instrução dos jovens médicos é aquela que eles recebem não nos livros, mas no leito dos doentes, não numa fria escola, mas na presença da própria natureza, quer dizer, no aspecto dos diversos temas de seus trabalhos, a grande influência do mestre se encontra inteiramente no método de observação que ele delimita, na maneira pela qual ele próprio considera os sujeitos que estão com ele, na forma como os faz interrogar a natureza, na forma como dirige sua atenção e suas experiências. Do alto de uma cátedra, o professor desenvolve, frequentemente em vão, nos melhores termos, as mais interessantes verdades. O espírito dos ouvintes, entorpecido em uma atenção passiva, guarda somente leves traços do que foi dito. Entretanto, aquelas verdades que eles mesmos procuraram, sob a direção do professor, que encontraram e reconheceram por uma sequência de combinações ativas, permanecerão eternamente em suas memórias. Por esse meio, os conhecimentos não serão somente mais nítidos e mais sólidos, eles têm também algo de mais original e mais análogo ao aspecto particular de cada indivíduo. O hábito de extraí-los sempre dos próprios objetos faz que o espírito renuncie a qualquer outra maneira de adquiri-los.

Entretanto, não é preciso levar a prática desse método até o pedantismo. Ele é o melhor e mais seguro para formar nossas ideias, mas não é o único. Frequentemente, recebemos impressões ao acaso. Ideias esparsas que resultam disso confusamente vão alojar-se na memória e adormecem até que sensações análogas venham despertá-las, combinar-se com elas e encadear-se em conjuntos mais ou menos gerais e regulares. É então que começa o trabalho posterior, aquele que submete ao exame essa classificação, de início, por vezes inteiramente fortuita. Somente aí, os bons espíritos, avaliando rigorosamente cada uma de suas ideias, determinam sua ordem natural, o lugar autorizado por essa ordem e acabam unindo todas elas a alguns princípios gerais que lhes servem de ponto de apoio.

Se, no ensino, começamos mais frequentemente com os dados para passar gradualmente aos resultados, convém algumas vezes enunciar primeiro os resultados e apoiá-los na indicação dos principais dados, sem prejuízo de voltar aos dados para expô-los em detalhes quando se fizer necessário demonstrar de forma mais metódica a proposição. Independentemente da perda de tempo inevitável que acarreta o método dos inventores, aplicado com rigor e sem exceção a todos os casos – perda importante, sob vários aspectos, e que nem sempre é compensada por vantagens certas –, acontece, com frequência, que as aulas tomam um caráter trivial e mesmo desanimador, pela uniformidade e (seria preciso dizê-lo?) pela própria facilidade dos procedimentos. A atenção do aluno, que nenhum traço espinhoso e nenhuma dificuldade reanima, definha e se apaga por causa dos próprios meios que deveriam facilitar seu exercício e operações. Mais do que apresentar ideias inesperadas e surpreendentes por sua grandeza ou por sua novidade, o professor deve excitar o interesse e despertar a curiosidade dos alunos. Conforme o caráter dos objetos, o professor deve passar da análise à síntese e da síntese à análise, corrigindo sempre, por menor que seja a dúvida, as indicações mais audaciosas da síntese com a ajuda das formas mais regulares e seguras da análise. Esse professor manterá o espírito dos alunos em uma atividade mais real e mais constante, desenvolverá mais os seus pensamentos, sem correr o risco de que eles tomem o caminho errado. Talvez seu método seja mais apropriado para a natureza e para a maneira de proceder do espírito humano.

Não me parece, como geralmente se acreditava, que foram defeitos de estilo que impediram as obras de Condillac, desde sua primeira aparição, de obter todo o sucesso merecido. Suas obras foram sempre escritas com pureza, muita elegância e mesmo, algumas vezes, de maneira bastante animada e quase brilhante. Entretanto, a razão tão luminosa desse excelente analista não prepara e não reserva ao leitor surpresas nem dificuldades. Cada parágrafo anuncia o seguinte, e a primeira frase indica as outras. O esforço do leitor é tão poupado que ele acaba nada fazendo, e pensou-se tão bem por ele que ele não pensa mais por si mesmo.

Essas reflexões não são deslocadas, pois nesse momento todos os amigos das luzes celebram com razão a excelência e a grande utilidade do método analítico. Todos aqueles que cuidam do progresso das ciências, e também do seu ensino, veem esse método como a única tocha que pode guiar seguramente o espírito humano e fazê-lo sair, para sempre, do caos das opiniões hipotéticas, a única maneira de cultivar ou empregar nossas faculdades intelectuais, método que pode introduzir os hábitos do bom senso não somente em todos os trabalhos dos sábios e dos pensadores, mas também nos trabalhos dos artesãos e dos operários, em todas as ideias, em todas as tendências, em todos os atos do homem social. Partilho inteiramente essa opinião e essas belas esperanças. Mas o verdadeiro método analítico caminha por todas as estradas que podem levar à verdade. A estrada mais segura, para cada circunstância, é a que ele prefere. Em geral, ele reúne com cuidado os dados para deles extrair os resultados, mas raramente apodera-se dos resultados, certo de que os dados se organizarão por si mesmos em torno deles. As duas vias lhe são familiares e, mais frequentemente, o método trabalha com as duas ao mesmo tempo. As pessoas que pensam que o método deve sempre seguir a estrada dos inventores compreendem-no apenas parcialmente. Pela ação reiterada de querer fixar o gênio ou regular seu progresso, essas pessoas acabariam entorpecendo-o e paralisando-o.

Aqui termino a exposição dessas concepções gerais que, sem dúvida, repito, demandarão ainda muitos desenvolvimentos, mas a extensão e a importância da matéria me levaram além do limite que me fixara. Porém, não posso deixar de voltar ainda a alguns objetos particulares do ensino médico.

Capítulo IV
Considerações particulares sobre diversos ramos da medicina

I
Anatomia

Antes de Hipócrates, a anatomia apenas existia. Galeno afirmava que os asclepíades, família na qual a medicina ficou por muito tempo encerrada, ensinavam a seus alunos a estrutura do corpo humano pela via indireta das dissecações de animais. Ele dizia que as aulas começavam desde a mais tenra idade e o hábito tornava os objetos tão familiares que era inútil consignar as descrições em lições escritas. Entretanto, essa opinião, arriscada como várias outras do mesmo autor, foi formalmente desmentida por Calcídio, antigo comentador de Platão. Calcídio afirma que Alcméon, discípulo de Pitágoras, fora o primeiro a dissecar animais. É preciso relatar que se deu em épocas muito posteriores o uso que Galeno atribui aos primeiros médicos da escola de Cós.

É verdade que encontramos em Hipócrates várias descrições dos órgãos do homem, delimitadas provavelmente a partir de suas analogias infiéis, mas elas provam que a própria estrutura dos animais era muito imperfeitamente conhecida. Por pouco que tenha sido estudada com alguma atenção, seu conhecimento já teria bastado para dissipar vários erros grosseiros que o pai da medicina parece ter adotado com confiança. Seu *Tratado do coração* é bastante exato. Os admiradores entusiastas dos antigos poderiam ver aí uma espécie de pressentimento da circulação, mas é preciso confessar que esse grande homem era mesmo um mau anatomista. As únicas partes cuja estrutura ele conheceu exatamente foram os ossos; sempre se pode facilmente encontrar esqueletos humanos.

As feridas ou doenças que expunham as vísceras ou outras partes escondidas pela espessura dos membros, o hábito de embalsamar corpos, que desde tempos imemoriais reinou no Egito, enfim, os encontros fortuitos de corpos humanos jogados pelas águas nas beiras dos rios, que a fuga precipitada de um exército vencido abandonara no campo de batalha, ou que acidentes imprevistos haviam deixado aos animais selvagens e às aves de rapina, eram as únicas circunstâncias que podiam fornecer aos médicos algumas ocasiões fugidias e frequentemente perigosas para estudar a verdadeira anatomia humana. Mas o preconceito que, por um lado, ligava a ideia de sacrilégio ao exame muito curioso dos mortos e, por outro lado, a ideia de contaminação ao tocá-los, levantaram uma barreira quase intransponível ao progresso dessa ciência. Aristóteles diz positivamente que, no seu tempo, nunca se havia dissecado um cadáver humano.

Na época de Herófilo e Erasístrato, na qual esse escrúpulo supersticioso já fora consideravelmente enfraquecido pelas luzes, pôde-se estudar a organização do homem no próprio homem. O preconceito durou mais tempo entre os romanos;

eles eram mais ignorantes. Plínio diz que a lei proibia olhar as entranhas humanas. Entretanto, o desejo de conservá-las foi mais forte entre os imperadores do que o respeito pela opinião pública. Eles permitiam aos médicos dissecar os corpos dos criminosos ou dos inimigos. Sob Marco Aurélio, uma norma entregou-lhes os corpos dos alemães. Galeno, que narra esse fato, pôde dissecar vários. Deve-se supor que ele buscava essas oportunidades, porém parece, ao lermos suas descrições anatômicas, que ele só dissecou diferentes animais, e sobretudo um grande número de macacos, aos quais preferia por causa de sua semelhança com o homem. Embora sejam bem extensos seus livros de anatomia e cheios de boas coisas para a época, podemos acreditar que ele nunca viu nos cadáveres humanos os objetos que ele descreve com o máximo de atenção.

A anatomia de Galeno reinou despoticamente até o tempo de Vesalius. Como todos os objetos são palpáveis e fixos nessa área, seus erros eram sem dúvida mais fáceis de constatar do que os erros da medicina prática, que são muito multiplicados, delicados e mutantes. Seus erros tinham força de lei em todas as escolas. Ninguém ousava combatê-los, nem se atrevia a suspeitar que fossem erros. Vesalius, esmagando essa desprezível idolatria, atacou corajosamente Galeno e seus supersticiosos seguidores. A medicina lhe deve, em grande parte, a caminhada mais audaciosa e mais firme que, desde então, começou a realizar e que sempre manteve, mesmo em meio a desvios. Foi principalmente para a anatomia que ele prestou serviços imortais. Pela feliz audácia e pelos trabalhos desse célebre homem, a anatomia livrou-se de suas fraldas, e foram preparadas todas essas belas descobertas que agora dão à prática da cirurgia uma imensa segurança.

A partir desse momento, os progressos da anatomia foram realmente contínuos e rápidos. A descoberta da circulação sanguínea e de suas variedades no adulto e no feto; a dos vasos do quilo, de seu reservatório e do conduto torácico; o aparelho desconhecido, desvelado em vários órgãos pelas injeções de Ruysch; a estrutura das glândulas; o curso e as funções dos vasos linfáticos vislumbrados; as pesquisas fisiológicas e patológicas sobre o tecido celular; as brilhantes, mas muito frequentemente infiéis experiências sobre as partes irritáveis e sensíveis; o aparelho absorvente e glandular, descrito com mais precisão, e suas verdadeiras funções, mais bem determinadas: eis os frutos mais importantes do zelo infatigável de muitos homens laboriosos que, graças à sequência ininterrupta de seus trabalhos, levaram a anatomia do homem talvez ao último grau de perfeição.

Essa ciência, ligada ao ensino da medicina, apresenta diferentes pontos de vista, a partir dos quais merece ser examinada. 1) Ela faz parte das descrições físicas e entra na história natural propriamente dita. 2) Como base e texto das explicações fisiológicas, forma um ramo necessário da física animal. 3) Enfim, servindo de guia para a arte de curar e, sobretudo, para sua parte cirúrgica, mostra-se agora inseparável da prática, garantindo seu sucesso.

Relativamente ao primeiro ponto de vista, a ciência pertence à análise de descrição. É uma espécie de topografia curiosa, mas inanimada. No segundo, ela toma um caráter mais interessante, aproximando-se da medicina e da cirurgia. No terceiro, está continuamente ligada aos diversos objetos de seus estudos; está associada à maioria de seus trabalhos, embora nem sempre desempenhe o papel essencial que lhe é comumente atribuído.

A anatomia, considerada como descrição, não tem limites, por assim dizer. À medida que os objetos mais surpreendentes são esclarecidos, outros menos fáceis de apreender se apresentam. Novos mundos se abrem diante de nós, e os limites do horizonte recuam sempre que acreditamos atingi-los. Entretanto, para fazer ainda grandes descobertas em anatomia, seria necessário inventar agora instrumentos mais perfeitos ou algum método que, semelhante ao das injeções, pudesse aumentar e desenvolver as partes cuja estrutura escapa aos nossos meios atuais. Assim, por exemplo, a fábrica íntima do cérebro não parece poder ser desvendada nem pelo escalpelo, nem pelos nossos microscópios comuns, nem pelas injeções, pelo menos da maneira que são praticadas ainda hoje. Felizmente, essa fina anatomia é mais um objeto de curiosidade física do que de utilidade médica. Embora não se deva bani-la e ainda que, um dia, não seja impossível que se extraia dela alguma vantagem, é perfeitamente inútil hoje. E somos levados a crer que poderíamos viver sem ela, para sempre.

A anatomia fisiológica é mais limitada do que a de descrição. Entretanto, ela o é menos ainda do que a anatomia terapêutica. A explicação das diferentes funções vitais, fundada na própria estrutura dos órgãos que as executam, já fez e promete ainda fazer progressos. Porém, é menos a anatomia propriamente dita o que nos falta do que uma sequência de boas observações feitas sobre o ser vivo. Conhecemos muito bem a organização de diferentes partes, cujos usos nos são inteiramente desconhecidos. As experiências a serem feitas, para ser possível acompanhar sua ação, são geralmente difíceis, algumas até parecem impossíveis, pelo menos com nossos meios atuais. Quanto a essa anatomia, que chamo terapêutica e que é aplicada diariamente pela arte de curar, ela se encerra nos limites mais estreitos. A opinião contrária, bem propagada, deve-se talvez, ao mesmo tempo, aos preconceitos da ignorância e àqueles de um saber adquirido por meio de trabalhos penosos e desmotivadores. A estrutura, a situação e as conexões das vísceras, a distribuição dos principais troncos dos vasos e dos nervos, a forma e a disposição dos ossos, os ligamentos dos músculos, as expansões das aponeuroses e, talvez ainda, alguns pequenos objetos, não menos fáceis de apreender: eis o que o médico precisa conhecer bem. Talvez seja permitido acrescentar que a delicada anatomia é raramente útil para as operações cirúrgicas. Sobre esse ponto, ousaria apelar para a boa-fé dos cirurgiões anatomistas mais esclarecidos.

Cada demonstrador tem sua ordem e seu método de ensino. Todo método e toda ordem são bons, à condição de que sejam claros. Se for somente uma simples exposição de formas, não importa, pelo menos ordinariamente, o ângulo por onde começamos. Estudando a geografia, podemos partir, de maneira indiferente, de qualquer ponto ou começar por uma região que julgamos mais apropriada. Basta que a memória retenha o quadro dos locais e suas situações respectivas. O mesmo ocorre com a anatomia. Entretanto, a maneira pela qual a natureza nos mostra seus objetos não é totalmente fortuita. Se tivéssemos o trabalho de observá-la melhor, veríamos que não é permitido invertê-la, oferecendo os objetos para a observação dos alunos. Winslow, em sua exposição anatômica, parece não ter ignorado essa maneira mais natural pela qual os objetos se oferecem a nós. Lieutaud, que foi um homem de bom senso, e até de alguma presença de espírito, embora seus dois compêndios, de matéria médica e de prática, estejam abaixo do medíocre, mesmo assim, vislumbrou mais longe. Ele quis, em sua anatomia, descrever os objetos precisamente como poderia buscá-los e descobri-los o próprio inventor da ciência, supondo que um único homem fosse capaz de acompanhar todos os trabalhos e fazer todas as descobertas. Era uma bela visão, mas o autor falhou totalmente em executá-la. Qualquer anatomista de talento, mais ligado aos métodos filosóficos, pode tirar partido da anatomia e é somente a ele que ela pertencerá de fato, pois projetar é pouca coisa, bem executar é quase tudo.[1]

Entretanto, é fácil predizer mais sucesso aos demonstradores, quanto mais se aproximem, em seu ensino, do método particular que essa visão indica, sendo ela própria apenas um ramo do método geral do qual tantas vezes falamos.

A anatomia mais interessante, sem dúvida, é aquela que tem como objeto[2] buscar, nas lesões orgânicas, a causa tanto quanto o local das doenças. Essa é a verdadeira anatomia médica. Ela corrige muitos erros, dissipa muitos preconceitos e se torna tão mais útil para a prática quanto mais perigosa for para a vaidade dos clínicos. Quem não percebe, à primeira vista, todas as vantagens ligadas à exata comparação dos fenômenos da doença, ou das revoluções que ela pode ter experimentado, com o estado em que se encontram, após a morte, as partes que parecem ter sido a fonte do mal ou simplesmente as partes que não demonstraram nenhum sinal de alteração? Quem não vê que a fisiologia pode, como a prática, extrair daí uma quantidade enorme de observações importantes e resultados curiosos?

---

1 Quando escrevi isso, a *Anatomia* de meu amigo Boyer não existia ainda. De meu ponto de vista, esse grande cirurgião nada deixou a ser feito depois dele.

2 No original, *objet*. (N. R. T.)

Entretanto, se nada for mais evidente e mais certo do que o estado em que se apresentam os órgãos, nada será mais infiel e mais enganador do que as conclusões que se tentará daí deduzir. Frequentemente, é bem difícil traçar o limite preciso que separa o estado natural de uma parte, no indivíduo cujo cadáver examinamos, do estado em que a doença pôde sozinha levá-lo à morte. O que atribuímos à doença que o matou pode dever-se a vícios primitivos ou a particularidades de organização. Antigas desordens da saúde podem ser sua causa. Enfim, as alterações descobertas nas inspeções cadavéricas são, com frequência, o produto imediato da própria morte. É preciso muita atenção e sagacidade e, sobretudo, poder comparar o máximo de observações do mesmo gênero, para bem apreciar o valor de cada uma e fixar, com exatidão, as circunstâncias que podem aproximá-las ou distingui-las. Essa área da medicina oferece, mesmo após as belas coletas feitas por Bonnet, Morgagni, Lieutard e Portal, um vasto campo para o zelo e a atividade dos anatomistas e dos práticos. Ela só pode ser completada após uma longa sequência de trabalhos.

Uma outra anatomia, talvez não menos interessante e quase totalmente nova, seria aquela que considerasse as mudanças ocorridas, seja nas diferentes épocas da vida no estado saudável, seja nos diferentes períodos das doenças, agudas ou crônicas; mudanças que a morte, alguns acidentes ou as revoluções da vida podem fazer desaparecer. Seria um tipo de anatomia viva, digna de toda a atenção dos médicos filósofos. As dificuldades ligadas a esse tipo de pesquisa não devem desencorajá-los. Grandes e belas verdades serão o prêmio a ser recebido.

II
Fisiologia

Vários ramos da fisiologia fizeram verdadeiros progressos nos últimos tempos. Há, sem dúvida, grande distância entre o tratado *De usu partium* de Galeno e os escritos de Stahl, Hoffmann, Boerhaave, Hamberger, Robert Whitt, Haller, Cullen, Bordeu, Fouquet, Grimaud, Dumas e Richerand. O mecanismo dos órgãos é geralmente conhecido e suas funções estão muito bem determinadas. O caos das causas ocultas, cujas explicações eram obscurecidas pelos antigos, é substituído pela dúvida filosófica ou por sábias teorias. Se essas teorias sofrem dificuldades, pelo menos elas se aproximam das outras partes dos nossos conhecimentos, por meio de uma linguagem cada vez mais exata. Uma grande quantidade de fatos preciosos foi recolhida sobre a sensibilidade geral, sobre suas modificações nos diversos órgãos, sobre as comunicações que essa sensibilidade estabelece entre eles. Deram-se alguns passos para a explicação dos mistérios da digestão, da sanguificação, da reprodução. Se a causa do movimento muscular e os meios íntimos e diretos, pelos quais ele se executa, permanecem ainda envoltos em um véu que parece impenetrável, sabe-se, pelo menos, que esse movimento é fortalecido ou debilitado, acelerado ou reduzido, reanimado ou apagado, segundo certas leis. Essas leis foram descobertas e constatadas graças a uma sequência de observações bem-feitas. Reconheceu-se, em certos agentes, a faculdade de produzir esses diversos efeitos. Submeteu-se ao cálculo médico a energia das forças motrizes e a energia desses mesmos agentes que são capazes de modificá-las. Quase todos os fenômenos da visão são demonstrados matematicamente: o olho é, de algum modo, somente um instrumento de dióptrica. A relação constante entre o estado dos sólidos e o dos fluidos se manifesta nas experiências mais delicadas, como nos fatos mais aparentes. Alguns fatos incontestáveis forneceram brilhantes percepções sobre a respiração e a formação do calor animal; já outros parecem ainda, de fato, combater ou, pelo menos, limitar as conclusões um pouco extensas demais, ou apressadas demais, que se quis deduzir dos primeiros. Pelo menos, foi recolhida uma grande quantidade de observações e experiências curiosas. Os diferentes pontos de vista nos deixam entrever resultados mais certos em um futuro não tão distante. Enfim, a natureza e a combinação dos elementos, concernentes às partes animais, tornaram-se tema das pesquisas mais engenhosas. Podemos esperar que essas pesquisas lancem alguma luz sobre vários fenômenos da vida e, em particular, sobre aqueles que com frequência ocorrem mais ou menos imediatamente após a morte.

É preciso reconhecer, no entanto, que os traços característicos da doença e da saúde, que as leis gerais dos fenômenos vitais, que essas relações maravilhosas estabelecidas entre as diferentes partes do sistema, cuja prática traz tantas perspectivas exitosas, numa palavra, que as afecções e, se podemos assim dizer, os hábitos da natureza viva foram bem observados e descritos pelos antigos. Com efeito, por menos que sejamos versados na leitura de seus escritos, não podemos desconhecer a solidez dos princípios de teoria e das regras de prática que esses atentos contempladores da natureza extraíram de suas observações. Talvez, desde Hipócrates, as hipóteses adotadas sucessivamente sobre a física animal tenham sido mais prejudiciais em geral para os progressos ulteriores e duráveis da medicina do que úteis à glória efêmera de seus autores.

As explicações dos antigos eram baseadas na simples observação do homem são ou doente, sem a ajuda da anatomia, dos conhecimentos fisiológicos que lhes são devidos, das experiências cuja arte era quase totalmente ignorada no seu tempo e das ciências colaterais que nos fornecem sempre luzes diretas ou novos instrumentos. Nem sempre essas explicações foram substituídas de forma positiva. Várias delas, de tempos em tempos, reaparecem com brilho e parecem sobreviver a todas as outras que as derrubaram. É nesse ponto que o selo da natureza parece tão fortemente marcado, pois cada novo progresso da ciência confirma essas explicações. Enfim, o bom espírito dos pais da medicina as deixaram imprecisas e, após incontáveis esforços inúteis para lhes dar mais precisão, devemos talvez deixá-las permanecer para sempre nesse lugar. Os limites mais rigorosos, empregados pela ciência moderna, tornam-se muito defeituosos quando estabelecem como certas as relações que não foram reconhecidas por meio de exames atentos.

Eis o que uma boa fisiologia deve expor, corajosa e diretamente.

Apesar da superioridade das luzes de nosso século, talvez não seja inútil insistir sobre as razões que fazem os antigos estarem tão frequentemente acima de nós, nas ciências ou nas artes de pura observação. Despojando-nos de todos os preconceitos, não poderíamos acreditar que é ao sentimento de confiança que nossa superioridade nos inspira, à facilidade de obter livros sobre todos os assuntos, ao hábito de extrair deles quase todos os nossos conhecimentos que devemos atribuir essa falta de profundidade, de originalidade e de verdade impressionante da qual os observadores modernos oferecem tantos exemplos? Ainda que uma grande parte do seu tempo seja empregada em buscar nos livros o que os verdadeiros observadores viam na natureza, eles próprios veem menos. O que se arrancava com tanto trabalho dessa natureza rebelde encontra-se hoje tão facilmente nos livros! As vantagens, aliás tão grandes, que resultam da comunicação imediata das ideias e dos diferentes trabalhos, não impedem que o espírito, ganhando em extensão com essas vastas leituras, muitas vezes perca, na mesma proporção, em atenção; que a memória dos sinais fique sobrecarregada por causa das sensações; que, resumindo, não se negligencie muitas vezes o que existe e o que pode ser visto para seguir o que os outros pensaram e disseram.

O quadro sistemático das funções é o objeto principal da fisiologia, ou melhor, é a própria fisiologia. Basta aqui que os princípios ou as abordagens sejam apresentados em uma boa ordem e sempre como conclusões do conjunto dos fatos observados. A escolha das funções, ou dos fenômenos pelos quais se deve começar, pode ser bastante arbitrária, embora haja nisso, como em tudo, uma ordem que pode ser chamada de *natural*, visto que é aquela que melhor encadeia as ideias. Diferentes métodos artificiais foram empregados com sucesso. Vários parecem quase igualmente bons. De fato, tudo se apoia e se liga na economia animal, de modo que não existe fato que se possa olhar como o primeiro ou como o último. A circulação depende da ação dos nervos; a ação dos nervos depende, por sua vez, da circulação. A respiração é necessária para ambas e, sem a ajuda delas, a respiração não pode ser executada.

Se quisermos classificar os objetos segundo as diferenças e a divisão das partes, não iremos longe. Encontraremos sempre partes de todas as ordens e de todos os gêneros que entram como elementos nos diversos órgãos. Os músculos contêm artérias, veias, nervos; as túnicas das artérias apresentam nervos, veias e provavelmente também fibras musculares,[3] e assim por diante. Segundo a expressão de Hipócrates, é um círculo no qual não se reconhece começo nem fim; e não importa, quando se traça um círculo, a partir de qual ponto começaremos a mover a extremidade do raio, cuja completa revolução em torno do centro deve descrever a circunferência. Poderíamos, talvez, fazer da mesma forma com a fisiologia: cada um poderia seguir a ordem que melhor lhe conviesse para conceber os objetos e gravá-los mais distinta e fortemente em sua lembrança. Entretanto, é muito fácil aplicar nesse estudo, como em todos os outros, o método natural de observação. Método em que se começa pelos objetos observados primeiro, pelos fenômenos mais aparentes, para passar gradativamente do mais conhecido ao menos conhecido, e sempre assim, passo a passo, até chegar aos objetos mais distantes, ou aos mais delicados, que são também, consequentemente, aqueles que a natureza deixou por último para nosso olhar e nosso exame.

III
Relações da medicina com a moral

Começa-se hoje a reconhecer que a medicina e a moral são dois ramos da mesma ciência que, reunidas, compõem *a ciência do homem*. As duas repousam sobre uma base comum, o conhecimento físico da natureza humana. É na fisiologia que

3 A analogia dos grandes animais, nos quais elas são evidentes, autoriza a pensar que essas fibras existem também, mas são muito sutis para poderem ser percebidas, nas artérias do corpo humano.

elas devem procurar a solução de todos os seus problemas, o ponto de apoio de todas as suas verdades especulativas e práticas. Da sensibilidade física ou da organização que a determina e modifica, resultam com efeito as ideias, os sentimentos, as paixões, as virtudes e os vícios. Os movimentos desordenados ou regulares da alma têm a mesma fonte que as doenças ou a saúde do corpo. Essa verdadeira fonte da moral se encontra na organização humana, da qual dependem nossa faculdade e nossa maneira de sentir. Lá estão escritos, em caracteres indeléveis e pelas próprias mãos da natureza, esses princípios eternos, único fundamento sólido de nossos direitos e deveres. A igualdade, a liberdade, a virtude, a felicidade, ligadas estreitamente uma à outra, confundem-se de algum modo com nossa existência. A opressão, as preferências iníquas, o vício, a infelicidade, igualmente inseparáveis e ligados, como em um invencível e fatal sistema, dependem sempre dos ataques evidentes e diretos desferidos sobre nossa natureza, pela subversão das relações estabelecidas entre o homem e seus semelhantes, sua organização comum.

Ao bom uso de nossas faculdades, ao respeito pela voz interior que fala sempre bem alto quando se quer ouvi-la, à observação escrupulosa e refletida dessa direção espontânea que tomam sobre os objetos mais simples nossos impulsos inatos imediatos, enfim, ao hábito da atenção e da reflexão sobre si mesmo e sobre os outros, sobre suas próprias sensações e sobre seus objetos se ligam os sentimentos generosos, as grandes ideias e as ideias justas, a razão e a virtude. Ao desprezo por essa voz verdadeiramente divina, ao abuso dos dons da natureza, ao esquecimento estúpido das leis eternas que regem o universo e nós mesmos, mantêm-se ligados também todos os erros, todos os vícios e todos os crimes. É importante, e mesmo necessário, perceber essa relação constante dos diferentes estados físicos com os diferentes estados morais. Ao mostrar como as sensações se aguçam ou se enfraquecem; como as ideias se elevam e crescem ou se arrastam e se apagam; como as paixões nascem, desenvolvem-se, adquirem uma energia que derruba todos os obstáculos, ou permanecem entorpecidas ou têm recaídas depois de alguns choques impotentes e ficam paralisadas para sempre; enfim, ao compreender todas essas rédeas invisíveis da natureza humana, poderemos nos vangloriar em conduzi-la por caminhos mais seguros em direção à felicidade. É por esse meio que não somente transformamos facilmente o bom senso em hábito, a moral em necessidade, mas podemos desenvolver todas as faculdades do homem, depurar e multiplicar todos os seus gozos, satisfazer, por meio de objetos reais, esse instinto inquieto que o leva sem cessar para fora de si mesmo, esse desejo insaciável por novas impressões que desafiam os limites do espaço e do tempo. É assim que, em sua estreita e curta existência, a ideia e a certeza de um aperfeiçoamento sempre progressivo, sempre ilimitado, podem fazê-lo abraçar, de algum modo, o infinito.

A necessidade de buscar, no conhecimento do homem físico, os meios de dirigir e de aperfeiçoar a natureza humana, torna-se evidente, tanto pela consideração das relações que ligam o desenvolvimento de alguns órgãos à formação, frequentemente quase súbita, de certas tendências e o tipo de ideias que com elas se relacionam, quanto pelo estudo aprofundado dos efeitos morais de certos hábitos alimentares em algumas doenças, de algumas disposições primitivas da organização ou de alguns estados acidentais do sistema vivo.

Vejam essa criança que, graças à leveza de seus gostos, passa rapidamente por todas as impressões que, sem cessar, extrai de cada objeto. Seus costumes incertos, suas ideias vivas, mas sem sequência, não seriam, se podemos assim dizer, a imagem fiel da maneira pela qual a natureza esboça a vida nessa criança, não seriam também a imagem fiel dessas digestões rápidas, mas imperfeitas, dessa pulsação viva, desigual e irregular? A marca da infância física não se encontraria impressa em todos os traços da infância moral? Será que essa última poderia ser modificada por meios que não agem diretamente sobre as funções dos órgãos e sobre o curso dos movimentos vitais?

Esse adolescente, perseguido por uma vaga inquietude, mergulhado em devaneios sem objeto, emocionado até as lágrimas com as menores impressões, começa a encontrar quadros em sua imaginação e tendências desconhecidas em seu coração. Ao mesmo tempo, o fogo das paixões se acende em seu peito, sua alma, apegando-se a tudo que o rodeia, precipita-se em direção a objetos ignorados, sua estatura, seus traços, seu rosto, seus olhares, o som de sua voz tomam um outro caráter. Mas seu passo é mais firme, mais impetuoso; sua fisionomia, quase móvel, torna-se mais animada, as maçãs de seu rosto se pintam com uma cor mais viva, seus olhos expressam, ao mesmo tempo, seus desejos, sua ignorância ou a incerteza de seu objetivo. É somente aí que a natureza o torna sensível aos acentos apaixonados que, ao fazê-los ressoar em seu coração, ensina-lhe sua arte e seu uso. Suas tendências, suas ideias, suas disposições físicas não estão em sintonia? As grandes mudanças que acabaram de criar um novo ser não dependem unicamente da maturidade de um sistema de órgãos, quase inertes até o momento e que, quase sempre, apenas haviam atraído sua atenção?[4]

Essa época tem, talvez, algo de mais importante e mais decisivo ainda entre as meninas. As relações da moral com o físico são marcadas nelas por traços mais leves e mais finos na aparência, mas, de fato, mais caracterizados e profundos. Uma jovem, cujos órgãos começam a sair do sono da primeira idade, não faz um movimento, não diz uma palavra, não lança um olhar que conserve o caráter da infância. Observadores mais atentos ficam sempre surpreendidos com essa mudança. A timidez, o embaraço, os caprichos se disfarçam, em vão; a incerteza e a imprecisão do olhar são substituídas por uma expressão que não quer ser percebida, por uma chama que brilha tanto que tenta ser dissimulada com esforço e cuidado. Todas essas circunstâncias reunidas não deixam nenhuma dúvida sobre a revolução que acaba de se operar, sobre esse ato importante da natureza que anuncia e prepara as mudanças e sobre atos ainda mais importantes e mais necessários à realização de seu plano total. Esse seio, cujas ondulações pintam frequentemente os movimentos do coração e parecem ser somente o objeto de doces desejos, já se encontra disposto, segundo as leis admiráveis das coisas, a preparar o alimento do novo ser que esses mesmos desejos têm como alvo chamar à vida. Um sistema inteiro de órgãos, lar das tendências mais vivas, cuja influência modifica não somente toda a economia animal, mas também desenvolve, além disso, tantas ideias

4 Digo *quase sempre* porque falo da raça humana em geral. Na obra intitulada *Rapports du physique et du moral de l'homme*, todas essas ideias estão desenvolvidas mais detalhadamente. Ver, em particular, "Mémoire sur l'influence des sexes".

novas e tantos sentimentos morais ignorados, é para a natureza somente o meio pelo qual ela garante a duração indefinida do gênero humano.

Vejam também como, na idade madura, a regularidade do pulso, a energia constante das funções, a teimosia das doenças, correspondem a gostos mais uniformes, ideias mais fixas, paixões menos vivas, porém mais profundas e mais indeléveis.

Vejam, enfim, como o corpo gelado do velho, sua circulação regular, porém lenta, suas sensações fracas e quase infantis, suas doenças, quase sempre pituitosas[5] e das quais a natureza não ousa provocar crises, são o emblema fiel desse espírito tardio e sem calor, desses gostos pueris e sem energia, dessa repugnância por empreendimentos que o indivíduo não espera poder terminar. Em uma palavra, o estado físico do velho não seria o anúncio e a imagem de uma alma que, ao concentrar-se gradativamente em si mesma, prepara-se para deixar de existir, pelo mais funesto dos sacrifícios, ao desapegar-se de suas afecções?

Nos diferentes asilos nos quais a sociedade recolhe a demência, naqueles onde as leis acorrentam o crime, que não deixa de ser ele próprio uma demência de outro tipo, encontrareis provas talvez ainda mais surpreendentes dessas relações constantes entre o físico e o moral. Observareis logo que certas disposições orgânicas, manifestadas pelas formas externas, pelos traços, pela fisionomia, acompanham sempre os hábitos culposos e os desvios da razão. Reconhecereis, com a satisfação de um amigo dos homens, que essas duas espécies de desordens

5 Cabanis aqui se refere a *maladies pituiteuses*, no quadro da teoria hipocrática dos humores. (N. R. T.)

se confundem frequentemente e estão sempre mais ou menos ligadas entre si.

Limito-me a essas observações principais, cujos objetos se encontram à vista de qualquer pessoa, podendo ser feitas a qualquer momento.[6]

O fisiologista não poderia, pois, deixar de, no futuro, recolher cuidadosamente todos os fatos que o estudo do homem, na saúde e na doença, pode fornecer sobre essa matéria. Os resultados recolhidos devem servir de fundamento para todas as ciências morais. Doravante, quem poderia tratar dos temas que se relacionam com esses resultados, sem conhecer, de forma exata e detalhada, a ligação dos bons e maus hábitos físicos com os bons e maus hábitos da inteligência e da vontade? Essa é a única maneira de aprender a aperfeiçoar uns pelos outros; de acordo com esses dados, podemos traçar as regras desse aperfeiçoamento, seja dirigindo-nos aos indivíduos para lhes ensinar a arte de fazer aumentar sua própria felicidade, seja indicando às sociedades por quais meios elas podem fazer eclodir todos os bens do destino. Enfim, por meio dessas considerações, pode-se desenhar, com segurança, o quadro de uma prosperidade sempre crescente, pois até então os pensadores e filantropos somente tinham entrevisto a possibilidade, sem terem uma ideia completa dos meios que devem conduzir a raça humana a essa prosperidade.

O método empírico racional, que reúne os fatos para classificá-los e indica assim as leis a partir de suas relações, encontra sua inteira aplicação na fisiologia. Muitas observações já foram

---

6 Esse assunto foi tratado na obra que citei antes, a qual se dedica especialmente a esse tema. (Ver *Rapports du physique et du moral de l'homme.*)

feitas, bastando apenas encadeá-las em uma ordem natural. Outras ainda precisam ser realizadas; podem, algumas vezes, ser indicadas antecipadamente. Importa, sobretudo, bem determinar com que espírito, e com a ajuda de quais procedimentos, todas as pesquisas desse gênero devem ser feitas, para dar frutos, e como os resultados devem ser obtidos, visando à certeza. Devemos determinar também com que características se pode diretamente reconhecer a solidez desses resultados e como convém ligá-los àqueles que já formam a base ou os princípios da ciência, a fim de que se esclareçam e se retifiquem mutuamente.

IV
Patologia, semiótica, terapêutica

A patologia, ou o conhecimento das afecções morbíficas, a semiótica, ou o conhecimento dos sinais, e a terapêutica, ou a arte de extrair de uma e de outra os planos de tratamento, formam juntas a parte prática da medicina.

A multiplicidade das matérias, e talvez também a ideia de que dividindo e distinguindo sempre se poderia chegar a simplificá-las, esclarecê-las e facilitar seu estudo, muitas vezes levou os escolásticos a separar o que nunca devia ter sido separado. Ao mesmo tempo, outras razões, também pouco refletidas, mais frequentemente ainda os levaram a confundir objetos que não tinham nenhuma relação entre si. É evidente que a exposição descritiva e histórica de uma doença, o quadro dos sinais que a caracterizam e o método de aplicar os meios curativos são absolutamente inseparáveis. Para ser mais exato, esse método só pode ser fundado sobre esse quadro fiel e sobre essa exposição detalhada. Entretanto, o uso prevaleceu nos livros sistemáticos.

A divisão, da qual falo, é ainda observada com bastante rigor e ninguém se pergunta se ela se encontra na natureza ou se resulta das vantagens reais de seu emprego.

Na metade deste século, ao classificar as doenças da mesma forma que os botânicos classificam as plantas, Sauvages trouxe para a prática um quarto ponto de ensino: ele lhe deu o nome de *nosologia*. Desde então, Sagar, Linné, Vogel e Cullen traçaram nosologias sobre planos particulares. Em cada um desses sistemas, as doenças foram classificadas de acordo com as semelhanças supostas pelo autor. Nem a arte em si mesma nem o método de seu ensino ganharam muito com essas classificações. Porém, quadros muito limitados pelo espaço que ocupam, muito vastos pela matéria que abarcam, e nos quais os principais objetos da ciência podem ser percorridos num relance,[7] persuadem facilmente o leitor de que ele conhece esses objetos, porque sabe o título ou sua definição; assim, eles sempre têm êxito.

De resto, devemos a Sydenham a ideia das classificações das doenças. A opinião de Boerhaave singularmente encorajou Sauvages em seu trabalho. Os sucessores ou imitadores desse último acreditaram poder aperfeiçoar seu método, reduzindo-o a uma árida nomenclatura. O leitor procura, em vão, nesses autores as sábias discussões do professor de Montpellier.

Sydenham desejou tabelas que pudessem, sob cada título, lembrar-lhe suas próprias observações e também de outros; que colocasse diante de seus olhos as histórias correspondentes das doenças e dos tratamentos. Inicialmente, nada parecia mais sábio e mais útil. Mas esse excelente espírito não se lembrou

7 No original, *coup d'oeil*. (N. R. T.)

de que, para ser boa, uma tabela deve ser feita pelo próprio médico. Ao serem transmitidas, as indicações se desnaturam sempre. Um clínico só consegue fazer pinturas verdadeiras para aqueles que receberam as mesmas impressões que ele *em presença* dos objetos. Consequentemente, os leitores fazem uma falsa aplicação dessas ideias; a longa observação da natureza não os familiarizou com todos os fenômenos; eles não chegaram ao ponto de poder reconhecer, como diziam os antigos, *pela garra, o leão* (*ex ungue leonem*). Essa falsa aplicação das ideias mais justas torna-se uma fecunda fonte dos mais grosseiros erros.

A patologia escolástica se aperfeiçoou, gradativamente, nas mãos de alguns professores que tinham a função de trazer método para as classificações, aliás as mais fictícias. Entre os trabalhos publicados sobre esse tema, traçados nesse espírito sistemático, um dos mais estimados é o de Gaubius, aluno de Boerhaave e célebre por muitos trabalhos úteis ou eruditos. Mas a verdadeira patologia se encontra, sobretudo, nos escritos dos antigos, aos quais um pequeno número de observadores modernos fizeram felizes acréscimos. Hipócrates, Areteu, Alexandre de Tralles, Aécio, Paulo de Égina, Galeno e dois ou três médicos árabes nos deixaram quadros que são os mais exatos que a arte possui até hoje. Nenhum homem de boa-fé pode discordar disso. Suas regras gerais de tratamentos, tiradas, pelo menos em geral, do próprio seio da natureza, não têm menos direito de nos surpreender pela grandeza das visões que supõem do que por sua sabedoria e por sua eterna verdade.

A patologia dos antigos é sempre identificada com sua semiótica. Algumas vezes, suas histórias das doenças são isoladas das histórias dos tratamentos, mas, normalmente, esses tratamentos, apoiados em uma e outra, as iluminam com uma nova luz que somente a observação dos movimentos espontâneos da natureza está longe de poder fornecer.

Os trabalhos dos antigos foram resumidos em vários escritos modernos. O pequeno quadro das doenças de Lommius apresenta de modo resumido o que Sennert e Riviere abreviaram, é verdade, entretanto mais detalhadamente. Duret, Houiller, Baillou, Jacot, Prosper Martian, Piquer e alguns outros explicam e fortalecem esse quadro com muitas observações que lhes são próprias. Esses monumentos, erigidos para a glória da Antiguidade, são ainda hoje fecundos e ricos em sólida instrução. A leitura desses trabalhos é muito útil, principalmente o pequeno quadro de Lommius, que é um dos mais lucrativos para os jovens médicos. Acrescentando o *Tratado de præsagiendá vitá vel morte* de Prosper Alpin e alguns livros do *Methodus Medendi* de Galeno, teríamos não somente a patologia e a semiótica completas dos antigos, mas também o conjunto dos dogmas ao qual sua prática se dedicou.[8]

Os abreviadores e os classificadores, ao oferecer o resultado de muitas observações, não nos dispensam de estudá-las. As observações dos antigos, reunidas, em geral, com mais genialidade em suas próprias obras, ligam-se facilmente às visões sumárias que delas haviam deduzido. A memória as recebe e retém com tanto mais facilidade quanto elas são o produto do verdadeiro empirismo racional. Raramente as visões dos modernos têm

8 Não falarei aqui de vários escritores e professores modernos que se ocuparam de trazer a reforma para a patologia, mas não posso silenciar sobre nosso excelente Pinel, cuja *Nosografia* não é somente um dos mais felizes ensaios de classificação, mas também, em quase todas as suas partes, um *compendium* exato e completo da medicina prática.

essa característica positiva. Talvez isso se deva ao fato de que os objetos mais importantes já haviam sido apreendidos e esboçados; talvez também esse eminente espírito de observação, que respira em Hipócrates, em Areteu e em alguns outros, teria sido menos estimulado entre nós pelas circunstâncias físicas e políticas; e talvez os homens do norte e do ocidente da Europa teriam sido realmente menos sagazes do que os da Grécia, da Ásia Menor e das ilhas do Helesponto.

De todo modo, nossas melhores observações ainda são esparsas. Os livros dogmáticos que as resumem não nos dispensam de recorrer aos observadores originais. É necessário ler muitos volumes para poder recolher esses quadros diversos. A erudição que fortalece algumas cabeças robustas, mas que mais frequentemente sufoca as inteligências comuns, é ainda uma indispensável necessidade para os médicos.

Sem dúvida, um dos principais objetivos que devem ter os homens dignos de ajudar na reforma da ciência é procurar colocá-la, tanto quanto possível, ao alcance de todos os espíritos e liberá-la, ao mesmo tempo, de seu falso jargão e de seu aparato científico. É tempo de fazer o recenseamento e a escolha das verdades; é tempo, também, de fazer a escolha dos livros. Todos aqueles que não são de fato originais, ou diretamente instrutivos pelo método de exposição, devem ser cuidadosamente percorridos; é preciso extrair tudo o que eles podem conter de útil e, em seguida, colocá-los de lado, talvez para sempre. O inventário de nossos conhecimentos sendo bem-feito, sua história rapidamente esboçada e a rota das grandes descobertas traçada com exatidão, os bons espíritos, sem se esgotar em leituras estéreis e enfadonhas, doravante devem dedicar à consulta da natureza uma parte do seu tempo que, até então, empregavam consultando livros. Formados pelo estudo daqueles poucos que são verdadeiramente capazes de fortalecer, aumentar e dirigir seus julgamentos, eles não podem ter pressa em lutar, por assim dizer, com os próprios objetos de seus trabalhos.

No estudo da clínica, no qual os fenômenos e os pontos de vista são tão variados e tão fecundos, essa posição é, sem dúvida, bem mais indispensável e seria também ainda mais vantajosa. As leituras dos jovens clínicos podem reduzir-se a alguns livros originais e a coletâneas de observações bem escolhidas e bem ordenadas. Essas leituras devem ser feitas, de algum modo, no leito dos doentes. São os novos fatos oferecidos pela natureza que lhes servem de comentário. O papel do professor se limita a bem indicar e a fixar os objetos que devem ser examinados e reconhecidos, a mostrá-los ao aluno, do ponto de vista apropriado, e delimitar para ele um bom método de observação e exame.

Os médicos de Cós, que não faziam tantas divisões inúteis e que não acreditavam que a arte pudesse consistir nessas vãs e sutis classificações, estavam longe de imaginar que a história das doenças, o conhecimento dos sinais e a ciência das indicações pudessem ser distinguidas e tratadas à parte. Eles imaginavam, menos ainda, que a medicina prática, da qual esses saberes são, por assim dizer, membros indivisíveis, pudesse ser ensinada do alto de uma cátedra, longe dos objetos sobre os quais ela deve agir.

O ensino médico se compõe de matérias diferentes em si mesmas, mas diferentes também na maneira pela qual querem ser expostas. Algumas se desenvolvem bem nas aulas escritas ou nas sábias conversas de um bom professor. Os livros, preferíveis em geral para esse tipo de instrução, cedem lugar, entretanto, sob certas relações, a quadros em que a entonação da voz e frequentemente o aspecto dos ouvintes tornam-se mais animados, e também a explicações que, mais extensas, se não forem longas e cansativas, ajustam-se melhor à diferente força da inteligência ou atenção dos ouvintes. Além disso, podem ser reproduzidas nos livros, várias vezes e sob novas formas, as coisas que, inicialmente, parecem não ter sido bem apreendidas. Entretanto, as matérias desse gênero são em pequeno número. Em todas as outras, o professor só poderá ser bem entendido se estiver na presença dos objetos. Querer pintar um músculo, uma doença, uma operação química para aquele que nunca viu essa operação, nem essa doença, nem esse músculo, é querer fazê-lo experimentar o sabor de um fruto que ele não conhece ou o cheiro de um perfume que ele nunca sentiu.

Os gregos ensinavam a medicina prática no próprio leito dos doentes. É por isso que lhe davam o nome de *clínica*. A natureza fornecia o texto das aulas, e os dogmas se confirmavam ou se corrigiam a partir dos fatos.

Em Roma, onde a arte de curar não era somente praticada pelos gregos, o mesmo método foi constantemente usado. Os médicos mais reconhecidos levavam seus alunos para a casa dos doentes. Eles os acostumavam, assim, a ver a natureza sob seus diferentes aspectos, a segui-la em todas as mudanças que ela experimenta, a prever os resultados de seus esforços espontâneos, a calcular o efeito dos remédios. Era mesmo um inconveniente, acrescido àqueles da doença, ser com frequência descoberto e apalpado por todos os alunos de seu médico.

Nos impérios do Oriente, os hospitais, mantidos cuidadosamente, eram consagrados ao mesmo tempo ao alívio dos pobres doentes, aos progressos da arte e à instrução dos jovens alunos. O mesmo acontecia com os árabes. Suas escolas, do Oriente e da Espanha, tinham sempre um hospital na vizinhança. Os médicos árabes viam uma grande enfermaria como um laboratório, necessário para as observações e as experiências do clínico como uma espécie de galeria, onde os jovens alunos podiam encontrar expostos quadros instrutivos que os livros retratam sempre imperfeitamente. Resumindo, eles não acreditavam que pudessem prescindir, em suas escolas, de uma reunião de doentes, de uma coleção de remédios, de um laboratório de química e de farmácia, ou de um jardim de plantas empregadas nos tratamentos.

Na Europa, algumas escolas gozaram das mesmas vantagens, sobretudo com o renascimento da medicina hipocrática. Porém, foi só um tempo depois que verdadeiras escolas clínicas, que faziam parte do ensino das universidades, foram formadas sobre um plano digno das luzes e da filosofia do século. Não é que tenham deixado de sentir a necessidade de ver as doenças para conhecê-las, de acompanhar os tratamentos para compará-los, julgá-los, repeti-los ou corrigi-los. Mas apenas o zelo de alguns professores esclarecidos transportou o ensino da verdadeira medicina prática para os hospitais. As aulas daquilo que se ousava chamar por esse nome eram dadas em geral nas salas das universidades. Ali, nada podia confirmar as asserções do mestre, quando tinham fundamento. Nada podia combatê-las, quando eram contrárias às observações. Compreendia-se um livro, mas não se via a natureza.

As escolas de Viena e de Edimburgo foram as primeiras a preencher essa lacuna. A filosofia e o zelo de José II[9] fizeram a escola de Viena ser, por muito tempo, superior a tudo o que se pudera conceber até então. A de Edimburgo, quase de repente ilustrada por uma reunião de homens eminentes, não só lançou o maior brilho, como também formou muitos excelentes clínicos que prestam, ainda hoje, os maiores serviços à humanidade em quase todas as partes da Europa.

Em um pequeno escrito sobre os hospitais, publicado nos primeiros momentos da Revolução, propus o estabelecimento das escolas clínicas na França. Fiz sentir suas vantagens e demonstrei sua necessidade. Era o desejo de todos os bons espíritos que se interessavam pelos progressos da arte. Expliquei, nesse mesmo escrito, os ensaios feitos por meu querido mestre, o virtuoso Dubreuil, sob a proteção do marechal de Castries, então ministro da Marinha. Lembrei que as duas escolas clínicas de Brest e de Toulon eram frutos desse desejo, e os serviços que elas prestaram me forneceram provas da clareza das concepções que dirigiram sua formação.

Em 1792, a comissão dos hospitais de Paris, da qual tive a honra de ser membro, quis executar projetos apoiados pelo voto dos homens mais esclarecidos e comandados pelo interesse público. Ela escolhera, para o estabelecimento da primeira escola clínica, o hospital chamado La Charité. Os planos estavam prontos, os meios calculados e previstos, mas logo a França in-

9 Apesar da participação ativa que esse imperador havia tomado na coalizão contra a França, é preciso ousar louvá-lo pelo que ele fez de bom. É preciso louvá-lo, sobretudo, pelo espírito de tolerância que pretendeu introduzir em seus estados.

teira caiu em poder da muito famosa Comuna de Paris. Os encarregados dos hospitais, não se acreditando mais úteis, pediram demissão ou foram afastados. O pouco que podiam ter feito se dissipou em grande parte. O que tinham preparado ficou em suspenso até tempos mais felizes.

Enfim, a primeira lei de organização *das escolas de Medicina* ordenou que, desde então, os alunos recebessem as aulas clínicas nessas instituições. Todos os meios que podiam tornar essas aulas mais proveitosas foram reunidos com muita inteligência e cuidado nas três escolas, particularmente na de Paris. A única coisa de que elas precisavam era não serem incomodadas em seu trabalho.

Incentivos especiais poderiam transformar, facilmente, todos os hospitais em muitas pequenas escolas práticas. Nada seria mais vantajoso. Os jovens encontrariam, por toda parte, essa verdadeira instrução clínica, a mais necessária de todas. Entrando nas grandes escolas, eles trariam o hábito da observação. As outras partes dos conhecimentos médicos se organizariam com muito mais ordem e clareza em seus espíritos. Assim, eles recolheriam os materiais com os sentidos aguçados por esse mesmo hábito e com um julgamento habituado a ser exercido sobre impressões imediatamente produzidas pelos objetos.

É inútil insistir sobre as vantagens das escolas clínicas em geral. Sentiremos, mais facilmente, como a multiplicação desses estabelecimentos nos hospitais pode tornar-se vantajosa. Em primeiro lugar, os doentes desses hospitais serão mais bem cuidados. Quando são o tema de observações úteis, são também o objeto de atenções particulares. O médico, mais diretamente interessado no sucesso dos tratamentos, combina-os com mais atenção e os dirige com mais cuidado. Ele toma mais precauções para que os efeitos do regime ajudem nos efeitos dos medicamentos. Sob seus olhos, e quase sem sua participação, formam-se jovens alunos cuja instrução será mais sólida porque a própria natureza, por assim dizer, paga o preço e, até certo ponto, essa mesma instrução é independente dos talentos do professor. Nesse exercício contínuo de sagacidade e de julgamento do aspecto dos quadros, todos compostos por fatos, os alunos contraem o hábito de melhor percebê-los e terão repugnância por qualquer raciocínio que não esteja em conformidade. Eles adquirem, de algum modo apesar deles, o verdadeiro espírito filosófico que está fundado, na medicina, sobre esse hábito e esse gosto. Coletâneas completas de observações sobre todas as enfermidades humanas se encontram logo formadas nos diários mantidos pelos professores. De sua comparação, resultam regras mais seguras sobre as modificações exigidas pelo tratamento das mesmas doenças: o local, as estações, o estado do ar, a idade dos doentes, seu temperamento etc. As epidemias gerais, ou comuns a diferentes países, e as epidemias particulares, ou próprias de certos lugares, são observadas com mais cuidado em suas variações e em seus retornos. Elas são descritas mais escrupulosamente em seus fenômenos mais fugazes. Enfim, por meio de numerosos testes, verificam-se a potência e a utilidade de todos os meios conhecidos. Arriscam-se tentativas indicadas pela analogia. Correspondências ou comunicações rápidas são estabelecidas entre essa multidão de observadores, todos com igual interesse em não esconder o fruto de suas pesquisas, e, desses ricos materiais, devem surgir necessariamente corpos de doutrina mais completos, mais regulares, mais exatos que se aproximarão cada vez mais da natureza. Como serão mais capazes de curvar-se e de adaptar-se a todas as circunstâncias, reunirão, em proveito de um sábio dogmatismo, todas as vantagens do verdadeiro empirismo racional.

V
Higiene

A higiene ensina os meios de conservar a saúde. Não é somente uma parte essencial da medicina, é também uma parte não menos importante da moral. A moral é, de fato, a *arte da vida*. Como essa arte poderia ser completa sem o conhecimento das mudanças que o sujeito sobre o qual ela se exerce pode experimentar e dos meios capazes de produzi-las? A higiene e, consequentemente, algumas noções sucintas de anatomia e fisiologia deveriam entrar em qualquer sistema de educação. Para tirar o partido mais útil de nossas faculdades intelectuais e para conduzir nossas tendências e nossos desejos ao objetivo mais vantajoso à nossa felicidade, é absolutamente necessário adaptar todos os nossos hábitos físicos ao tipo de trabalho que realizamos e às disposições morais que queremos cultivar em nós. Algumas vezes, uma boa disciplina é suficiente para recuperar nossas ideias e ajustar nossas paixões. De qual fonte umas e outras derivam? Não seria das impressões recebidas nos diversos órgãos? Que forças a vontade põe em jogo para executar suas determinações? Não estariam esses mesmos órgãos submissos à natureza, como dóceis serviçais? Quão prejudicial não seria ignorar a estrutura e as funções diretas desses preciosos instrumentos pelos quais recebemos impressões, concebemos desejos e executamos nossos trabalhos! Como não seria sobretudo vergonhoso ignorar as causas que podem aperfeiçoar ou perturbar sua ação! Quantos preconceitos ridículos, quantos terrores vãos, quanta credulidade pueril não são nutridos por essa ignorância, mesmo em espíritos esclarecidos!

Os livros dietéticos de Hipócrates, até hoje os primeiros nesse gênero, são também os primeiros pelo caráter das observações. Vários médicos eruditos comentaram-nos em diferentes épocas. Lorri, em seu *Tratado dos alimentos*, quase sempre adotou suas visões gerais e as fortaleceu com tudo o que a física e a química de seu tempo podiam acrescentar.

Forçado a cuidados extremos com a dieta por uma saúde delicada, Marsílio Ficino recolheu muitas observações sobre esse assunto e traçou, para si mesmo, regras que, sem dúvida, acreditava úteis e seguras. Porém, como sua cabeça estava cheia de ideias astrológicas e concepções hipocondríacas, não podemos confiar no seu julgamento, nem mesmo na exatidão de suas narrativas.

Cardan, gênio penetrante, mas pouco verídico e pouco sensato, Bruyerin, que acrescentava ao conhecimento profundo dos médicos gregos o verdadeiro espírito de observação, Sébisius, que Boerhaave coloca no topo dos escritores de higiene, todos eles deixaram pouco a desejar para os preceitos gerais. Mas Sanctorius, desde então, abriu um novo caminho. Cornaro e o autor da coletânea inglesa, *Des Longues vies observées dans les trois royaumes*, indicam certas práticas particulares para a conservação da saúde. Lommius e, mais recentemente, Makensie trataram do mesmo assunto como médicos. Cheyne não chegou a aprofundar-se, mas sua obra apresenta algumas perspectivas refinadas. Arbuthnot, de quem se esperava uma obra realmente filosófica em seu *Traité de la nature des alimens*, considerou esse objeto somente sob um único ponto de vista.

Enfim, eu poderia apenas indicar algumas outras obras que tratam tanto sobre a ginástica[10] quanto sobre a dieta dos doentes ou sobre o uso diário dos diferentes alimentos. Existem algumas que contêm coisas úteis ou curiosas, mas nenhuma abarca a dietética em toda sua extensão. Somente Bacon, por algumas percepções lançadas ao acaso, parece ter feito mais do que todos eles para o progresso posterior da área.[11]

Deixemos de lado essa imperfeita nomenclatura de livros e autores.

Observa-se que, nas diversas épocas da vida como nas diferentes doenças, os mesmos alimentos não produzem iguais efeitos. Cada idade tem seus hábitos físicos e suas paixões próprias. Uns e outras, conduzidos de acordo com o desejo da natureza e contidos nos limites que ela lhes atribui, concorrem igualmente para a manutenção da saúde física e moral, assim como ao desenvolvimento do indivíduo.

Nos diferentes climas e nas diversas situações topográficas, a temperatura e o estado do ar, a natureza das águas, as exalações do solo, o caráter dos alimentos que fornece, o caráter dos trabalhos que impõe, os gostos ou as necessidades que suscitam, tudo isso age, junto ou separadamente, para produzir certos hábitos particulares em cada local. A diversidade desses hábitos surpreende o viajante, mesmo o mais desatento. Ele não pode deixar de remetê-los à sua verdadeira causa e à diversidade

10 A obra de Mercurialis merece ainda ser lida.

11 Evito propositalmente falar dos tratados, parciais ou gerais, publicados por autores vivos. Anuncia-se, há muito tempo, o tratado do professor Hallé. Esse trabalho será, sem dúvida, digno de seu autor e, consequentemente, das luzes do século.

dos lugares. Ele vê que esses hábitos podem ser úteis ou necessários em um lugar, mas perigosos ou mesmo funestos em outro. Tudo prova que eles se tornam, por sua vez, a causa direta das formas externas e, em grande parte, do caráter próprio a cada nação.

É certo que o homem, embora seja aparentemente o animal mais frágil, no fundo é o mais forte. Ele se acostuma, aos poucos, a todas as temperaturas e a todas as formas de viver. Habitua-se aos grandes trabalhos, aos excessos de todo tipo. Pode tornar-se mais resistente e até mesmo passar, sem inconveniente, pelas alterações mais bruscas. Suas fibras, tenazes e flexíveis, prestam-se a tudo. Frequentemente, nas circunstâncias que parecem derrubar suas forças e destruí-las, ele encontra os meios de desenvolver em si novas faculdades que o surpreendem.

O uso de certos alimentos fortalece ou diminui alguns hábitos morais. Tanto age diretamente pelas impressões imediatas que produz, quanto pelos estados diversos de doença, ou de saúde, que ele determina e pelas disposições dos humores e dos sólidos que resultam do seu uso. Pois logo todas essas diferentes modificações se manifestam, mais ou menos por si mesmas, nas disposições habituais da inteligência e da vontade.

As paixões, a forma das ideias, o caráter dos trabalhos intelectuais, o hábito de algumas séries de pensamentos e sentimentos, ou sua súbita introdução numa cabeça que eles agitam, poderiam não ter, por sua vez, a maior influência sobre o estado físico? Não temos diariamente, diante de nós, os exemplos mais surpreendentes do império que o moral exerce sobre o físico? Império que pode parecer incompreensível somente quando se procura, fora dos órgãos[12] – postos em jogo pelas impressões e suscetíveis de agir e reagir uns sobre os outros –, a ligação dessas íntimas relações. Quantos homens foram mortos ou curados pela imaginação! Quantas constituições foram alteradas, arruinadas, restabelecidas e rejuvenescidas, de algum modo, por afecções particulares, por direções não habituais de ideias e sentimentos! Bacon afirma que conceber, todos os dias, novos projetos é um meio de prolongar a vida, que a sabedoria convida o homem a hábitos constantes e pacíficos, mas que os loucos, por causa da disposição contrária, teriam probabilidades mais fortes de longevidade, se suas extravagâncias não os precipitassem a numerosos perigos diretos.

O que há de mais seguro é que o abandono dos trabalhos habituais perturba a ordem dos movimentos vitais, precipita a velhice, antecipa a morte. Frequentemente, doenças crônicas inveteradas foram curadas arrancando o doente dos langores do repouso ou da monotonia e impondo-lhe novos deveres e mudando a natureza de seus trabalhos.

Todos os fatos relativos a essas diferentes visões gerais devem ser recolhidos, discutidos e comparados com cuidado. Hoje, podem-se extrair daí regras úteis de higiene, também aplicáveis a todos os sistemas de educação, privada ou pública. Essa parte ainda nova da física e da moral oferece um campo vasto e fértil para colher.

Não devemos sem dúvida nos limitar à história dos alimentos, à exposição de sua natureza, à determinação de seus efeitos. É preciso, ainda, indicar as cadeias de impressões, ideias,

---

12 Influenciados pelas impressões e capazes de agir e reagir uns sobre os outros. (N. R. T.)

apetites ou tendências que podem ser a consequência de seu uso. É preciso apreciar cada gênero de vida em relação à sua influência sobre as disposições habituais do sistema, sobre as disposições de cada órgão, sobre suas faculdades e suas funções. Não basta atribuir a utilidade do exercício, em geral, ou o efeito específico de cada tipo de exercício; é necessário percorrer os diversos trabalhos aos quais o homem pode submeter-se nos diferentes pontos do globo e nas diferentes circunstâncias da vida; examinar como podem tornar-se úteis ou prejudiciais; quais são os meios de corrigir seus efeitos ruins ou tornar aqueles que são bons mais completos, mais constantes e mais seguros.

Considerando a poderosa influência das paixões e das ideias sobre o estado dos órgãos, sobre o seu desenvolvimento e sobre suas funções, não devemos mais nos contentar com enunciados vagos e gerais, defendidos até hoje por médicos e moralistas. É preciso entrar nas particularidades de uma aplicação direta. É preciso ver se, da aproximação das observações já feitas e daquelas que a experiência diária fornece facilmente a olhares atentos, não poderíamos, a partir de então, extrair uma série de regras sobre o emprego das afecções da alma para o restabelecimento ou manutenção da saúde. Resumindo, ao abraçarmos, de uma só vez, o físico e o moral e indicarmos as relações e os meios pelos quais agem, um sobre o outro, devemos aspirar a fazer servir esses conhecimentos, uma vez bem verificados, ao aperfeiçoamento do indivíduo como um todo. Lembremos aqui o que já pontuei em outro lugar: a observação constante dos séculos atesta que as disposições físicas se transmitem de pais para filhos; alguns fatos, várias analogias de grande peso e o conjunto das leis da economia animal levam a crer, além disso, que certas disposições morais propagam-se igualmente através das gerações. Devemos, pois, olhar ainda mais longe ao traçar regras de dieta; é ao aperfeiçoamento geral da espécie humana que devemos aspirar.

VI
Cirurgia. Operações cirúrgicas

A cirurgia, nascida com a medicina, foi separada dela somente em tempos de ignorância e barbárie, tempos em que os sacerdotes e os monges eram e queriam permanecer como os únicos médicos da Europa. Um pretenso *horror da Igreja pelo sangue*, ou melhor, a degradação profunda em que a cirurgia caiu, pelas mãos dos homens mais grosseiros e desprezíveis, fez que esses monges e sacerdotes pensassem que era conveniente e político abandonar a medicina operatória aos barbeiros e malabaristas.

No tempo de Hipócrates, essa separação não existia nem podia existir. Parece que algumas operações eram exclusivamente reservadas a certas pessoas em particular. Hipócrates jurou, em seu voto solene, não praticar a litotomia, seja por essa razão, seja porque ele via as feridas da bexiga como mortais. Na França, essa mesma operação foi, por muito tempo, patrimônio de uma família, na qual, de pai para filho, uma tolerância tácita e o preconceito público a conservavam e, por assim dizer, haviam-lhe consagrado esse direito.

Hipócrates era médico, cirurgião e farmacêutico. Ele escreveu sobre as três partes da ciência. Suas obras de cirurgia não são indignas das outras. Pode-se ainda, se não delas extrair novas luzes, pelo menos recolher os primeiros vislumbres daquelas que os séculos modernos espalharam sobre quase todos os ramos da arte. Seu *Tratado sobre as feridas da cabeça* contém muitas observações úteis; acima de tudo, exala o verdadeiro gênio cirúrgico.

Celso, ao investigar e resumir a medicina dos gregos, elaborou também o quadro de cirurgia desses médicos. Paulo de Égina o enriqueceu com várias invenções e tratamentos que lhe são próprios. Com os árabes, a cirurgia fez também alguns progressos. Quando a anatomia renasceu, na época em que Vesalius desestabilizou o jugo do galenismo e das escolas, com a ajuda da física que abriu, ela própria, novos caminhos, a cirurgia pôde voar audaciosamente, o que a conduziu de descoberta em descoberta e de sucesso em sucesso. Ambroise Paré, Fabrice de Hilden, Fabrizi d'Aquapendente, Marc-Aurèle Severin, Jean de Vigo, Gui de Chauliac e alguns outros são, por assim dizer, os pais da cirurgia para os modernos. O século XVII trouxe-lhe vários homens distintos, mas o século XVIII a levou longe, graças ao caráter dos espíritos que a cultivaram e à importância das verdades que estabeleceram ou pelos preconceitos e erros que eles fizeram desaparecer. Palfin, Dionis, Duverney, Solingen, La Peyronie, Raw, Heister, Petit, Lamotte, Quesnay, Monro, Louis, Pouteau, Pott, os dois Hunter, Cheselden, e vários outros, que levaria muito tempo para nomear. Uns abraçaram todas as partes da arte e trataram-na de maneira sistemática; outros, dirigindo sua atenção para pontos escolhidos por sua genialidade ou pelas circunstâncias, fizeram-na crescer, simplificaram-na e a aperfeiçoaram, dia após dia. Os grandes mestres que perdemos há pouco tempo, tais como os Dessault, os Choppart etc., ou aqueles que permanecem ainda, os quais me abstenho de citar para evitar mostrar preferência por meu país, ao nomear somente cirurgiões franceses, esses grandes mestres, digo, não cessaram de fazer recuar os limites da arte, por meio de seus trabalhos infatigáveis, e de formar alunos capazes de substituí-los.

Como quase todas as partes importantes da cirurgia foram, sucessivamente, revistas, mudanças úteis foram experimentadas. O tratamento das fístulas, principalmente das fístulas do ânus, as grandes amputações, as doenças dos ossos, a operação de cálculo renal, das hérnias, dos aneurismas, os partos etc. fizeram, há menos de um século, progressos tão consideráveis que podemos olhar a arte como quase totalmente renovada.

Não preciso dizer que o estudo da cirurgia, como o da fisiologia, relaciona-se com as três análises: descritiva, histórica e de dedução. Já o estudo da higiene, em particular, utiliza as duas últimas análises. Talvez não seja inútil observar que as aulas de cirurgia, sempre necessariamente na presença dos objetos, prestaram-se menos do que as lições de certos ramos da arte de curar às divagações do charlatanismo e aos desvios da imaginação. As melhorias que essa parte do ensino pode ainda solicitar são muito fáceis para que o exemplo de um único mestre, imbuído de métodos filosóficos, possa concluí-las e consagrá-las para sempre.

Quanto às melhorias que devem estar relacionadas com o fundamento da própria arte, as resistências que se podem encontrar devem-se, em parte, aos vícios de sua linguagem científica, e em parte ao caráter demasiadamente mecânico de seus princípios gerais. Vimos como e até que ponto é possível remediar o primeiro inconveniente e que novas desordens podem nascer de semelhante reforma. O segundo inconveniente se deve à própria natureza dos estudos cirúrgicos. Os espíritos lentos e limitados, que são sempre os mais numerosos, encontram aqui apoios visíveis e palpáveis para seus raciocínios e suas teorias. Raciocinar sobre objetos que temos sob nossos olhos inspira uma grande confiança. Mas, infelizmente, um tato grosseiro e conhecimentos limitados nem sempre bastam para se adivinhar o caráter dos objetos, envolvido em seu invólucro externo. Esse hábito de considerar tudo materialmente pode acarretar muitos erros e, sem dúvida, é insuficiente na aplicação. É, então, para a melhoria da fisiologia e da patologia que os verdadeiros cirurgiões devem principalmente dirigir seus esforços.

A parte instrumental e manual se aperfeiçoa, por assim dizer, por si mesma. Porém, o tratamento de uma chaga um pouco grave, a influência de uma operação maior sobre todo o sistema, algumas mudanças profundas, ainda que frequentemente difíceis de apreender, que as doenças universais e as doenças cirúrgicas exercem umas sobre as outras, merecem a maior atenção. O talento não consiste menos frequentemente em tornar inútil uma operação, mas em fazê-la bem, em curar uma chaga ou qualquer outra afecção local com tratamentos internos e gerais, em vez de aplicar tópicos ou instrumentos mais engenhosos. Em resumo, a cirurgia deve tomar emprestados pontos de vista médicos da mesma forma que a medicina muitas vezas precisa do socorro cirúrgico.

VII
Matéria médica

A exposição dos meios que a arte emprega para curar as doenças forma o que se chama *matéria médica*. Esses meios, ou medicamentos, são produções da natureza. A química e a farmácia os combinam e os preparam, a clínica os administra e observa seus efeitos. O conhecimento das substâncias animais, vegetais ou minerais, das qualidades externas que servem para classificá-las, da maneira como elas se formam, do país que as produz, das mudanças que sofrem pelo tempo, tudo isso é uma parte da história natural. Todas as decomposições, associações e combinações das quais são objeto antes de serem postas em uso, todas as modificações que experimentam ou são suscetíveis de experimentar nessas novas combinações, ou na sua aplicação aos corpos animados são responsabilidade da química e da farmácia. As observações, feitas na cabeceira dos doentes sobre as virtudes dos medicamentos e que, distribuídas na mesma ordem que as observações das doenças, são seu complemento, pertencem à clínica. Somente os observadores clínicos podem fornecê-las ou imprimir-lhes o selo da verdade.

Olhando, tocando, vendo, cheirando e experimentando os remédios, aprende-se a reconhecê-los. Vendo-os se decomporem e se recomporem, observando as qualidades de seus produtos ou de suas novas associações, adquirem-se noções justas sobre suas qualidades químicas. Vendo-os serem preparados nas farmácias, ou preparando-os, tem-se uma ideia nítida de suas transformações, das qualidades sensíveis que as diversas preparações podem imprimir. Enfim, durante uma prática atenta e suficientemente extensa, aprende-se a conhecer as verdadeiras propriedades dos medicamentos e a avaliá-los, não de maneira vaga, mas por meio dos efeitos constantes bem determinados, bem circunscritos e relacionados aos casos individuais, nos quais eles se oferecem à observação.

Sem dúvida, nada é mais difícil do que atribuir aos remédios o papel real que podem ter nas mudanças ocorridas após seu uso. As observações e as experiências sobre essa matéria apresentam muitas incertezas e dificuldades. Elas estão sujeitas a muitos erros. Tem-se realmente bastante dificuldade em constatar se os remédios têm, de fato, qualquer influência sobre essas mudanças. Muitas circunstâncias estranhas podem ter produzido os fatos observados ou, pelo menos, tê-los alterado a ponto de ser impossível reconhecer sua verdadeira causa! O que é ainda mais difícil de desvendar é a qualidade particular que torna um remédio capaz de produzir de fato um efeito ou outro.

Quando se percorrem as coletâneas de matéria médica, fica-se surpreendido em encontrar a mesma substância organizada em várias classes e em vários gêneros totalmente diferentes. Ou ela é purgativa, ou aperitiva, ou expectorante etc. É sobretudo entre os calmantes que se encontram drogas tiradas de quase todas as outras classes. A credulidade mais dócil tem muita dificuldade em não conceber dúvidas a esse respeito. Aplicados aos corpos vivos, os remédios agem de maneira muito diversa, conforme as circunstâncias. Às vezes, é um purgativo que acalma, às vezes, é um tônico, um ácido, um fel etc. O mesmo remédio pode tornar-se, a cada vez, evacuante, diurético, sudorífico. É preciso, então, que uma sequência de ensaios, repetidos por diferentes observadores, em diferentes locais e circunstâncias nas quais se pode encontrar a economia animal, fixem as incertezas que nascem dessa diversidade de efeitos. Algumas vezes, é necessário ver se há propriedades verdadeiras e constantes no remédio que é o foco do exame.

Assim, a melhor matéria médica seria aquela que apresentasse, segundo a ordem dos tratamentos ou da classificação dos efeitos gerais, o registro fiel das observações recolhidas, no leito dos doentes, sobre as propriedades dos medicamentos. Esse é o plano que Vogel parecia ter proposto, mas infelizmente ele contentou-se em tomar o resultado das observações sem jamais entrar nas circunstâncias que por si só poderiam caracterizar o efeito observado. Quando fala das propriedades da *quinquina*, por exemplo, ele dirá muito bem que essa casca foi empregada com sucesso em tal e tal doença particular, citando com exatidão os autores. Entretanto, não dá nenhum detalhe, nem mesmo qualquer resultado geral, sobre os fenômenos dessas doenças, a época do ano, o temperamento do doente, o momento da administração do remédio, enfim, todas as circunstâncias capazes de modificar poderosamente sua ação, e sem o conhecimento das quais, por consequência, é impossível apreciá-la. Qual utilidade essas longas listas de observações, frequentemente contraditórias, podem ter para o leitor? De qual meio pode ele servir-se para conciliar essas contradições e descobrir, em cada caso particular, a verdadeira causa do efeito obtido? O trabalho de Vogel, excelente em alguns aspectos, deve ser refeito ou, pelo menos, revisto. Os clínicos experientes, aproveitando as pesquisas laboriosas de Vogel, poderiam recolher e classificar os fatos que ele indica, limitando-se a compreender seus traços principais, prestando, sem dúvida, um serviço essencial aos jovens alunos. Esse novo trabalho seria ainda mais instrutivo se os autores unissem suas próprias observações aos numerosos fatos citados por Vogel, seja para apoiar suas consequências, seja para combatê-los e retificá-los.

De resto, é fácil ver que, antes de ter observado por si mesmo, o aluno não entende absolutamente nada sobre as generalidades das observações de outrem. Quando se faz um quadro de remédios, dos quais se conhecem os efeitos por sua própria experiência, não se procura mais as indicações nos livros. Nossa matéria médica já é muito rica. Não é de novos remédios que precisamos, mas sim de um bom método para empregar aqueles que possuímos. Cappivacius dizia a seus alunos: "Aprenda meu método e terá meus segredos".[13]

Essa maneira de tratar a matéria médica seria totalmente clínica. Repito, é somente no leito dos doentes que sua parte essencial pode ser ensinada de modo frutífero.

VIII
Química, farmácia

A química está ligada à medicina prática somente por relações bem restritas. O conhecimento das alterações que os alimentos, ou remédios, podem experimentar por sua mistura com as diferentes matérias que encontram no estômago é, sem dúvida, necessário para a prática da arte de curar. Porém, essas alterações são bem menos variadas e menos importantes do que se pensa. Se fossem mais, seria muito difícil analisá-las com exatidão. Como dizia Stahl: "Não há, ou quase não há, uso da química na medicina".[14] Essa opinião de Stahl, verdade de seu tempo, talvez ainda seja quase igualmente verdadeira hoje. O novo brilho que os químicos modernos, sobretudo os franceses, deram à ciência, e os esforços louváveis de alguns dentre eles para tornar as descobertas diretamente úteis para a arte

---

13 Em latim, no original: *Discite meam methodum, et habebitis arcana mea.* (N. R. T.)

14 Em latim, no original: *Chemiæ usus in medicina nullus, aut fere nullus.* (N. R. T.)

de curar não parecem ainda ter dado resultados mais extensos e seguros. Não devemos, entretanto, deixar de extrair um dia de luz sobre as relações dos corpos animados, em seus diferentes estados, com os outros corpos da natureza. Sentimos facilmente que ajuda a higiene e a medicina prática[15] poderiam encontrar nessas luzes. Mas as experiências necessárias para atingir esse objetivo não poderão ser feitas nos laboratórios. Não será com a operação de instrumentos desprovidos de vida e de sensibilidade que se poderá chegar a resultados igualmente aplicáveis e certos. É na observação da natureza sensível e viva, no leito dos doentes e nas vastas enfermarias, que se deve praticar essa nova química, essa química animada, cuja cessação da vida desnatura, instantaneamente, todos os produtos. Para poder aplicar-se à dietética e à medicina prática, esses produtos e as conclusões teóricas que deles resultam devem ser fornecidos somente por observações próprias a uma e à outra. Eles só poderão ser sólidos na medida em que se baseiam em fatos extraídos imediatamente de seu seio.

No estado atual de nossos conhecimentos, a química é a chama da história natural. Ela ensina às artes os meios de apropriar-se de suas riquezas. Prepara, combina e multiplica as matérias que podem ser aplicadas às nossas necessidades. Começa a difundir sua luz sobre diversas partes da física propriamente dita. Vários fenômenos, mal concebidos até o momento, entram na classe das combinações ou das decomposições das quais a química descobriu as leis. Enfim, essa ciência, à qual quase todas as artes pedem ajuda, nasceu, por assim dizer, com a arte de preparar os medicamentos. Ela é uma

15 Com essa expressão, Cabanis se refere à clínica. (N. R. T.)

delas e é dela que a medicina recebeu a maior parte de seus mais poderosos meios.

A química, após ter sido por muito tempo controlada pelos charlatões e visionários, tornou-se enfim o domínio de homens mais esclarecidos e dos melhores espíritos de seu século. Após ter servido, tantas vezes, de instrumento para a desrazão, após ter corrompido, por sua influência, várias partes das ciências naturais, ela tomou finalmente um caráter mais filosófico, seguindo um caminho mais severo e seguro. Essa é a verdadeira causa de seu sucesso, tão rápido quanto brilhante.

A química farmacêutica seguiu esse mesmo caminho. Ela foi animada pelo mesmo espírito. Seus procedimentos tornaram-se cada vez mais simples e mais racionais. Aquele velho monte de *codices* e os dispensários desaparecem pouco a pouco. Embora a reforma esteja longe de estar completa, a maneira pela qual ela começou deixa poucas esperanças para que as inépcias e puerilidades que abundavam antigamente nas preparações e fórmulas medicinais possam defender-se, por muito tempo ainda, contra a razão.

Essa reforma é, em grande parte, obra de Baumé.[16] Foi ele, ao menos, o primeiro a atualizar todo o absurdo de várias preparações, e a inutilidade de numerosas outras, além das manobras pouco delicadas dos droguistas e farmacêuticos. Depois dele, muitos abusos foram corrigidos, tanto quanto o permite a natureza de um comércio, no qual a probidade tinha somente ela mesma como supervisora. As farmacopeias foram, gradualmente, reduzindo o número de suas fórmulas e banindo o

16 Quando meu respeitável colega, o cidadão Deyeux, tiver publicado sua *Farmácia*, poderemos ver essa reforma como concluída.

aparelho dos procedimentos antigos, dos quais as luzes atuais demonstram o absurdo.

Não é lendo que se aprende química e farmácia. É vendo operar, ou operando, familiarizando os olhos e as mãos com os objetos das operações e com os instrumentos usados.

Mais uma vez, esse método, aplicável a todos os estudos práticos, é tão bom que o talento do professor torna-se quase inútil. A própria natureza, quer dizer, a presença dos objetos, repara quase todos os erros que ele pode cometer em seu ensino oral.

Não preciso observar, ao terminar, que a análise de decomposição e recomposição é especialmente própria da química. Sabemos como essa ciência tirou vantagem da aplicação mais regular dos métodos filosóficos. Empregando-os em objetos materiais e palpáveis, ela aperfeiçoou seus procedimentos. Essa mesma análise, que ela emprega habitualmente, manejada de modo sábio e refletido, já não parecia estranha aos objetos intelectuais.

IX
Botânica

Os antigos trataram algumas partes das ciências com muita genialidade e sucesso e deixaram várias outras no estado infantil. A prática de Hipócrates é admirável, sua anatomia e sua matéria médica estão abaixo de medíocre. A história dos animais de Aristóteles é um modelo, seja pela maneira de apreender os grandes traços e as grandes relações, seja pela fidelidade dos detalhes. Nunca se pintou a natureza com um pincel tão firme. Em compensação, sua física é totalmente indigna de seu trabalho. Podemos até mesmo dizer que é um tecido de opiniões absurdas e bizarras, fruto de uma imaginação desregrada e sutil. Quanto à linguagem que ele emprega, seria difícil encontrar em outros autores uma lenga-lenga tão tenebrosa.

Ao lado de certos ramos da filosofia natural que se desenvolviam com vigor e rapidez, outros se arrastavam em uma espécie de torpor que a história nem sempre explica. Eles ficavam para trás, apesar do movimento fecundo que pareciam imprimir a seus estudos, do sentimento de necessidade e, algumas vezes, até da opinião pública.

Assim foi com a botânica. Antes de Hipócrates, ela ainda não existia. Esse grande homem fala de muitas plantas, mas como médico e não como botânico. Foram Teofrasto e Dioscórides que criaram essa ciência. Plínio e Galeno enriqueceram-na, sem lhe trazer nenhuma ordem. Os árabes deixaram-na quase no mesmo estado que haviam recebido dos antigos.

Entre os modernos, Mathiole, Fallope e Fábio Colonna ressuscitaram-na. Jean e Gaspard Bauhin, Cesalpino e Gessner a refundaram e rejuvenesceram. Ela foi remanejada e, se é permitido empregar essa expressão, retomada na base por Tournefort, que, após mostrar o vício dos métodos conhecidos em seu tempo, ousou propor e concluiu o plano de toda a sua reforma. Esse plano, ao mesmo tempo amplo e simples, só poderia ser concebido por uma mente forte e ser executado graças a infatigáveis trabalhos.

Embora vivendo sozinho no campo, quase sem livros e sem meios para empreender grandes viagens, Jean Ray fez pesquisas e propôs abordagens muito úteis. Primeiramente, sentiu que era necessário, para evitar confusão, classificar as plantas, não pela semelhança de uma parte, mas pela semelhança de todas as partes ou, pelo menos, das mais importantes. Se, na prática, esse sistema conhece dificuldades, não podemos deixar de reconhecer que ele tem a vantagem da exatidão e se reporta melhor, em geral, às formas externas das plantas e mesmo às suas propriedades.

Entre os sistemas propostos desde então, distinguiremos sempre o de Linneu. Ele serve ainda de base ou, pelo menos, associa-se aos que surgiram em nossos dias, graças a conhecimentos mais amplos, além de ser uma maneira mais saudável de filosofar.

Fundado em uma observação engenhosa, esse sistema lhe deve, talvez, sua enorme celebridade. Talvez suas vantagens reais, seja para o estudo puramente botânico das plantas, seja para o conhecimento do uso destas, reduzam-se a pouca coisa. Os ilustres autores do sistema adotado no Jardim Nacional parecem ter julgado da mesma forma. Eles não acreditaram que tinham que se limitar a um único caráter em relação aos vegetais. Sua classificação abarca e combina, por assim dizer, todos eles. Unindo suas próprias observações àquelas de seus predecessores, não podiam deixar de fazer um útil e bom trabalho.

Os botânicos parecem, em geral, ter tido o mesmo cuidado em eliminar os pontos de conexão entre sua ciência e as outras, que parecem ter tido ao procurá-los e multiplicá-los. Eles evitam encarar os vegetais sob outro aspecto que não aquele de sua simples descrição. Suas propriedades e seus usos não existem, de alguma maneira, para eles, e alguns poderiam até aborrecer-se caso as classificações oferecessem alguma ideia sobre isso. Transportar para sua ciência as concepções da medicina ou das artes seria, segundo eles, desnaturá-la.

Mas essa maneira de isolar a botânica e reduzi-la à condição de uma árida nomenclatura não seria a principal causa do desgosto que ela inspira a muitos dos melhores espíritos? Não seria unicamente a isso que é preciso atribuir sua propriedade extraordinária de cansar, frequentemente sem sucesso, as memórias que podem fixar os objetos somente pelo raciocínio? Enfim, se muitos homens iluminados lhe recusaram o título e as características de uma verdadeira ciência, não seria então o momento de acusar essa pretensão singular de não lhe permitir quase nenhuma aplicação útil?

Sei que quando se trata de classificar 25 mil ou 30 mil plantas, das quais somente um pequeno número é conhecido por suas propriedades, pode-se considerar supérfluo levar em conta esse caráter tão essencial aos olhos dos ignorantes. Talvez seja pior para aqueles que podem aprender e decorar tantos nomes e frases descritivas, aos quais não se acrescenta, aliás, nenhuma ideia a não ser aquela de algumas formas ou de alguns traços externos!

A botânica apresenta-se aqui, portanto, de dois pontos de vista muito diferentes: 1) como simples classificação de todos os seres do reino vegetal; 2) como um desses grandes armazéns da natureza, do qual a medicina toma emprestados vários remédios eficazes, e as artes, numerosos materiais úteis.

Do primeiro ponto de vista, ela seria somente uma simples nomenclatura se nos obstinássemos a seguir esse sistema de isolamento, do qual acabo de falar. Ora, podemos frequentemente precisar consultar uma nomenclatura, mas esse árido aspecto não desperta o interesse da imaginação nem da razão.

Do segundo ponto de vista, a botânica abre um campo vasto às pesquisas experimentais. Ela tem como objetivo capturar relações que sejam igualmente úteis de conhecer e curiosas de descobrir. Os métodos sistemáticos, que representariam fielmente essas relações, não ofereceriam menos alimento para a avidez do saber do que ao desejo, talvez mais sábio, de trazer os resultados de cada ciência para a prática da vida e fazê-los servir à satisfação de nossas necessidades diárias. Essa botânica usual não seria mesmo formada sobre o plano mesquinho de Chomel, que não consegue ser bom nem mesmo para a parte médica à qual se limita. Ela abarcaria todos os usos dos vegetais e sua distribuição seria feita conforme a analogia de suas propriedades.

Seria, talvez, conveniente fazer duas classificações: uma destinada às espécies nutritivas, farmacêuticas ou venenosas; a outra àquelas que são empregadas pelas artes, em certas abordagens de interesse menos imediato, ou relativamente às quais a ignorância e os erros são menos prejudiciais. Não seria, então, o meio de difundir um interesse verdadeiramente geral por essa ciência, cujos objetos podem nos trazer tantos gozos? A natureza apraz-se em embelezar os vegetais com as mais belas e mais ricas cores, em impregná-los com os perfumes mais doces. Nós respiramos uma vida nova com as emanações restauradoras dos jardins e dos bosques. Quem nunca as experimentou mil vezes e sempre com um novo charme? Porém, uma maneira fria e clássica de considerar as plantas murcharia essas felizes impressões e deixaria muito pouco espaço na memória. Os encantos da imaginação, as lembranças mais caras ao coração, confundidas frequentemente com aquelas das flores e da vegetação, não impedem que o estudo de um catálogo seja sempre insípido, monótono, e que o prazer de observar produções atraentes e curiosas possa perder-se no meio de tantos esforços para guardar nomes, quase sempre insignificantes, e frases que não passam de nomes mais detalhados ou definições arbitrárias.

Porém, a botânica traz nela mesma os princípios fecundos de novas descobertas. Os homens mais distintos, que a cultivam, começam a não mais contentar-se com essas frias classificações. Após haver esgotado as descrições externas, sentiram que os fenômenos que caracterizam a vida dos vegetais eram bem mais dignos de suas pesquisas. De fato, o quadro da germinação, do desenvolvimento, da frutificação, das doenças e da morte dessa classe de seres tão variados não é somente muito curioso, como parte da física; ele pode, além disso, ser de utilidade direta para o progresso da jardinagem e da agricultura e pode fornecer os meios para aumentar as riquezas da sociedade.

A fisiologia dos vegetais deve fundar-se na sua anatomia, como ela mesma deve servir de base para sua patologia e sua terapêutica. Estudou-se, assim, mais atentamente, a estrutura íntima de seus órgãos e das partes elementares dos quais são compostos.

Eis, direi, uma nova e nobre carreira aberta aos botânicos observadores. Unindo o estudo dos fenômenos que a vida vegetal apresenta imediatamente à pesquisa das diferentes transformações, combinações ou decomposições, das quais os vegetais são os instrumentos ou podem tornar-se os objetos, os botânicos chegarão, um dia, a desvendar o mistério de sua formação e de seu desenvolvimento.

A botânica médica se aprende, sem dúvida, nos jardins, nos campos e nas montanhas, mas se aprende, também, nas farmácias e nas secadoras. É necessário acompanhar as alterações de uma planta, não somente em sua dissecação, mas também em suas preparações diversas. É bom comparar o gosto e o odor que ela tem no pé com o odor e o gosto que ela adquire quando está murchando, secando, alterando-se, ou que ela comunica a outras substâncias, combinando-se com elas. Enfim, o conhecimento dessa botânica se confirma e se completa no leito dos doentes. Vemos facilmente que ela entra na matéria médica da qual é, de fato, uma parte e da qual não pode ser separada sem deixar de relacionar-se com a medicina.

X
Medicina veterinária

Podemos dizer que a medicina veterinária acabou de nascer. Porém, já encontramos em Aristóteles, em Xenofonte, em Plínio e nos *Rei rusticæ Scriptores* um grande número de observações recolhidas pelos antigos sobre a arte de cuidar de bois, cães, cavalos, quando estão com saúde, e também como tratá-los nas doenças às quais estão sujeitos. A educação de cavalos foi, em todos os tempos, objeto de cuidados especiais; a dos cães de caça e de pássaros de voo tornou-se objeto de uma arte erudita. Como todos esses animais ficam frequentemente doentes, foi necessário procurar meios de curá-los. Mesmo com essas primeiras tentativas informes, estava-se longe de uma verdadeira medicina veterinária. Ainda que Ramazzini e alguns outros tenham descrito com exatidão certas epizootias, ainda que tivessem pesquisado as relações que podiam ter com as epidemias humanas e os métodos que deviam dirigir seu tratamento, enfim, ainda que tivéssemos tratados de hipiátrica bem extensos, a arte não existia ainda, pode-se dizer. Ela não formava um corpo de doutrina fundado em uma coleção racional de fatos.

Pode-se afirmar que ela data de Bourgelat. De fato, esse célebre hipiatra foi o primeiro a levar os procedimentos empíricos a princípios gerais, ligá-los a conhecimentos anatômicos e fisiológicos muito mais exatos. Ele não somente encadeou, de maneira metódica, os resultados das observações, mas também indicou com que espírito se devia observar. A ele devemos o primeiro estabelecimento no qual a arte veterinária tornou-se objeto de um verdadeiro ensino clínico, onde as aulas eram dadas, como na medicina prática, conforme o próprio aspecto das doenças, objeto de suas pesquisas.

Os alunos de sua escola e os grandes mestres da escola de Chareton não deixaram esquecer a importância dessa feliz impulsão imprimida à arte nascente. No seio dessas duas escolas, essa arte fez progressos rápidos. Elas formaram vários homens, de mérito raro, com os quais temos ainda a felicidade de conviver.[17] Discípulos oriundos de todos os países da Europa já haviam mostrado à França, sob o Antigo Regime, uma riqueza que ela parecia desdenhar.

A multiplicação, a conservação, o aperfeiçoamento dos animais são objetos muito diretamente úteis, fazendo-se necessário sentir quanto o progresso da arte que a eles se relaciona interessa à prosperidade pública.

Não seria, aliás, um verdadeiro dever prestar a esses seres tão sensíveis como nós, e que dividem tão pacientemente nosso trabalho, prestar-lhes todos os cuidados que podem tornar sua

---

17 Depois que escrevi isso, perdemos o excelente Gilbert, perda não menos lastimável pelas sublimes qualidades de sua alma do que pelos talentos e luzes que, mesmo tão jovem, fizeram-no adquirir tão alta reputação.

existência mais suave? Não fazem eles parte da família humana? Não são eles os mais úteis instrumentos de tantos empreendimentos que multiplicam as riquezas e os gozos do estado social? Se nossas necessidades nos forçam a privá-los da vida, antes do final que lhes foi atribuído pela natureza, poderíamos deixar de tornar-lhes, pelo menos esses poucos dias que lhes permitimos viver e dos quais ainda tiramos proveito, tão suportáveis quanto a escravidão o permite? Seria demasiado presumir, da bondade do homem, esperar dos cuidados que ele tem com seus úteis companheiros algum sentimento de reconhecimento junto daqueles do interesse pessoal? Acho que não. A verdadeira bondade, aquela de todos os momentos, aquela que se exerce no silêncio, é menos rara sem dúvida do que as imaginações melancólicas têm prazer em dizê-lo e do que os corações depravados fingem acreditar. O mal é sempre cintilante por sua própria natureza; o bem, ao contrário, é obscuro. Muitas pessoas cuidam de seus animais como amigos. Os camponeses choram como quando perdem um irmão. Essa afecção está muito próxima do sentimento que une os homens entre si, merecendo assim ser cuidadosamente cultivada nos corações.

As pessoas que unem a sensibilidade, sem a qual o homem moral não existe verdadeiramente, à reflexão, a única que pode orientá-la de forma útil, não pisoteiam nenhuma dessas afecções indiretas. Elas sabem que essas mesmas afecções são, por assim dizer, a cultura mais feliz, tanto da razão quanto da sensibilidade. Elas sabem que nada é mais próprio para imprimir-lhes uma direção favorável. Quão fácil seria despertar, nas almas que não estão totalmente depravadas, sentimentos humanos, fonte fecunda dos prazeres mais doces da vida! É para nossa própria felicidade que devemos desenvolvê-los cuidadosamente em nós, cultivá-los com atenção, afastar tudo que possa murchá-los. Como suportaríamos friamente esses espetáculos de barbárie que a estúpida grosseria nos apresenta todos os dias? Sobretudo, como poderíamos nos tornar cúmplices da crueldade caprichosa com a qual tratamos tão frequentemente os animais? Nunca é demais evitar qualquer maltrato, sem motivo, para com nossos companheiros e ajudantes; sejamos mais justos, procuremos fazê-los mais felizes. Eles embelezam e com frequência preservam nossa vida; que eles não arrastem mais sua vida no sofrimento e na privação. Esse motivo já seria digno de juntar-se a todos aqueles que temos, aliás, para aperfeiçoar a arte que vela pela educação e saúde dos animais.

Já indiquei as relações dessa arte[18] com a medicina humana; não repetirei o que já disse sobre esse assunto. Sentimos suficientemente que todos os ramos da arte de curar se mantêm e se esclarecem mutuamente.

---

18 A arte veterinária.

Capítulo V
Objetos acessórios

I
História natural

Não coloquei a história natural entre os estudos médicos porque as partes dessa ciência que se relacionam com a medicina entram na fisiologia, que compreende ela mesma a história das leis físicas dos corpos animados e das suas tendências e seus hábitos, ou na química, que pode com razão ser vista como o instrumento analítico geral dos diferentes corpos da natureza, ou na botânica, sobretudo nessa botânica usual, da qual acabamos de falar, que está intimamente ligada à química vegetal e que, sem ter ainda talvez lançado luzes sobre os fenômenos da vida, já nos fez conhecer melhor os materiais que fazem parte da organização dos seres vivos.

A história natural sistemática, que se limita a classificar as diversas produções da natureza de acordo com analogias externas, tem sem dúvida a maior utilidade para a organização das coleções. O conhecimento das visões gerais, sobre as quais a classificação de cada autor é formada, pode exercitar o espírito ou atiçar a curiosidade dos jovens alunos. Ela ajuda a memória, cansada de tantos esforços, na qual quase não há lugar para o raciocínio. Algumas vezes, ela talvez proporcione felizes vislumbres ao gênio da observação. Mas essas classificações, por mais metódicas que as suponhamos, não são comumente mais ciência do que um catálogo é uma biblioteca ou uma lista de indivíduos é uma assembleia. Reduzida a esse estado, a história natural seria sem dúvida inteiramente estranha para a medicina, que já tem por demais suas próprias classificações.

II
Física

A física descobriu quais são as leis gerais que movem as grandes massas da natureza. Mediu os diferentes diâmetros das órbitas que os astros descrevem em seu curso. Essas leis, às quais todos os seus movimentos estão sujeitos, regulam ao mesmo tempo a marcha das estações e toda essa variedade de cenas e efeitos que delas resultam para nós. A física nos desvelou as leis próprias do fluido derramado, em maior ou menor quantidade, sobre todas as partes do globo e que, alternadamente, correndo em sua superfície ou caindo em seus abismos, ou flutuando como vapores no ar, parece destinado pela natureza a rejuvenescer todos os corpos, favorecer sua reprodução regular ou suas contínuas transformações. Foi ainda a física que soube medir e pesar o ar, avaliar suas forças, decompor os raios luminosos, enfim, submeter ao cálculo esse agente universal e sempre infatigável, o movimento. Ela o considerou nos fenômenos mecânicos que ele produz, nas alterações que as diferentes substâncias sofrem por sua ação, mais ou menos enérgica, nas impressões diretas que dele recebem os seres vivos.

Não podemos ignorar as relações que unem vários desses conhecimentos aos diferentes ramos da arte de curar. As leis do equilíbrio, da expansão, da densidade, do choque dos corpos podem esclarecer várias questões médicas ou cirúrgicas. Não é que seja necessário dizer com um autor célebre que, quando nos apresentam um ferido que acaba de sofrer uma queda, se ignoramos as leis da gravidade, não podemos estimar com exatidão a importância do ferimento, mesmo que tivéssemos a informação mais exata sobre a altura da queda do paciente. Essa maneira de provar a utilidade da física na prática da arte de curar poderia parecer um pouco ridícula. Mas não é menos constante que os corpos que nos rodeiam, ou que são empregados para os usos da vida, produzem sobre nós impressões muito diferentes por causa do estado em que se encontram. Importa-nos muito, portanto, seja para a cura das doenças, seja para a conservação da saúde, conhecer as leis de todas as mudanças que esses corpos podem sofrer.

Quando Hipócrates aconselha, e até prescreve aos jovens médicos, o estudo da astronomia como indispensável, não é baseado nela que calcula em sábias teorias a rota dos corpos celestes que ele quer falar, mas sim naquela astronomia que reconhece e determina o tempo e o local da aparição no céu de alguns astros, cujas diferentes posições em relação à Terra regulam o curso do ano, quer dizer, a astronomia de observação. Para melhor explicar seu pensamento, ele acrescenta que, graças a essa astronomia, podemos conhecer as mudanças que os corpos sublunares podem sofrer nas diferentes estações e nos diferentes estados do céu. Ele diz que o Sol, a Lua, Arcturus, as Plêiades exercem sobre o ar, sobre a Terra, enfim, sobre tudo aquilo que nada em um e se encontra na superfície do outro, uma influência que não pode ser desconhecida. Na prática da medicina, é extremamente útil relacionar esses efeitos às diversas fases desses astros, dos quais parecem depender diretamente. Assim, as doenças que se mostram com Arcturus diferem daquelas que as Plêiades trazem; várias acompanham o curso da Lua e quase todas aumentam ou diminuem à medida que o Sol se retira ou reaparece.

Sem dúvida, desde Hipócrates, avançou-se muito na doutrina da influência dos astros. Os médicos crédulos fizeram uso dessa doutrina para apoiar loucas concepções. Os charlatões abusaram dela para fascinar cada vez mais os espíritos. Mas é certo, entretanto, que vários fenômenos vitais seguem, com exatidão, as evoluções do Sol e da Lua, sem que se possa ainda imaginar quais relações encadeiam fatos tão diferentes e tão distantes entre si. Os escritores mais verdadeiros relatam um grande número de observações que não deixam nenhuma dúvida a esse respeito. Mesmo a prática mais limitada apresenta provas dessa influência.[1]

Quem não conhece os efeitos da luz sobre os vegetais quando se combina com eles nas operações que manifestam sua vida particular, ou quando ela representa o papel de um estimulante necessário para a integridade de suas funções? É certo que eles definham e se tornam hidrópicos em sua ausência, e que renascem e retomam suas cores quando ela lhes é devolvida.

Muitos fatos, recolhidos por Pascal, médico italiano, que Morgagni cita elogiosamente, parecem provar que, em certas horas do dia, como em certas épocas lunares e solares, as mor-

1 Ver, entre outras, sobre essa matéria, Mead, *De imperio Solis et Lunæ*.

tes são muito mais frequentes. Os clínicos de todos os países o confirmam, unanimemente, a respeito do solstício e do equinócio. Alguns observadores pretendem ter feito descobertas análogas sobre as horas do dia que parecem mais favoráveis ao nascimento de crianças e filhotes de várias espécies de animais.[2]

Qualquer que seja a exatidão de todos esses fatos e das conclusões que já se permitiram extrair delas, sua mera enunciação não pode deixar de fazer sentir mais fortemente ainda a utilidade dos conhecimentos físicos na prática da arte de curar. Deve-se querer que esses conhecimentos entrem no ensino dessa arte ou que, pelo menos, façam parte dos estudos que são sua indispensável preliminar. Um pouco de atenção basta para poder constatar também que os pontos de vista pelos quais a física esclarece de verdade os trabalhos dessa arte se relacionam a objetos que se encontram necessariamente, como vimos para a história natural, na fisiologia, na matéria médica ou no quadro geral das observações práticas.

III
Ciências matemáticas

Já havíamos observado que as tentativas feitas até o presente para aplicar a geometria e a álgebra às partes mais importantes da medicina foram infrutíferas.[3] Os fenômenos vitais

---

2 Meu pai já observara que os filhotes de pássaros saem mais comumente do ninho pela manhã. Ver seu *Essay sur les principes de la greffe*.

3 Retomo ainda esse assunto porque é muito importante e porque o exemplo das ciências matemáticas é o mais apropriado para se fazer sentir com quanta reserva as ideias das ciências estrangeiras devem ser trazidas para a medicina.

dependem de tantas forças desconhecidas, estão ligados a tantas circunstâncias cujo valor a observação busca em vão fixar, que os problemas, não podendo ser expostos com todos os seus dados, recusam-se absolutamente ao cálculo. Quando os mecânicos e os geômetras quiseram submeter as leis da vida a seus métodos, deram ao mundo erudito o espetáculo mais surpreendente e mais digno de toda nossa reflexão. Os termos da língua da qual se serviam eram exatos, as formas do raciocínio eram seguras, entretanto, todos os resultados estavam errados. E há mais! Embora a língua e a maneira de usá-la fossem as mesmas para todos os calculistas, cada um encontrava um resultado particular diferente. Resumindo, pelos procedimentos uniformes e rigorosos da verdade, mas empregados fora do tempo, estabeleceram-se os sistemas mais ridículos, mais falsos e mais diversos.

Quem pode ignorar, ou negar, as vantagens amplas e diretas que a aplicação da geometria e do cálculo proporcionou às ciências físicas em geral? Porém, não podemos abusar nem de uma nem do outro. Sobretudo, não podemos ter a pretensão de aplicá-los a objetos que se recusam a isso. Todas as vezes que esses objetos, ou suas relações, não são suscetíveis de ser rigorosamente avaliados,[4] o emprego desses preciosos instrumentos torna-se perigoso. Quando ele não é imediatamente útil, torna-se quase sempre prejudicial. De resto, os geômetras medíocres podem, sozinhos, buscar a ocasião de propagar um saber pouco familiar ao comum dos leitores de medicina; só eles podem ter prazer em apoderar-se de um domínio cuja posse permaneceu pelo menos duvidosa. Qual vantagem poderia haver em traduzir para uma língua desconhecida o que a

4 Quer dizer, ser avaliados em grandezas ou em números determinados.

língua vulgar expressa claramente, e transformar em doutrina científica, acima do alcance do maior número de alunos, o que uma simples enunciação pode ser passada sem obscuridade a todos os espíritos? Os verdadeiros geômetras ficam enciumados com esse tipo de sucesso.

Entretanto, como já o havíamos reconhecido, as diversas partes da física animal não se recusaram a essa aplicação da geometria e da álgebra. Se a causa do movimento muscular e os meios diretos que determinam a contração das fibras carnudas permanecem ainda nas trevas, se não se pode sobretudo relacioná-los às leis que regem os corpos não organizados, por outro lado, o poder de ação dos músculos, ou melhor, a avaliação das forças ativas empregadas em cada movimento, pôde tornar-se objeto de demonstrações rigorosas. A maneira pela qual os raios luminosos, ao caírem sobre a superfície convexa da córnea, refratam-se através dos diferentes humores do olho para pintar a imagem dos objetos sobre a retina, ainda se demonstra mais ou menos matematicamente. É verdade que a própria sensação dessa imagem, ou as circunstâncias particulares que nos tornam suscetíveis de sermos advertidos de sua presença, permanecem sempre envoltas nas mesmas trevas. Mas o olho, como órgão material da visão, encontra-se verdadeiramente reduzido ao estado de um simples instrumento de dióptrica. Apenas suas operações são mais perfeitas do que as de todos os outros. As diversas refrações dos raios são tão bem compensadas por seus diferentes humores que as imagens pintam-se sempre sobre a retina, de forma simples, bem-acabada e bem circunscrita; não têm jamais nada de incerto e não oferecem essas refrações diversas, ou essas íris que sempre margeiam, mais ou menos, aquelas produzidas por instrumentos artificiais.

As funções do ouvido são muito mais obscuras do que as da visão. A estrutura da orelha, perfeitamente demonstrada por vários anatomistas célebres, não pôde nos ensinar como os leves e variados tremores do ar externo vão ocasionar tantas impressões delicadas sobre a expansão pulposa do nervo auditivo interno. Mas as vibrações do corpo sonoro, suas relações mútuas, as leis de sua propagação através de diferentes meios, as leis de suas combinações para produzir os acordes, foram submetidas à precisão do cálculo. As impressões agradáveis causadas pela música tornaram-se, elas mesmas, uma espécie de problema de geometria. As ciências exatas não são somente recomendáveis, aos olhos dos médicos, pelas operações fisiológicas que podem esclarecer. A teoria das artes, da qual é preciso se ter pelo menos uma ideia geral para que se possa conhecer melhor as leis da sensibilidade, toma emprestadas dessas ciências luzes que ela procurava, em vão, alhures.

Mas não é talvez desses pontos de vista particulares que sua utilidade real seja mais ampla. Não bastaria mesmo considerar a geometria e o cálculo como instrumentos universais, aplicáveis à maioria dos grandes objetos da curiosidade humana e a vários dos trabalhos usuais da vida. É preciso, ainda, apreciar suas vantagens pela têmpera particular que dão ao espírito. Efetivamente, a geometria, aperfeiçoando a memória do raciocínio, aumentando a força e, por assim dizer, o domínio da imaginação, ensinando, por uma prática habitual, a arte de tirar demonstrações umas das outras; a álgebra, desnudando a verdadeira ideologia da numeração e o mecanismo da análise, acostumando o espírito às diversas transformações, às quais as questões precisam submeter-se para serem resolvidas, e à exclusão sucessiva dos dados que se atrapalham ou se compensam mutuamente, fixando certos limites entre os quais a verdade deve ser encontrada sempre, fornecendo os meios de aproximar-se cada vez mais do ponto exato que ela ocupa, oferecendo sobretudo exemplos contínuos de generalizações que a própria natureza dos objetos torna necessariamente sempre tão justos quanto vastos e brilhantes. A geometria e a álgebra, por esses efeitos incontestáveis e diretos, podem tornar-se, sem dúvida, o mais útil complemento da lógica. Nessas lutas vigorosas, o espírito adquire mais força e constância de ação e pode, também, adquirir mais perspicácia, agilidade, flexibilidade, extensão, todas as qualidades que transporta, com tanta vantagem, para todos os seus outros estudos e trabalhos.

Não que a geometria e a álgebra sejam capazes de corrigir os espíritos falsos ou desajeitados, nem que um calculista, por raciocinar sempre bem, quando resolve questões das quais todos os termos são representados por grandezas ou por números, possa raciocinar com a mesma exatidão e a mesma certeza ao operar sobre objetos cujos dados são mais variados, mais incertos ou mais flexíveis. Muitos exemplos provaram que ocorre frequentemente o contrário. A mania de aplicar o cálculo às matérias que não o admitem faz que os geômetras, cujo espírito é falso, sejam realmente mais falsos do que os outros maus pensadores. Mas o emprego vicioso de um bom instrumento não deve fazer desconhecer sua verdadeira utilidade.

IV
Métodos filosóficos

Se há uma ciência cujas teorias e ensino exigem toda a perfeição dos métodos filosóficos, é sem dúvida a medicina.

A dificuldade das pesquisas, a imensidão de materiais, o caráter fugidio e versátil dos objetos submetidos à observação exigem de uma só vez muita reserva e muita sagacidade, uma imaginação flexível que respeite todas as flutuações dos fenômenos, um julgamento firme que nunca se afaste dos fatos reais, a faculdade de receber vivamente todas as impressões e aquela de não se deixar dominar por nenhuma. Entre essas qualidades, tão diferentes e que muitas pessoas veem como contraditórias, as que estão ligadas à maneira de sentir são exclusivamente obra da natureza. Tudo que uma cultura assídua pode fazer é aperfeiçoá-las e facilitar seu emprego. Por sua vez, essa última pode sozinha desenvolver as faculdades racionais. A arte da razão demanda uma longa e difícil aprendizagem.

Hoje, podemos ousar relacionar o aperfeiçoamento dos métodos filosóficos ao dos métodos de observação experimental. É obviamente ainda a uns e outros que se devem todas essas belas descobertas, com as quais a química e a física se enriqueceram nesses últimos tempos. É certo que, a partir do momento em que as contribuições de Locke foram levadas para as ciências, estas mudaram de cara. As ciências, nas quais a análise era, por assim dizer, necessitada pelo caráter de seu objeto ou pelo da sua meta, fizeram, sozinhas, progressos constantes e seguros. Todas as outras vão gozar, agora, da mesma vantagem. Quem pode calcular, ou prever, até que ponto o espírito humano deve chegar com a ajuda dessas ciências? A verdadeira força do homem encontra-se muito mais nos instrumentos do que nele próprio. Sua genialidade se desenvolve, sobretudo, com a invenção desses instrumentos e com a arte de empregá-los. É isso que impõe a maior distância entre o indivíduo e o indivíduo, entre as nações e as nações. Os métodos do espírito são, de alguma forma, suas alavancas e seus aeróstatos. Por meio deles, ele pode mover facilmente massas enormes ou elevar-se até as puras fontes da luz. Busquemos, então, aperfeiçoar, a cada dia e cada vez mais, esses instrumentos preciosos. Estejamos convencidos de que, se nos estudos e trabalhos mais simples esses instrumentos são ainda úteis, eles são absolutamente indispensáveis quando os objetos desses trabalhos ou desses estudos forem mais complicados. Sozinhos, podem garantir nossa marcha e nos prometer, antecipadamente, grandes êxitos.

Depois de tudo o que foi dito em diferentes pontos desta obra, dispenso-me de entrar em maiores detalhes.

V
Filosofia moral

Já reconhecemos, anteriormente, que todas as ciências morais devem ser fundadas sobre o conhecimento físico do homem. Porém, teríamos um conhecimento incompleto do homem físico se negligenciássemos o estudo das funções orgânicas que ajudam na formação do pensamento e da vontade, e a influência que um e outro exercem sobre o conjunto ou sobre as diversas partes do corpo vivo. Assim, a filosofia racional e a moral são, igualmente, necessárias ao médico. Já falamos suficientemente da primeira. Quanto à moral, como ela se identifica, a cada instante, com todos os detalhes da medicina prática, parece que uma é, para a outra, menos uma companheira, mais uma irmã. Os erros da imaginação, ou das tendências e dos desejos, são evidentemente a causa de quase toda infelicidade do homem. Suas próprias doenças dependem, quase sempre, de seus próprios erros ou daqueles da sociedade. Elas podem ser agravadas pelo estado desregrado da moral. Como podem os falsos julgamentos e tendências equivocadas confundir a ação dos órgãos! Como os hábitos viciosos se imprimem em todas as funções! Se é verdade que o crime é, frequentemente, como a loucura, uma doença física, então, quantas vezes as doenças não serão o produto da loucura, que, tomada em geral, pode trazer a desordem para todos os movimentos vitais, ou do crime, que na verdade não é senão uma de suas variantes!

Infeliz, sem dúvida, o médico que não aprendeu a ler o coração do homem tão bem quanto reconhecer o estado febril; que, cuidando de um corpo doente, não sabe discernir nos traços, nos olhares, nas palavras, os sinais de um espírito em desordem ou de um coração ferido! Como ele pode compreender o verdadeiro caráter dessas doenças, que se escondem sob as aparências de afecções morais, dessas alterações morais, que mostram todo o aspecto de algumas doenças? Como devolver a calma a esse espírito agitado, a essa alma consumida por uma melancolia inesgotável, se ele ignora quais lesões orgânicas podem ocasionar essas desordens morais e a quais desordens das funções essas lesões estão ligadas? Como poderia reacender a chama da vida em um corpo desfalecido ou devorado pela angústia se ignora quais aflições devem ser suavizadas antes de tudo e que quimeras devem ser dissipadas?

Sem dúvida, é o médico que deve trazer para o doente, deitado no leito da dor, as mais doces e sábias consolações. É ele que pode penetrar na confiança do infortúnio e da fraqueza. Por consequência, é ele que pode derramar sobre suas chagas o bálsamo mais salutar. Mas, pela mesma razão, é a ele que não é permitido ignorar a natureza e o destino dos infelizes e fragilizados humanos; não lhe é permitido ser impiedoso com as misérias ou os erros que podem facilmente se tornar a partilha de cada um; não ser indulgente e bom, mas circunspecto e razoável. Qualquer um pode odiar os vícios, revoltar-se com as loucuras, mas o médico, pelo menos aquele que sabe ver e julgar, que tem bom senso e é justo, ele só pode lamentar uns e outros. Ele só pode redobrar o zelo por criaturas degradadas, por esses doentes que devem despertar sua compaixão tanto mais quanto mais desconhecem seu infeliz estado.

Quem já não viu desafortunados, vítimas de paixões funestas, arrastarem-se languidamente em direção ao túmulo, pedindo apenas alguns sinais de interesse, mais do que a própria vida? Quem não teve ocasião de observar as agitações cruéis dessas imaginações amedrontadas que, ao se atormentarem com seus próprios fantasmas, misturam algumas vezes a esse delírio os sentimentos da mais sublime virtude? Há gozo mais doce do que apaziguar essas dores sem motivo, esses terrores sem objeto, fazer ouvir a voz da razão em meio a tantas perplexidades? Os seres nos quais a faculdade de sentir e compadecer é levada ao mais alto grau (e eles são os mais próximos de todas as separações) não merecem um interesse particular de um médico virtuoso e sensível? Alguém que não seja indiferente aos sentimentos que constituem de fato o homem não ficaria profundamente emocionado com as dores daqueles que jamais viram a dor, sem querer aliviá-la? Poderia ele deixar de cuidar afetuosamente daqueles que vivem somente para suas afecções?

Entrando nas considerações puramente médicas, podemos observar que os métodos de tratamento, muitas vezes uniformes e simples quando se aplicam a indivíduos cujo espírito ou sensibilidade são pouco cultos, tornam-se extremamente complicados, variados e difíceis quando se trata de pessoas cuja existência moral atingiu seu pleno desenvolvimento. Quantas fibras podem ser abaladas pelas menores causas quando a cabeça recebe e combina muitas impressões e quando muitos sentimentos fermentam no coração! Sem falar dos hábitos exigidos pelos diferentes trabalhos, assim que deixamos a vida puramente animal ou quando deixamos de pertencer ao comum dos homens, o tratamento de cada doença exige combinações particulares e frequentemente combinações que podem não se relacionar com a própria doença. Portanto, a medicina prática se reduz a poucas fórmulas nos campos e nos hospitais, mas é forçada a multiplicar, a variar, a combinar seus recursos no tratamento dos homens de negócios, dos eruditos, das pessoas das letras, dos artistas e de todas as pessoas cuja vida não está voltada para trabalhos simplesmente manuais.

VI
Belas-letras[5] e artes

A formação das ideias, como vimos anteriormente, deve-se, em grande parte, ao uso dos signos que as representam ou que as fixam. O caráter desses instrumentos artificiais não pode deixar de encontrar-se nas próprias ideias que eles tão poderosamente concorrem para fazer nascer. Vemos como são absurdas as declamações de médicos pedantes contra os estudos literários dos jovens alunos. Não é que um estilo oratório ou ornamentos poéticos possam alguma vez ser de bom gosto ou de bom tom na língua das ciências; devem, ao contrário,

5 O termo *belles-lettres*, no sentido utilizado por Cabanis, seria atualmente equivalente a humanidades. (N. R. T.)

ser banidos severamente. Porém, as ciências também têm sua própria eloquência, que, bem longe de alterar a verdade, a depura e lhe dá mais energia e poder. Uma linguagem precisa, elegante e, às vezes, até animada anuncia as ideias das quais um sentimento vivo e distinto forneceu as primeiras impressões, das quais uma reflexão escrupulosa colocou em ordem todos os materiais, das quais um julgamento severo reduziu o argumento para demonstrar antecipadamente todas as conclusões. Vários escritores, aliás estimáveis, devem a maior parte de seus erros ao estilo bárbaro ao qual se permitiram. Vê-se que mesmo pensadores mais judiciosos estão igualmente em dívida com suas melhores opiniões, com a clareza, a precisão e a pureza que buscaram em suas obras. Se Stahl, por exemplo, não tivesse adotado essa língua escolástica e bizarra que torna sua leitura tão cansativa, se ele próprio não tivesse se perdido, como que por prazer, nesse estilo tenebroso, nessa mistura dissonante de latim, grego e alemão, ele ainda teria conseguido, sem dúvida, querer jogar um véu sobre o fundo de seu pensamento, mas ele não o teria travestido ridiculamente, não teria lançado, na sua maneira de expressar, os germes de tantos erros. Todas as obras de Hipócrates, quer dizer, todas aquelas que são incontestavelmente dele, não cintilam apenas com ideias ricas e brilhantes, mas também grandes e fecundas. O seu estilo é sempre rápido, preciso, fácil e puro. Esse estilo não é, de forma alguma, o de Platão, de Demóstenes, de Xenofonte ou de Luciano, mas pode-se dizer que ele se iguala a todos eles em seu gênero. Reconhece-se, sobretudo, o grande escritor nesse cuidado em guardar a cor e o tom que convêm a seus assuntos. Embora ele sempre evite deixar-se ver como o aluno dos oradores mais célebres de seu tempo, quem poderia não sentir, em sua leitura, que todas as belezas da linguagem lhe são familiares? E seu talento é tão mais perfeito que ele sabe disfarçar o artifício na rapidez de seus pensamentos e sob essa aparente desatenção que parece dever-se à abundância de pensamentos e ao pouco tempo que lhe resta para redigi-los?

Se a verdade se anuncia frequentemente pelo próprio caráter da expressão, se ela se torna, por assim dizer, mais ela mesma, pelo que parece à primeira vista ser somente seu adorno, então é muito mais importante para sua propagação mostrá-la sob as formas que mais possam surpreender os espíritos e cativar o interesse. As ideias mais justas só vão fazer parte da opinião pública depois de ter passado pelas mãos do talento; os preconceitos que ele consagra são os mais difíceis de extirpar.

Não podemos esquecer que a verdadeira cultura do espírito é composta por uma série de impressões diversas. Eu me contentarei com um único exemplo. O conhecimento do homem aplica-se sem dúvida a todos os objetos práticos da vida; ele é necessário a quem quer que viva entre semelhantes. Ora, não é notório que certas obras, vistas como pura recreação, são as únicas pinturas fiéis da natureza humana, que, para aquele que sabe lê-las, observando o mundo, podem acelerar a experiência das coisas da vida mais do que todos os moralistas de profissão juntos? Acrescentamos que sua leitura, ao polir o espírito, excita também sua atividade, e as imagens agradáveis que ela lhe oferece, depois de tê-lo feito descansar de seu árido trabalho, farão que ele retome essas obras com um interesse novo.

Podemos dizer algo semelhante para as artes, não que o mesmo homem possa abraçar completamente tantos objetos de uma só vez, mas porque é importante estender e cultivar a sensibilidade, aplicando-a sucessivamente a diferentes gêneros de impressões.

Todas as impressões diversas, quando vivas, distintas e justas, deixam necessariamente na memória preciosos materiais dos quais, cedo ou tarde, o julgamento tira proveito. Além disso, as diversas línguas das paixões devem ser familiares para aquele cujos estudos abraçam o homem em seu todo.

Vemos, então, sob quais relações, e até que ponto, a cultura das letras e das artes de recreação pode ligar-se aos trabalhos severos da arte de curar.

VII
Línguas antigas e modernas

Durante muito tempo, o estudo das línguas formou, por assim dizer, a base da instrução, consumindo grande parte da infância e da juventude. Esse tipo de saber era um objeto de ambição, um título de glória. Como os escritores gregos e latinos foram nossos únicos preceptores, não tínhamos como escapar. Não era então menos necessário conhecer essas duas línguas, para aprender o que eles sabiam em todos os gêneros, tanto quanto hoje é necessário ser algebrista e geômetra para tornar-se astrônomo, engenheiro ou navegador. Mas, depois que as línguas modernas, pelos menos aquelas das nações mais esclarecidas, produziram bons livros sobre quase todas as matérias, o conhecimento das línguas antigas tornou-se menos indispensável. Consequentemente, elas foram cultivadas com menos ardor.

Alguns filósofos foram mais longe que o público, acusaram o estudo das línguas de nos fazer perder um tempo precioso e irritar as forças da inteligência ao exercitar somente o tipo de memória que menos tem a ver com o raciocínio. Eles diziam que boas traduções podem nos transmitir tudo de útil que está nos livros escritos em línguas mortas ou estrangeiras. Quanto às belezas particulares do estilo, o sacrifício do tempo necessário para se colocarem em estado de degustá-las é, segundo eles, um sacrifício grande demais para ser compensado por um gozo que não deixa depois nenhum fruto real.

Apesar do peso das autoridades que são a favor dessa opinião, confesso que não concordo com isso.

Primeiramente, o estudo das línguas, feito de maneira filosófica, lança bastante luz sobre os procedimentos do espírito humano; os pensamentos úteis que ele fornece só podem ser completos quando comparados com vários idiomas. A ordem diferente, na qual as ideias e os elementos que as compõem podem ser representados ou reproduzidos, deve ser conhecida para afastar erros relativos à sua ordem natural e talvez mesmo à sua formação. Erros que são dificilmente evitados, e nunca corrigidos, quando consideramos somente uma única combinação de signos. Em segundo lugar, as impressões que acompanham as mesmas ideias, enunciadas em diferentes línguas, estão longe de serem iguais. Não podemos negar que a arte de bem falar e bem escrever não consiste somente em saber despertar nos outros as ideias e os sentimentos dos quais nós mesmos nos ocupamos, ou melhor, despertar as impressões que os produziram e fortalecê-las com todas aquelas que podem tornar seu efeito mais potente e mais distinto. Ora, essa arte pode transportar certas impressões das línguas antigas para aquelas que usamos agora, aperfeiçoando, assim, por empréstimos felizes, esses indispensáveis instrumentos da inteligência humana. Nada, sem exceção, fortalece mais o espírito, dá-lhe mais flexibilidade, preenche a memória com mais sensações, imagens, movimentos e voltas variadas do que a leitura de bons escritores em diferentes línguas. A instrução não passa de um esboço se não compreendermos, em seu idioma natal, o modo de falar intraduzível dos gênios originais que são ainda, de muitas maneiras, os benfeitores da humanidade.

Enfim, os escritores que merecem ser lidos e nos quais podemos buscar conhecimentos úteis ou mesmo necessários não foram todos ainda traduzidos para as línguas dos povos mais civilizados. Devemos, sempre, buscar instrução nas línguas antigas ou naquelas de outros povos, nossos contemporâneos.

Não saiamos da medicina. Todo mundo sabe que muitos bons livros que tratam dessa ciência são escritos em latim, outros em inglês, em italiano, em alemão. Entre esses livros, vários não foram traduzidos, ou o foram de forma tão negligente que o seu conteúdo ficou travestido. Os gregos perderam toda cor e todo caráter nessas versões latinas *palavra por palavra*, que nos deixaram seus discípulos ocidentais dos últimos séculos. A maioria das traduções francesas talvez os tenha desfigurado ainda mais. Os latinos, embora muito próximos de nós, pelos lugares, pelos hábitos e mesmo pela língua, têm em geral pouco menos a se queixar dos seus tradutores. Apelo a esses últimos, os únicos a merecer essa exceção. Eles convirão, sem esforço, que jamais reproduziram os modelos desses escritores e que todo leitor que conhece somente as traduções dos grandes escritores da Antiguidade não os conhece verdadeiramente.

O estudo das línguas não deve, portanto, ser negligenciado na educação em geral; e não deve sê-lo, em particular, na educação dos jovens que se destinam à arte de curar.

Sem dúvida, os diferentes objetos sobre os quais falamos por último não entram de forma direta nos estudos dessa arte. Uns devem ser vistos como preliminares essenciais e outros, como acessórios úteis. Insisto mais uma vez, lembremos que tudo está nas ciências: quanto mais sabemos, mais descobrimos relações entre elas. Embora a fragilidade das faculdades humanas e a brevidade da vida não nos permitam tudo abarcar, o verdadeiro homem de mérito não deve mais permanecer distanciado dos conhecimentos dos quais o objeto habitual e principal de seus trabalhos pode pegar emprestados, ainda que muito indiretamente, luzes e apoio.

Conclusão

Essas foram as principais revoluções da arte de curar; essas são as observações que seu estado presente me parece dever fazer nascer, seja para considerá-las em si mesmas, seja para compará-las com as outras partes de nossos conhecimentos para apreender suas relações mútuas. Enfim, essas são as concepções que me parecem dever presidir sua reforma e dirigir seu ensino. Embora essas concepções e essas observações não sejam todas igualmente importantes, ou novas, acredito que são úteis. Embora tal trabalho prometa pouca glória, considero um dever de minha parte homenagear o público com estes escritos. Mesmo que só uma ideia seja proveitosa, ainda assim ficarei feliz em tê-la oferecido a esses jovens médicos, sobre quem repousam agora as mais belas esperanças da arte.

A época atual é um desses grandes períodos da história para os quais a posteridade voltará seus olhos com frequência e consultará eternamente aqueles que puderam fazer evoluir, mais rápida e seguramente, o gênero humano em direção a seu aperfeiçoamento. Somente poucos gênios favorecidos podem exercer essa grande influência, mas, no estado em que se encontram as ciências e as artes, não há ninguém que não possa de algum modo contribuir para seu progresso. O menor aperfeiçoamento real na arte mais obscura logo ressoará sobre todas as outras. As relações estabelecidas entre os diferentes objetos de nossos trabalhos fazem que todos participem do progresso de cada um. Sem dúvida, os antigos entreviram essas relações, sentiram que todas as ciências e todas as artes estão unidas, formando assim um todo. Porém, sentiram sem vê-lo claramente, disseram sem sabê-lo bem. Somente hoje, após considerar os esforços da indústria humana em todas as suas aplicações e em direções possíveis de serem tomadas, após submeter esses esforços a regras e procedimentos comuns, podemos compreender claramente as relações mútuas que unem as ciências e as artes, a influência que exercem ou que podem exercer umas sobre as outras. Vemos, sabemos, demonstramos, hoje, que não há nada isolado nos trabalhos do homem. Eles se entrelaçam, por assim dizer, como os povos em suas relações comerciais; eles se ajudam mutuamente como os indivíduos unidos por laços sociais.

Agora é permitido aos homens mais obscuros querer prestar serviços importantes. É permitido aos eruditos, aos homens das letras, qualquer gênero que cultivem, aos artistas, aos mais simples artesãos, fechados em seus trabalhos particulares, querer prestar serviços gerais e contribuir ao aperfeiçoamento comum.

Nós, devotados ao alívio da humanidade sofredora, tantas vezes temos em nossas mãos os interesses mais caros ao coração humano; nós, para quem a importância desses interesses nos força a buscar esclarecimentos em toda parte e cujos estudos abarcam quase todos os conhecimentos físicos e morais, poderíamos nos isentar do direito de servir, por meio de nossos trabalhos, a todo o gênero humano e ajudar no seu progresso? Sem dúvida, não. Reunamos, pois, nossos esforços. Levemos para os estudos e para a prática de nossa arte essa filosofia e essa razão superiores, sem as quais, longe de oferecer úteis ajudas, torna-se frequentemente uma verdadeira calamidade pública. Ousemos ligá-la, por novos laços, às outras partes do conhecimento humano. Que dela recebam novas e mais puras luzes! No momento em que a nação francesa consolidar sua existência republicana, a medicina, restaurada em toda sua dignidade, começará ela própria uma nova era, igualmente rica em glória e fecunda em benfeitorias.

Auteuil, 50 germinal ano III[1]

FIM

1 Germinal ano III: sétimo mês do calendário republicano (de 21 ou 22 de março a 18 ou 19 de abril). (N. T.)

SOBRE O LIVRO

Formato: 13,7 x 21 cm

Mancha: 23 x 44 paicas

Tipologia: Venetian 301 12,5/16

Papel: Off-white 80 g/m² (miolo)

Cartão Triplex 250 g/m² (capa)

1ª edição Editora Unesp: 2025

EQUIPE DE REALIZAÇÃO

Edição de texto

Tulio Kawata (Copidesque)

Maísa Kawata (Revisão)

Capa

Vicente Pimenta

Editoração eletrônica

Eduardo Seiji Seki

Assistente de produção

Erick Abreu

Assistência editorial

Alberto Bononi

Gabriel Joppert

Rettec
artes
gráficas
e editora

Rua Xavier Curado, 388 • Ipiranga - SP • 04210 100
Tel.: (11) 2063 7000
rettec@rettec.com.br • www.rettec.com.br